Schirner Verlag

Lothar **URSINUS**

Der Darm

die Basis der Gesundheit

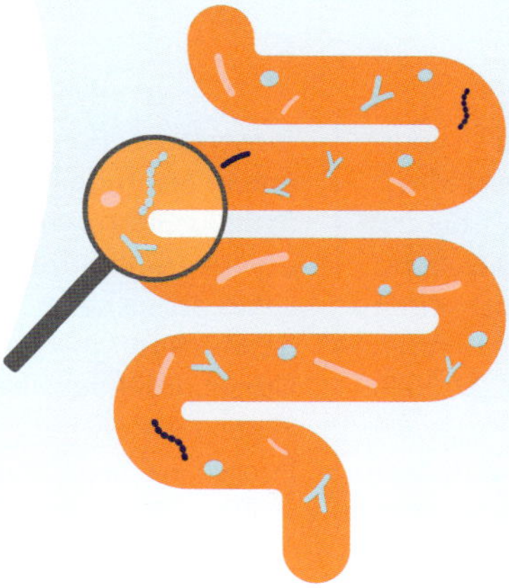

Inklusive DARMKUR!

Von Kauen bis Verdauen:
Reizdarm, Leaky Gut und Nahrungsmittelunverträglichkeiten natürlich in Balance bringen

Schirner Verlag

Die Ratschläge in diesem Buch sind sorgfältig erwogen und geprüft. Sie bieten jedoch keinen Ersatz für kompetenten medizinischen Rat, sondern dienen der Begleitung und der Anregung der Selbstheilungskräfte. Alle Angaben in diesem Buch erfolgen daher ohne Gewährleistung oder Garantie seitens des Autors oder des Verlages. Eine Haftung des Autors bzw. des Verlages und seiner Beauftragten für Personen-, Sach- und Vermögensschäden ist ausgeschlossen.

Dieses Buch enthält Verweise zu Webseiten, auf deren Inhalte der Verlag keinen Einfluss hat. Für diese Inhalte wird seitens des Verlages keine Gewähr übernommen. Für die Inhalte der verlinkten Seiten ist stets der jeweilige Anbieter oder Betreiber der Seiten verantwortlich.

Wir verzichten auf das Einschweißen unserer Bücher – **UNSERER UMWELT ZULIEBE!**

ISBN Printausgabe 978-3-8434-1593-4
ISBN E-Book 978-3-8434-6568-7

Lothar Ursinus:
Der Darm – die Basis der Gesundheit
Von Kauen bis Verdauen:
Reizdarm, Leaky Gut und
Nahrungsmittelunverträglichkeiten
natürlich in Balance bringen

Schirner Verlag GmbH & Co. KG
Birkenweg 14 a, 64295 Darmstadt
E-Mail: gpsr@schirner.com

Umschlag: Simone Fleck, Schirner,
unter Verwendung von # 1821632255
(© BRO.vector), www.shutterstock.com
Layout: Hülya Sözer & Anna Twele, Schirner
Lektorat: Ina Keller &
Bastian Rittinghaus, Schirner
Druckproduktion: Ren Medien GmbH,
Filderstadt
Printed in Czech Republic

www.schirner.com

Erweiterte Neuausgabe 2026 – 1. Auflage März 2026

Inhalt

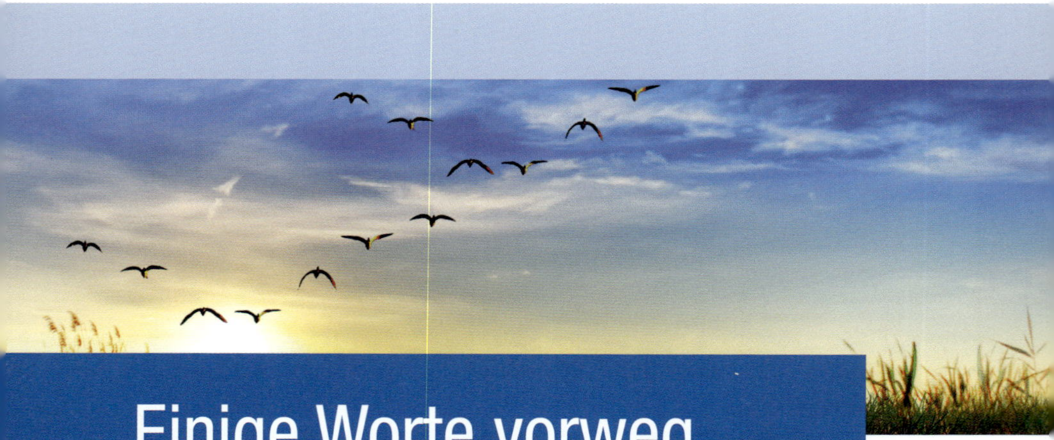

Einige Worte vorweg

Gesund sein wollen wir alle. Aber was genau müssen wir dafür tun? Ich denke, jedem ist bewusst, dass sowohl eine ausgewogene Ernährung, ausreichende Bewegung und Entspannung als auch soziale Kontakte dazugehören. Nur ist es scheinbar so, dass wir insbesondere in den letzten Jahrzehnten immer weniger nach diesem Wissen handeln.
Die Auswirkungen der heutigen Lebensweise, die durch Dauerstress und Wohlstand bis zum Überfluss gekennzeichnet ist, hinterlassen ihre Spuren in der Zusammensetzung der Darmflora. Insbesondere die Reduzierung der Artenvielfalt des Mikrobioms steht aktuell im Fokus der Medizinforschung und wird verdächtigt, die Ursache für chronische Erkrankungen, verminderte Leistungsfähigkeit, Depressionen und Demenz zu sein – eine Erkenntnis, die der Naturheilkunde seit Jahrhunderten bekannt ist.

Nach der Veröffentlichung meines Buches »Der Weg zu einem gesunden Stoffwechsel« (erschienen im Schirner Verlag) war es mir ein Anliegen, ein leicht verständliches Buch über die Wurzel der Gesundheit zu verfassen: den Darm.
Ich möchte Sie in diesem Buch auf eine Reise mitnehmen, bei der Sie Ihre geheimnisvollen inneren Mitbewohner kennenlernen, das Mikrobiom. Wir werden gemeinsam den Darm aus ganzheitlicher Sicht betrachten und Fernbeziehungen zu anderen Organen entde-

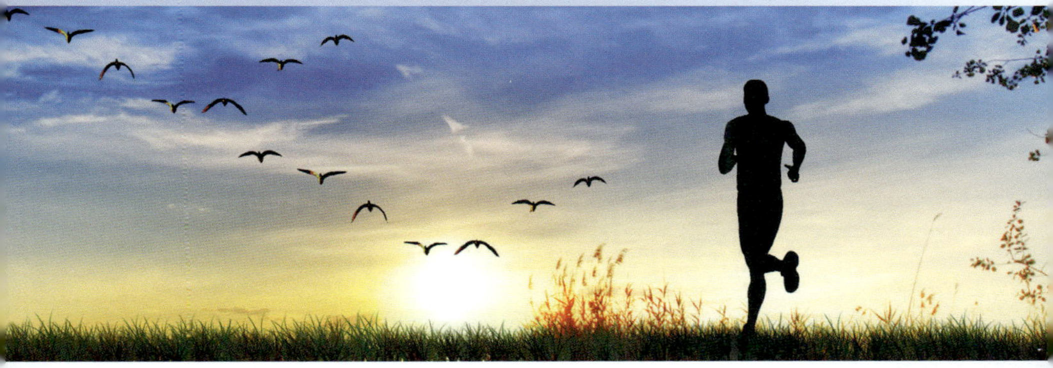

cken. Mittlerweile ist den meisten geläufig, dass die beste Medizin aus der Speisekammer kommt. Ich möchte diesen so wichtigen Ansatzpunkt durch die individuelle Ernährung auf Basis der genetischen und epigenetischen Stoffwechselprägung ergänzen. Nahrungsmittel können Heilmittel sein. Die Naturheilkunde hat in ihrer Apotheke wahre Schätze, die uns helfen, gesund zu bleiben oder gesund zu werden. Heilpraktikerinnen, Ärzte, Psychotherapeutinnen, Hebammen, Physiotherapeuten, aber auch interessierte Laien finden in diesem Buch eine Fülle von Informationen über Krankheitsursachen im Zusammenhang mit dem Darm. Ich möchte an dieser Stelle jedoch verdeutlichen, dass die von mir empfohlenen Therapeutika oder »altbewährten Hausmittel« nicht den Besuch bei der Ärztin oder dem Heilpraktiker ersetzen sollen.

Ich möchte meiner Frau Christine für ihre liebevolle Unterstützung und die vielen Anregungen und Impulse danken, die zum Gelingen dieses Buches beigetragen haben.
Ich hoffe, dass ich die Welt mit diesem Buch etwas gesünder machen kann.

Herzlichst

Lothar Ursinus

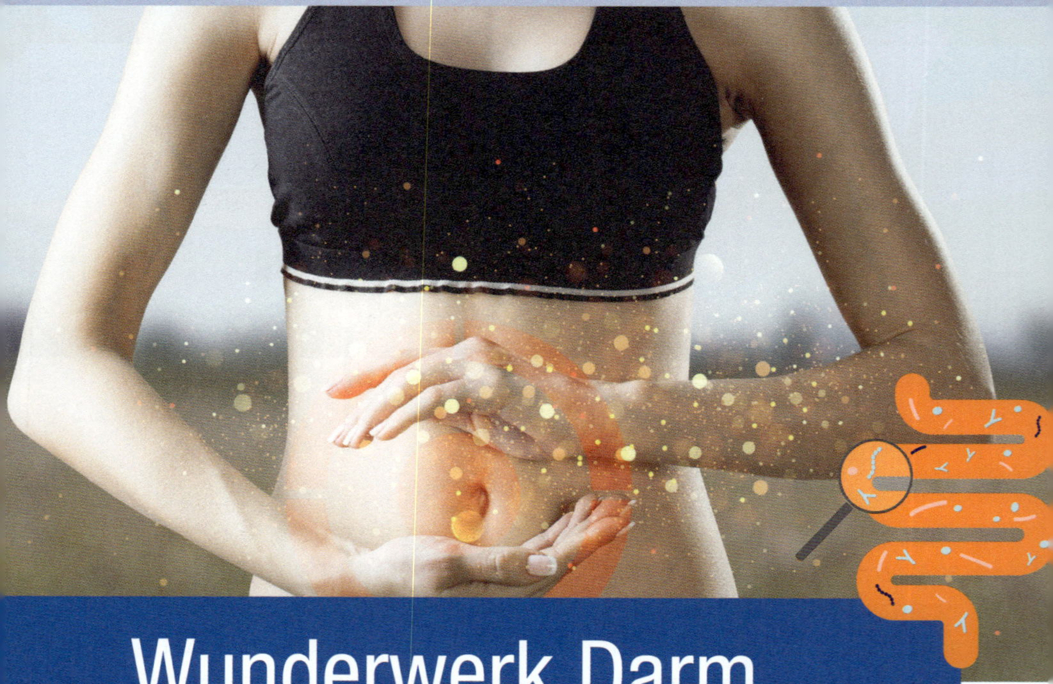

Wunderwerk Darm

Der Darm ist das größte unserer inneren Organe und ein wahres Wunderwerk. Mit seinen 7 Metern Länge füllt er fast den gesamten Bauchraum aus. Direkt nach dem Magenausgang (Pylorus) beginnt der aus 3 aufeinanderfolgenden Anteilen bestehende Dünndarm. Der erste Abschnitt ist der Zwölffingerdarm (Duodenum). Er verdaut und neutralisiert den aus dem Magen kommenden Speisebrei. Dafür stellen Bauchspeicheldrüse und Gallenblase die notwendigen Enzyme und Sekrete bereit.
Der mittlere Abschnitt des Dünndarms ist der Leerdarm (Jejunum). Er holt Nährstoffe und Wasser aus dem Darmvolumen.
Im letzten Abschnitt des Dünndarms, dem Krummdarm (Ileum), werden überwiegend Elektrolyte, Spurenelemente und Vitamine aufgenommen.

Der letzte Teil des Verdauungstraktes ist der Dickdarm (Kolon). Er übernimmt die unverdauten und flüssigen Überreste aus dem Dünndarm und entzieht ihnen Salze und Wasser. Der untere Teil des Dickdarms, der Mastdarm, speichert den Stuhl, bevor er ausgeschieden wird.

Von innen ist der Darm mit fingerförmigen Ausbuchtungen und Erhebungen (Darmzotten) ausgekleidet, die die Oberfläche um ein Vielfaches vergrößern. Die Darmoberfläche beträgt dadurch etwa 400 Quadratmeter. 90 % dieser Fläche gehören zum Dünndarm.

Im Laufe unseres Lebens durchlaufen 30 Tonnen Nahrung und über 50 000 Liter Flüssigkeit den Darm. Er sorgt dafür, dass die aufgenommenen Kohlenhydrate zu Traubenzucker, Fruchtzucker oder Galaktose, Eiweiße zu Aminosäuren und Fette zu Fettsäuren abgebaut werden. Darüber hinaus filtert er Vitamine, Mineralien und Spurenelemente heraus, die für den Stoffwechsel, das Hormonsystem und zur Zellerneuerung benötigt werden. Eine wahre Höchstleistung, die dieses Organ erbringt!

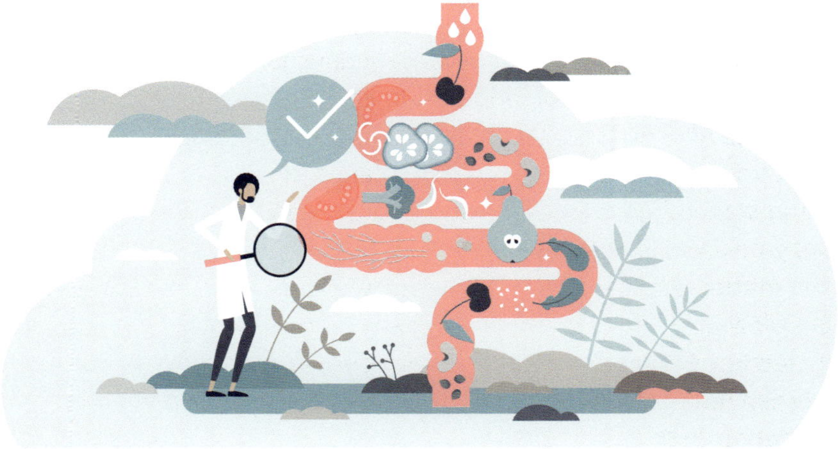

Neben der Verdauung sorgt der Darm für ein starkes Immunsystem, denn er beheimatet 80 % aller Immunzellen, die in ständiger Bereitschaft sind, den Organismus vor schädigenden Substanzen und Erregern zu schützen.
Außerdem sorgen die Darmbakterien auch für unser Wohlbefinden. Sie produzieren den Botenstoff Serotonin, das sogenannte Glückshormon. Schon Hippokrates wusste: »Der Darm ist der Vater aller Trübsal«, denn dessen Nervensystem ist ähnlich komplex ausgestattet wie das Gehirn.

Der Darm hat zwei wichtige, aber zugleich gegensätzliche Aufgaben. Er soll einerseits Bestandteile aus der Nahrung aufnehmen, die wir für den Stoffwechsel benötigen, andererseits soll er uns vor Giftstoffen und Keimen darin schützen. Diese Sortierung übernimmt ein spezielles Barrieresystem. Es besteht aus einer Schleimhautschutzschicht mit Abwehrzellen (SIgA) und Schleusen zwischen den Darmzellen (Tight Junctions). Die lebenswichtigen Stoffe aus der Nahrung werden durch Enzyme und Bakterien im Darm aufgeschlüsselt und können die Darmbarriere passieren. Unbrauchbare oder giftige Darminhalte werden von den Mikroorganismen der Darmflora unschädlich gemacht und ausgeschieden.

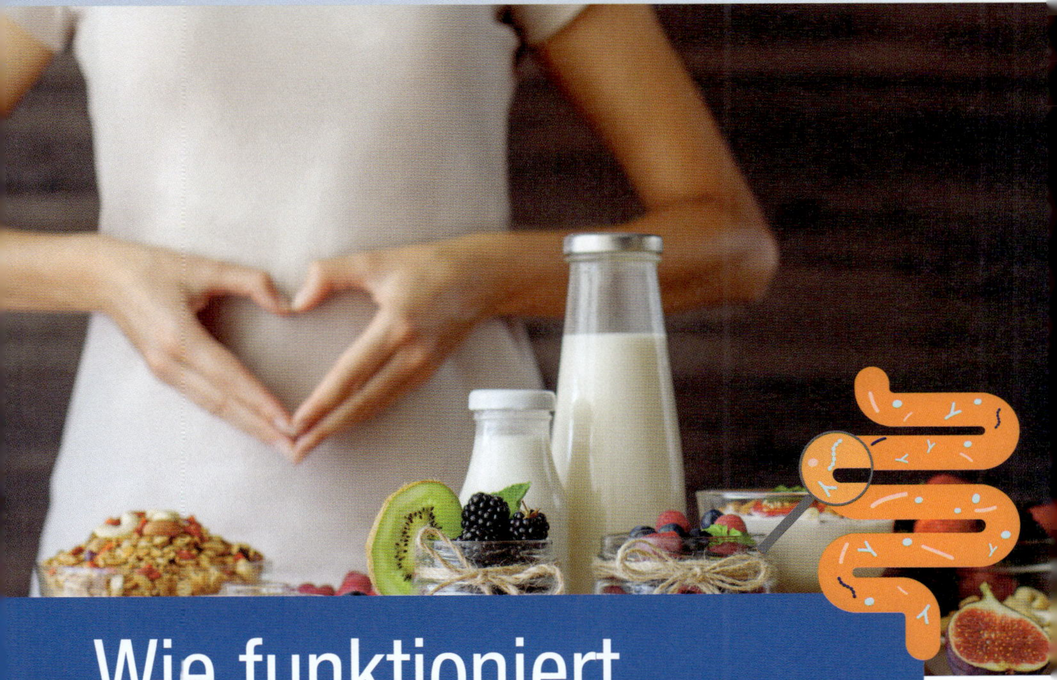

Wie funktioniert gesunde Verdauung?

Die Verdauung ist der Ausgangspunkt des Stoffwechsels. Dafür wird im gesamten Verdauungstrakt, vom Mund bis zum Enddarm, zugeführte Nahrung aufgenommen und verarbeitet.

Verdauung beginnt bereits im Mund

Bereits in der Mundhöhle beginnt die Verdauung der Kohlenhydrate mithilfe des Enzyms Amylase aus den Speicheldrüsen. Damit die Aufschlüsselung optimal funktioniert, bedarf es sowohl einer genauen Bereitstellung von Enzymen als auch der richtigen Einschätzung des

Bedarfs. Dafür sorgt das Nerven- und Sinnessystem des Darms. Was aufgenommen wird, nehmen Mund und Nase wahr. Geschmack, Duft und die Füllmenge beim Schlucken signalisieren dem »Bauchhirn«, aktiv zu werden. Bauchspeicheldrüse und Galle stellen die entsprechende Menge an Enzymen bereit, die in den Zwölffingerdarm abgesondert werden.

Während die Nahrung mit den Zähnen zerkleinert wird, mischt sich Speichel dazu. Je gründlicher wir kauen und je länger die Nahrung im Mund verweilt, desto besser kann die Besaftung vorbereitet werden. »Gut gekaut ist halb verdaut«, lautet eine alte Weisheit, die in der Hektik des Alltags oft vergessen wird. Gründliches Kauen vergrößert die Oberfläche der Nahrung und damit die Angriffsfläche, und es bewirkt bereits eine Vorverdauung der Kohlenhydrate. Das erleichtert vor allem Magen und Dünndarm die Arbeit und sorgt dafür, dass der Körper die Nährstoffe optimal aufnehmen kann.

In der Literatur kursieren einige Vorgaben, wie lange das Essen gekaut werden sollte. Meiner Meinung nach kann es eine ideale Angabe dafür nicht geben. Das erklärt sich allein schon dadurch, dass sich Lebensmittel in ihrer Konsistenz unterscheiden.

Der Magen gibt seine Säure dazu

Über den Schlund und die Speiseröhre wird der Nahrungsbrei in wellenförmigen Bewegungen in den Magen befördert. Dazu öffnet sich am unteren Teil der Speiseröhre der Zugang zum Magen. Dieser verschließt sich nach dem Durchlass wieder, damit keine Magensäure in die Speiseröhre aufsteigen kann. Während der Schwangerschaft oder bei einem stark aufgetriebenen Bauch kann es zu Verschlussproblemen am Mageneingang kommen, was als Sodbrennen wahrgenommen wird.

Im Magen verteilt sich der Brei nicht gleichmäßig. Zuletzt Hinzugeführtes liegt nicht obenauf, sondern versinkt wie in einer Schale. Der letzte Bissen landet also immer in der Mitte.

Im Magen beginnt die eigentliche Verdauung. Der salzsäure- und enzymhaltige Magensaft spaltet die Eiweiße auf und zerstört schädliche Stoffe und Bakterien. Menschen mit der Blutgruppe 0 und B produzieren große Mengen an Magensäure. Ihr Stoffwechsel kann daher auch feste Eiweißverbindungen wie rotes Fleisch und Wild gut verarbeiten. Menschen mit der Blutgruppe A und AB produzieren aufgrund ihrer genetischen Stoffwechselprägung geringe Mengen Magensäure. Ihr Stoffwechsel benötigt wenig tierische Eiweiße und wenn, dann weißes Fleisch wie Huhn, Pute oder Fisch. Grundsätzlich lässt die Produktion von Magensäure mit zunehmendem Alter nach. Damit der Magen vor der Säure immer gut geschützt bleibt, erneuert er ständig seine Schleimhaut.

Der Dünndarm als Nahrungsverwerter

Nachdem sich der Speisebrei im Magen mit den Säften vermischt hat, wird er portionsweise in den Dünndarm transportiert. Der Pförtner des Magens gibt jeweils nur die Menge weiter, die der Dünndarm verarbeiten kann.

Der Dünndarm hat die Aufgabe, die bis dahin vorverdaute Nahrung weiter aufzuschließen und die verwertbaren Nährstoffe über die Darmschleimhaut in den Körper aufzunehmen. Notwendig dafür sind besonders die Gallenflüssigkeit aus der Leber und die Enzyme der Bauchspeicheldrüse. Etwa ½ Liter Gallensaft produziert die Leber täglich. Die Flüssigkeit wird in der Gallenblase zur Galle eingedickt und fließt je nach Bedarf in den Darm. Dort hilft sie bei der Verdauung von Fetten. Fehlt die Gallenblase, gelangt nicht mehr ausreichend Gallenflüssigkeit in den Darm, was zu Fettverdauungsstörungen und Durchfällen führen kann.

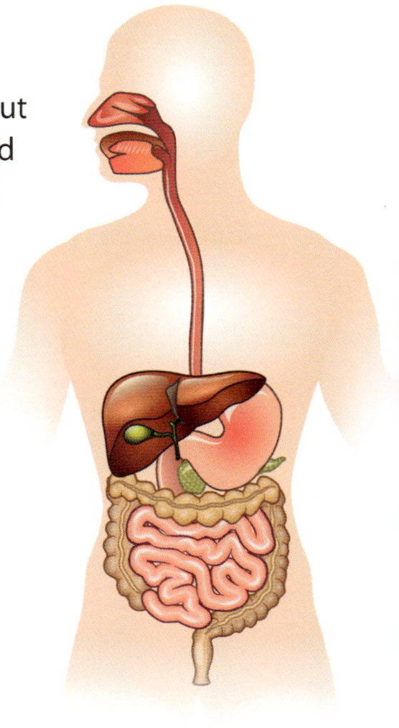

Die Bauchspeicheldrüse produziert mehr als 20 verschiedene Verdauungsenzyme. Sie zerlegen die Makronährstoffe in ihre Elementarbausteine: Glukose (Traubenzucker), Fruktose (Fruchtzucker), Schleimzucker (Galaktose), Aminosäuren und Fettsäuren. Erst wenn die Nahrungsstoffe vollständig zerlegt sind, werden sie durch die Darmwand ins Blut aufgenommen. Dabei ist schon der Fluss des Pfortaderblutes aus dem Darm zur Leber ein kleines Wunder. Ohne Antrieb durch ein bewegendes Organ wie das Herz fließt das schwere, nährstoffgesättigte Blut aus dem Kapillarsystem des Darms der Schwerkraft entgegen in das Kapillarsystem der Leber.

Damit der Nahrungsbrei ungehindert durch den Dünndarm transportiert werden kann, produziert er in seinen tief sitzenden Becherzellen unaufhörlich Schleim. Dieser ist gleichzeitig auch ein Schutz für die Darmwände.

Der Dickdarm als Resteverwerter

Etwa 90 % des verdaulichen Nahrungsbreis wird im Dünndarm aufgenommen. Übrig bleibt eine unverdauliche, noch immer halbflüssige Masse aus Zellulose, Wasser und jeder Menge Bakterien. Diese haben sich, wenn sie im Dickdarm ankommen, in Verbindung mit der Nahrung gewaltig vermehrt. Mit ihrer Hilfe verwertet der Dickdarm die allerletzten Nährstoffe. Seine Aufgabe besteht darin, wichtige Substanzen wie Mineralstoffe, Vitamine und Wasser in den Organismus zurückzuführen und den Darminhalt einzudicken.
Der Dickdarm beherbergt bis zu 100 Billionen Bakterien, die wichtige Aufgaben im Stoffwechsel und Immunsystem erfüllen.

Der Ablauf der Verdauung vom Mund bis zum Enddarm ist ein in sich abgestimmter Prozess, der durch unterschiedliche Einflüsse gestört werden kann. Passiert dies, können Krankheiten oder eine chronische Verdauungsschwäche entstehen.

Chronische Verdauungsschwäche

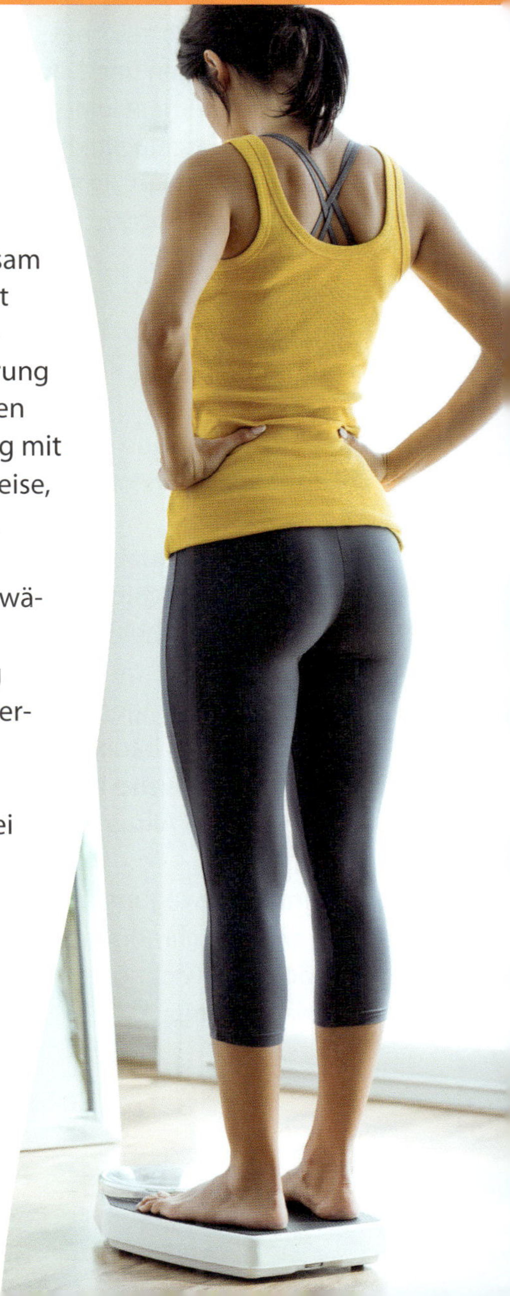

Bei einer chronischen Verdauungsschwäche sind einzelne Schritte in dem komplexen Verdauungsvorgang beeinträchtigt. Das kann an einer schwachen Magen-Darm-Muskulatur liegen, die den Nahrungsbrei zu langsam weiterbefördert. Oder es werden nicht ausreichend wichtige Enzyme produziert, die für die Aufspaltung der Nahrung zuständig sind. Diese Störungen stehen meist in einem engen Zusammenhang mit falscher Ernährung und Ernährungsweise, Dauerstress oder Bewegungsmangel.

Bei jeder chronischen Verdauungsschwäche kommt es je nach Stadium der Darmschädigung, Zusammensetzung der Nahrung und Veranlagung zu unterschiedlichen Bauchformen.

Der kugelige Bauch tritt vor allem bei Männern auf. Er wird auch als »Bierbauch« bezeichnet, obwohl Alkohol nicht immer der primäre Grund ist. Der gesamte Bauch kann stark gewölbt sein und immense Ausmaße annehmen. Während das Fett beim »Rettungsring« direkt unter der Haut

sitzt, umhüllt es beim Bierbauch die inneren Organe. Das erhöht die Gefahr chronisch entzündlicher Erkrankungen.
Die Lösung: Mehr Gemüse und viel Sport können Abhilfe schaffen. Verzichten Sie auf kalorienreiche Getränke und Alkohol.

Der Stressbauch zeichnet sich durch viel Fettgewebe in der Bauchhöhle über Magen und Darm aus. Er ist häufig bei Menschen zu finden, die unter Stress leiden und sich hastig ernähren. Dadurch wird viel Luft mitgeschluckt, die sich im Magen und im Darm ansammelt.
Die Lösung: Lassen Sie sich beim Essen Zeit, und nehmen Sie bevorzugt leichte Speisen zu sich.

Der Blähbauch ist morgens flach, wird aber im Laufe des Tages dicker. Die viele Luft im Bauch entsteht durch Stress, Nahrungsmittelunverträglichkeiten, sitzende Tätigkeiten oder kohlensäurehaltige Getränke.
Die Lösung: In Ruhe essen, Nahrungsmittelunverträglichkeiten abklären und ausreichend bewegen.

Ein **kleines Bäuchlein**, das sich unterhalb des Bauchnabels vorwölbt, während der Oberbauch flach ist, kann zu viele süße Snacks zur Ursache haben.
Die Lösung: Verringern Sie den Konsum von Süßigkeiten, und bauen Sie Bewegungseinheiten beispielsweise in Form von Liegestützen in Ihren Alltag ein.

Ernährung, Bewegung und Entspannung sind bei chronischer Verdauungsschwäche die wichtigsten Bausteine der Behandlung.

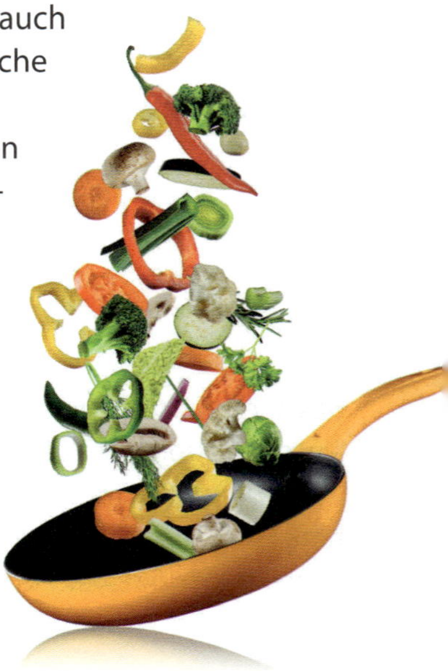

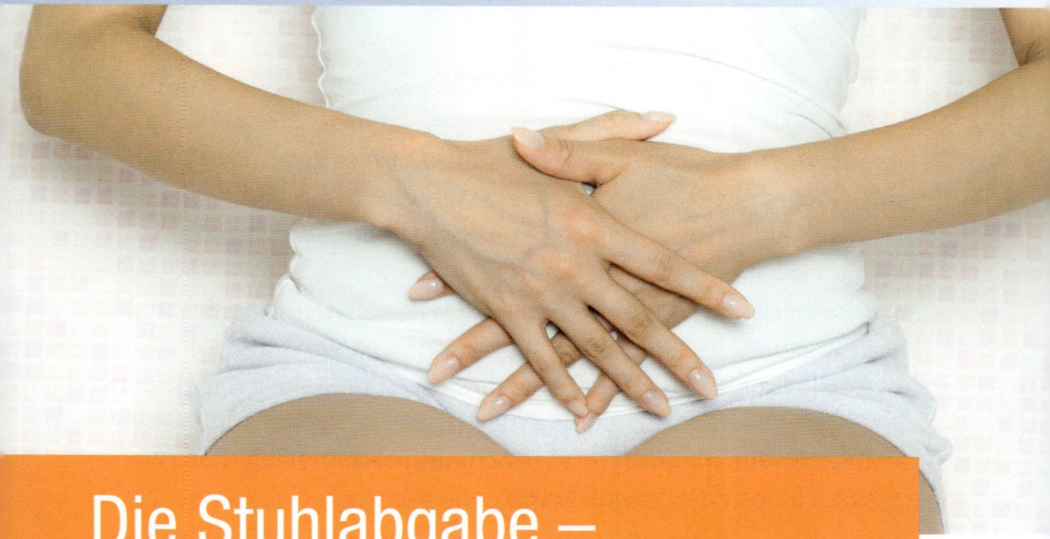

Die Stuhlabgabe – das Häufchen am Ende

Die Ausscheidungen des Darms bestehen aus Schleim, abgestorbenen Zellen der Darmschleimhaut, unverdauten Nahrungsbestandteilen sowie Darmbakterien. Form, Farbe und Konsistenz können je nach Ernährungsweise oder gesundheitlicher Verfassung sehr unterschiedlich sein.

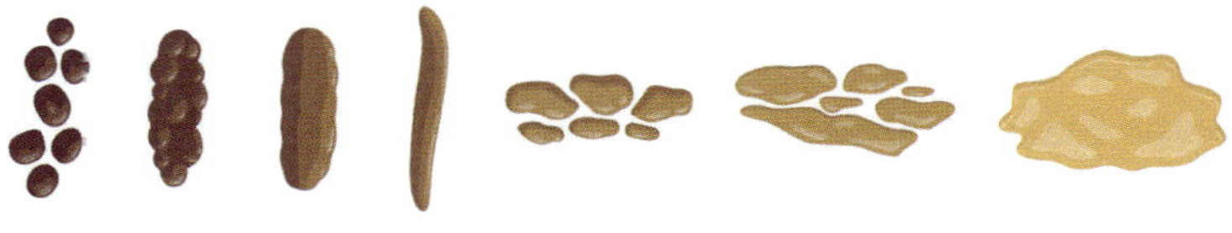

Bevor es Laboruntersuchungen gab, hatte die Beschaffenheit der Ausscheidungsprodukte, von Urin und Kot, in der Medizin einen hohen diagnostischen Stellenwert. In der Naturheilkunde werden noch heute Form, Farbe, Geruch und Konsistenz der Bestandteile, die den Körper verlassen, zur Bestimmung möglicher Erkrankungen genutzt.

Form und Konsistenz

Ein gesunder Stuhlgang sollte wurstartig mit glatter, durchgehender Oberfläche sein, den After ohne starkes Pressen verlassen und zu dessen Reinigung kaum Toilettenpapier notwendig machen.

- Besteht der Kot aus einzelnen, festen Kügelchen, die schwer auszuscheiden sind, ist das ein Anzeichen von Verstopfung. In Bezug auf die Ernährung könnte ein Mangel an Flüssigkeit, Ballaststoffen oder Bewegung dahinterstehen. Allerdings sollte in diesem Zusammenhang auch an eine Schilddrüsenunterfunktion oder einen Stau im Gallenabfluss gedacht werden.

- Ein wurstartig klumpiger Kot deutet auf einen Flüssigkeitsmangel oder auf ballaststoffarme Ernährung hin.

- Flüssiger Stuhl mit weichen Klümpchen oder ohne feste Bestandteile ist ein Anzeichen für Durchfall. Besteht dieser über mehrere Tage, sollte ein Heilpraktiker oder eine Ärztin aufgesucht werden, um die Ursache herauszufinden.

Geruch

Der Geruch des Stuhls kann ebenfalls Auskunft über die Verdauung und den Gesundheitszustand geben. Alle Ausscheidungsprodukte, auch von Gesunden, riechen unangenehm.
Gelegentliche Schwankungen des Geruchs sind normal. Sollte der Stuhlgang jedoch über einen längeren Zeitraum stark riechen und beispielsweise eine faulige Note enthalten, sollten Sie über eine Ernährungsumstellung oder die Einnahme von Bitterstoffen nachdenken. Bringen diese Veränderungen keine Besserung oder treten zusammen mit dem fauligen Geruch Beschwerden auf, lassen Sie diese durch eine Heilpraktikerin oder einen Arzt abklären.

Nach dem Verzehr von schwer verdaulichen Lebensmitteln wie verschiedenen Kohlsorten, Milchprodukten oder Fleisch können die Gase und der Stuhl nach Schwefel oder faulen Eiern riechen. Das hängt einerseits mit der Nahrung zusammen, andererseits mit dem Darmmilieu und den entsprechenden Darmbakterien.

Farbe

Der normale Stuhl hat eine hell- bis dunkelbraune Farbe. Sie entsteht durch den Abbau des roten Blutfarbstoffs, der über die Galle ausgeschieden wird. Nahrungs- oder Arzneimittel, die reich an Farbstoffen sind, können die Stuhlfarbe beeinflussen. Dazu zählen Rote Bete, Blaubeeren, Erdbeeren, Spinat oder Kürbis sowie Eisen- oder Vitaminpräparate.
Bei den folgenden Farbveränderungen des Stuhlgangs sollte ein Heilpraktiker oder eine Ärztin konsultiert werden:

- Eine rötliche Färbung des Stuhlgangs kann ein Hinweis auf Blutungen im Dick- oder Enddarm sein.

- Aufgelagertes Blut spricht meist für Hämorrhoiden. Dies sollte immer abgeklärt werden.

- Ist der Stuhl schwarz gefärbt und werden keine Medikamente wie Eisen- oder Kohletabletten eingenommen, könnten Blutungen im oberen Verdauungstrakt dafür verantwortlich sein.

- Gelblich-lehmfarbener oder grünlich gefärbter Stuhl kann auf Erkrankungen wie Gallensteine und Gelbsucht, auf eine Glutenunverträglichkeit oder Darminfektionen hinweisen.

Blähungen – eine Krankheit?

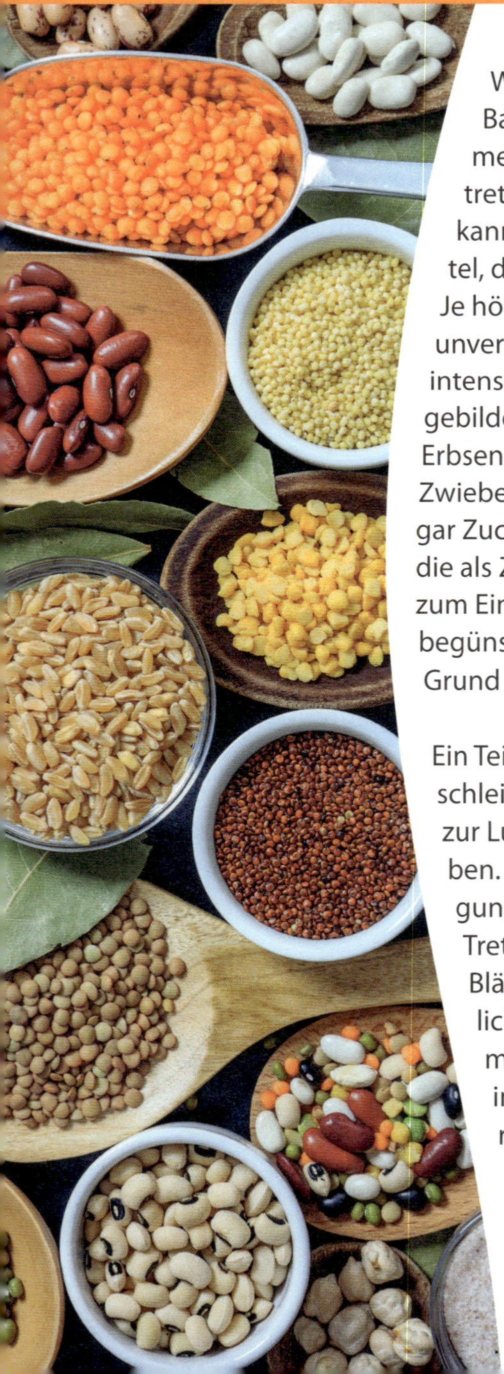

Wie kommt eigentlich die Luft in den Bauch? Ernährung und Lebensstil sind meist die Ursachen für kurzfristig auftretende Blähungen (Meteorismus). Bekanntermaßen gibt es einige Lebensmittel, die verstärkt Blähungen hervorrufen. Je höher der Anteil an Ballaststoffen und unverdaulichen Kohlenhydraten ist, desto intensiver wird im Magen-Darm-Trakt Gas gebildet. Dazu gehören Hülsenfrüchte wie Erbsen, Bohnen und Linsen, aber auch Kohl, Zwiebeln, Müsli und Vollkornprodukte. Sogar Zuckerersatzstoffe wie Sorbit oder Xylit, die als Zusatz in zahlreichen Lebensmitteln zum Einsatz kommen, können Blähungen begünstigen. Ebenso ist hastiges Essen ein Grund für Darmwinde.

Ein Teil der Gase wird über die Darmschleimhaut aufgenommen, mit dem Blut zur Lunge transportiert und dort abgegeben. Der Rest wird mit den Darmbewegungen zum Darmausgang transportiert. Treten regelmäßig nach dem Essen Blähungen auf, könnte eine Unverträglichkeit gegen bestimmte Nahrungsmittel der Auslöser sein. Ich denke hier insbesondere an die Laktoseintoleranz, der ein Mangel an dem Verdauungsenzym Laktase zugrunde liegt.

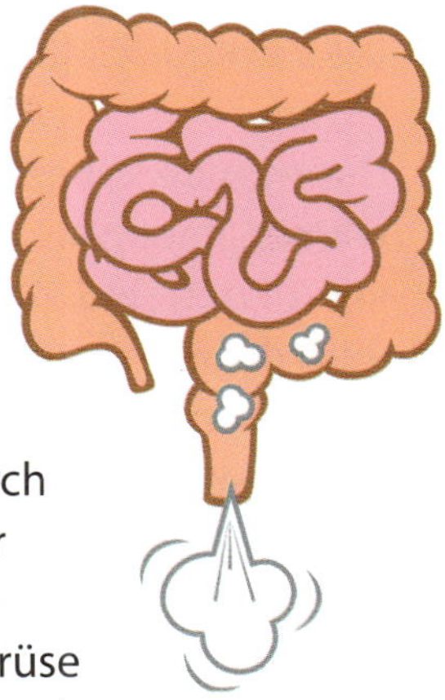

Eine gestörte Darmflora kann ebenfalls Blähungen verursachen. Wird beispielsweise der Dünndarm von Bakterienarten besiedelt, die dort nicht hingehören, kann die Aufnahme von Fetten und Kohlenhydraten gestört sein und eine unangenehme Gasbildung im Dickdarm zur Folge haben.
Zur Minderung der Blähungen die Darmflora durch bestimmte Probiotika zu verändern, ist auf Dauer keine Lösung. Da die häufigste Ursache die mangelnde Besaftung durch Magen, Bauchspeicheldrüse oder Galle ist, sollte eine Vital- und Stoffwechselanalyse durchgeführt werden. Sie kann die Zusammenhänge deutlich machen.

Darmferne Ursachen

Eine Schilddrüsenunterfunktion reduziert nicht nur die Stoffwechselaktivität, sondern vermindert auch die Peristaltik, die Beweglichkeit des Darms. Das kann zu vermehrten Blähungen oder sogar zu Verstopfung führen. Ähnlich ist es in der Schwangerschaft, in der das stark erhöhte Progesteron zur Darmträgheit führt.
Bei einigen Medikamenten wird im Beipackzettel darauf hingewiesen, dass sie Blähungen verursachen können. Dazu gehören beispielsweise Wirkstoffe zur Senkung eines erhöhten Blutzuckers bei Diabetes mellitus Typ 2, einige penicillinhaltige Antibiotika, entzündungshemmende Medikamente sowie Abführmittel.

Stinkend oder geruchlos?

Darmwinde können geruchlos sein, aber auch stinken. Blähungen werden häufig als Problem betrachtet, sobald sie mit üblem Geruch verbunden sind.
99 % der Blähungen sind geruchlos. Übel riechende Blähungen entstehen beim Aufspalten von Eiweißen aus der Nahrung. Die Darmbakterien produzieren dann Schwefelwasserstoff. Dessen Geruch erinnert an faule Eier. Wie viel Schwefel entsteht, hängt zum einen von der Zusammensetzung der Darmflora und zum anderen von Art und Menge der aufgenommenen Eiweiße ab. Es kann daher hilfreich sein, die Ernährung auf eine eiweißarme Kost umzustellen oder nur Eiweiße zu sich zu nehmen, die optimal zur genetischen Stoffwechselprägung passen. Das bedeutet für Menschen mit der Blutgruppe A, dass sie eher wenig und wenn, dann nur weißes Fleisch (Huhn, Pute und Fisch) verzehren sollten.

Grundsätzlich lässt mit zunehmendem Alter die Magen- und Bauchspeicheldrüsenbesaftung nach. Zur Anregung der Drüsen eignen sich bitterstoffhaltige Nahrungsmittel oder Bitterstoffe aus der Apotheke.

Länger anhaltende oder schwerwiegende Beschwerden sollten durch den Arzt oder die Heilpraktikerin abgeklärt werden.

Kräuter und Gewürze gegen Blähungen

Kräuter und Gewürze als verlässliche Helfer bei Verdauungsbeschwerden haben eine lange Tradition. Insbesondere bei Blähungen haben sich folgende bewährt:

- **Anis** als Teil des beliebten Verdauungstees aus Fenchel, Anis und Kümmel.
- **Kreuzkümmel** darf nicht fehlen, wenn Hülsenfrüchte oder andere blähende Lebensmittel (Sauerkraut oder Kohl) zubereitet werden.
- **Kümmel** unterscheidet sich im Geschmack vom Kreuzkümmel. Beide haben eine wohltuende Wirkung auf Magen und Darm.
- **Basilikum** sorgt in frischen Salaten für besondere Akzente. Seine ätherischen Öle wirken einem Blähbauch entgegen.
- **Ingwer** besticht durch seine ätherischen Öle und Scharfstoffe. Die gelbe Knolle hat einen positiven Einfluss auf die Verdauung und wirkt effektiv gegen Blähungen.
- **Kamille** beruhigt nicht nur die Verdauung, sie sorgt auch für einen guten Schlaf.
- **Kardamom** ist ein beliebtes Gewürz in der ayurvedischen Küche. Seine ätherischen Öle unterstützen die gesunde Verdauung.
- **Pfefferminze** hat eine krampflösende Wirkung bei Magen-Darm-Beschwerden.

Die Hausapotheke bietet viele wirkungsvolle Tees gegen Blähungen:

- Der **Vier-Winde-Tee** ist ein besonders wirkungsvolles Hausmittel gegen Blähungen. Er enthält zu gleichen Teilen Kümmel, Anis, Fenchel und Kamillenblüten. 3 TL dieser Mischung mit 200 ml heißem Wasser übergießen und ca. 7 Minuten zugedeckt ziehen lassen. Anschließend abseihen und trinken.

- **Kümmeltee:** 1 gehäuften TL Kümmel zerquetschen und mit ¼ Liter kochendem Wasser übergießen. Nach 10 Minuten abseihen und schluckweise trinken.

- **Ingwertee** ist schnell und einfach zubereitet: Ingwerwurzel waschen, nicht schälen (in der Schale sitzen die wirkungsvollsten Stoffe), ein 5 cm großes Stück in dünne Scheiben schneiden, in einer Tasse mit heißem Wasser übergießen und 5 Minuten zugedeckt ziehen lassen – fertig. Je nach Vorliebe kann der Tee mit Honig gesüßt werden.

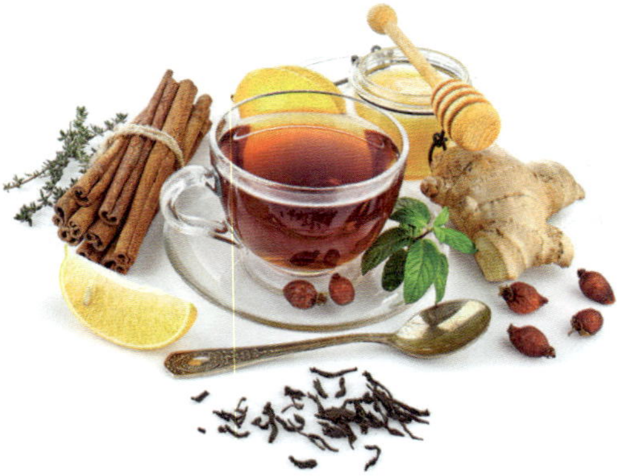

Hinweis: Auf die Störungen in der Verdauung sowie deren Optimierung mittels Ernährung, Bewegung, Entspannung und naturheilkundlichen Maßnahmen gehe ich im Verlauf dieses Buches noch genauer ein.

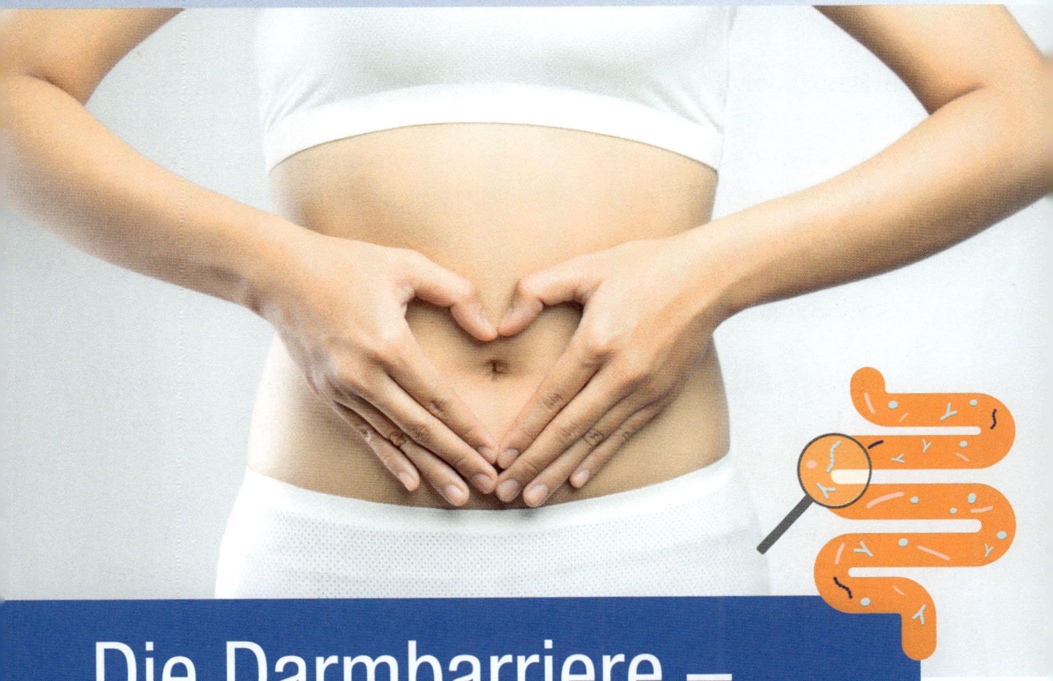

Die Darmbarriere – der innere Schutz vor der »Außenwelt«

Die Darmwand hat 2 wichtige, aber zugleich gegensätzliche Aufgaben. Sie soll einerseits Nahrungsbestandteile aufnehmen, die für den Energie- und Aufbaustoffwechsel benötigt werden. Andererseits ist es wichtig, dass sie das Körperinnere vor Schadstoffen, Bakterien, Viren und Pilzen schützt.

Um das zu gewährleisten, muss genau reguliert werden, was die Darmwand passieren darf und was nicht. Zu diesem Zweck hat der Darm ein vierfach aufgebautes Schutzsystem entwickelt.

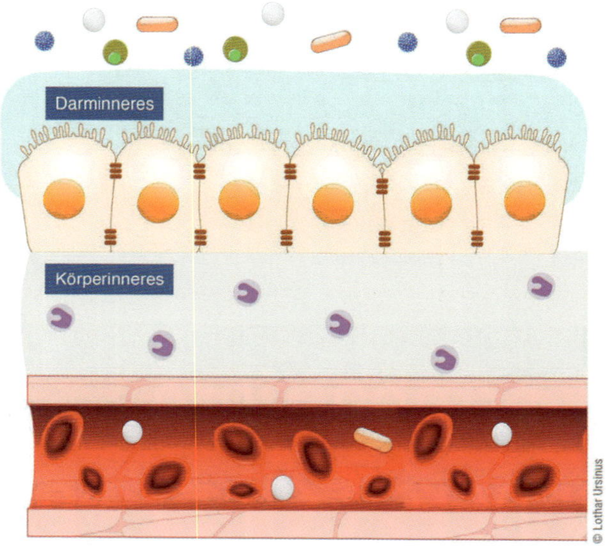

gesunde Darmbarriere

Die 4 Schutzfaktoren der Darmbarriere

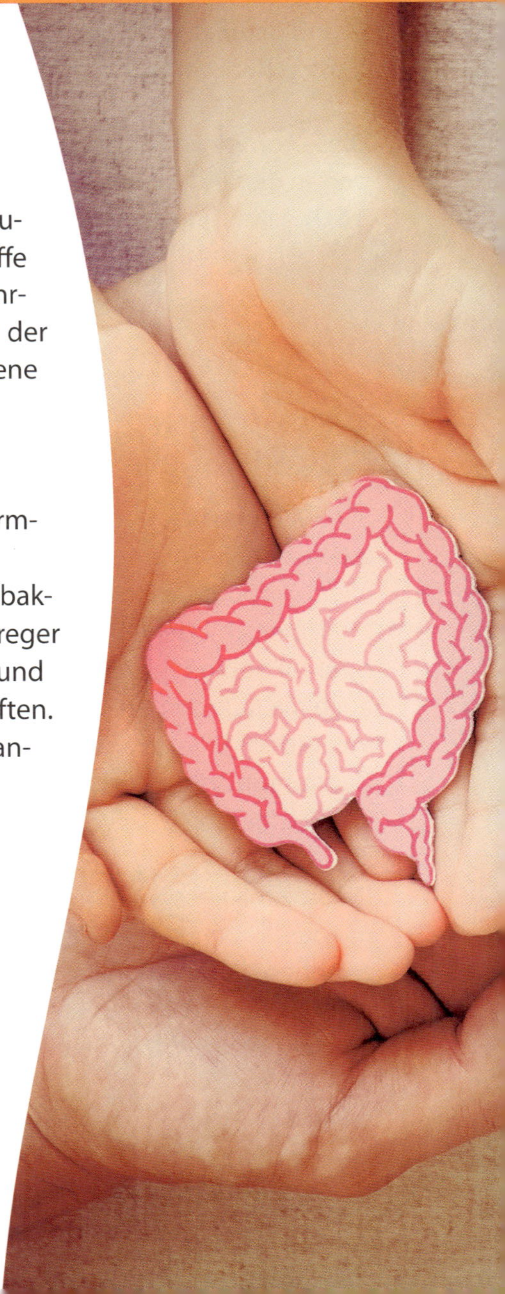

1. Die Darmflora (das Darm-Mikrobiom):
Die »guten« Darmbakterien hindern krank machende Keime daran, an der Darmwand anzudocken. Zudem produzieren sie teilweise antibakterielle Stoffe und versorgen die Darmwand mit Nährstoffen. Sie regulieren die Erneuerung der Zellen und unterstützen das darmeigene Immunsystem.

2. Die Muzinschicht (Schleimhaut):
Sie wird von den Becherzellen der Darmschleimhaut produziert und wirkt als mechanische Barriere zwischen Darmbakterien und Darmepithel. Krankheitserreger verfangen sich in der Schleimschicht und können nicht an der Darmwand anhaften. Außerdem enthält der Schleim Substanzen, die Erreger abwehren.

3. Die Darmepithelzellen:
Sie sind durch intelligente Eiweißbrücken, die aus Proteinen bestehen und den Zellverband aufrechthalten, verbunden. Diese dichten Verbindungen (in der Fachsprache »Tight Junctions«) sorgen dafür, dass keine unerwünschten Stoffe aus dem Darm ins Blut gelangen können.

4. Das darmeigene Immunsystem:
Es hat die Aufgabe, Schadstoffe und Erreger zu neutralisieren. Gleichzeitig muss das Immunsystem unschädliche Nahrungsmittelbestandteile als solche erkennen und die nützlichen Darmbakterien tolerieren. Eine komplexe Aufgabe, die tagtäglich zu lösen ist. Ein Grund dafür, dass sich etwa 80 % aller Abwehrzellen des Immunsystems in der Darmschleimhaut befinden.

Diese komplexe Einheit verhindert, dass Darminhalte ungehindert in den Blutkreislauf eindringen und ihn belasten können. Alle 4 Schutzfaktoren sind dabei gleichermaßen wichtig.

Die Darmflora – unsere winzigen Untermieter

100 Billionen Bakterien wohnen im Darm und helfen uns, gesund zu bleiben. Es ist eine riesige und verborgene Welt. Die Gesamtzahl aller Mikroorganismen wie Pilze, Bakterien, Viren, Parasiten und Mikroben, mit denen wir in einer Gemeinschaft leben, wird als Flora oder Mikrobiom bezeichnet. Dazu zählen neben den Darmbakterien auch die Mikroorganismen auf der Haut oder den Schleimhäuten von Mundhöhle, Urogenitalorganen und Lunge. Sie beeinflussen das Immunsystem, den Stoffwechsel, den Hormonhaushalt und das Wohlbefinden.

Die Anzahl dieser Mikroorganismen ist 100-mal größer als die Summe der körpereigenen Zellen. Viele medizinisch Forschende bezeichnen daher das Mikrobiom als eigenes Organsystem, dem eine zentrale Bedeutung für Krankheit und Gesundheit zukommt. Die meisten der zum Mikrobiom gehörenden Bakterien leben im Darm.

Neben den geläufigen Bakterien befinden sich in unserem Darm auch eine Vielzahl von Viren. Als Bestandteil des Mikrobioms fristet das »Virom« in der Forschung noch ein Schattendasein. Zu Unrecht, da die Gesamtzahl der Viren die der Bakterien im Körper um etwa das 10-Fache übertrifft. Bei genauer Betrachtung besteht der Mensch zu 90 % aus Viren, zu 9 % aus Bakterien und zu 1 % aus eigenen Zellen – zumindest der Menge, nicht der Masse nach. Viren haben einen Einfluss auf die Steuerung sämtlicher Stoffwechselvorgänge und das Wohlbefinden.

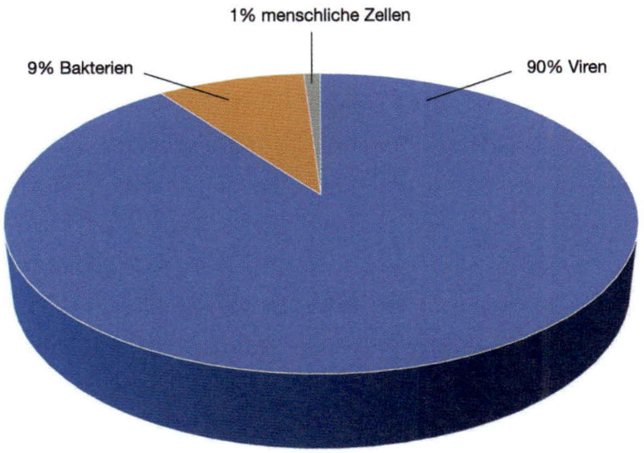

Wohngemeinschaft der Zellen im menschlichen Organismus

Was wissen wir eigentlich über die Darmbakterien?

Der Darm des Fötus im Mutterleib ist noch keimfrei. Der erste Kontakt mit Mikroorganismen entsteht während einer natürlichen Geburt durch die Körperflora der Mutter. Die Natur hat hier bestens vorgesorgt, indem sie über die Muttermilch reichlich passende Antikörper zur Verfügung stellt. Dadurch erfolgt die Besiedlung mit Bakterien und Viren kontrolliert und planmäßig. Sie verläuft parallel zur Entwicklung des kindlichen Immunsystems. Viele machen die

Erfahrung, dass gestillte Kinder in den ersten Lebensjahren weniger anfällig gegenüber Infekten der Atem- und Harnwege sind als ungestillte. In den ersten 3 bis 5 Lebensjahren wird der Grundstock für die lebenslange Darmflora gelegt.

Bisher sind rund 1500 verschiedene an das Darmmilieu angepasste Bakterienarten bekannt. Forscherinnen und Forscher schätzen jedoch, dass es noch deutlich mehr gibt. Die meisten Bakterien leben in der Schleimhaut des Dickdarms. Inzwischen gibt es immer neue, oft überraschende Erkenntnisse zu dieser gigantischen Bakterien-WG. Ganz erforscht ist sie noch nicht, da sich viele der Mikroorganismen im Labor nicht anzüchten lassen. Sie schützen vor krank machenden Keimen und sind gleichzeitig auch Trainingspartner für das Immunsystem. Orten sie einen Feind, melden sie es direkt an die Immunzellen in der Darmschleimhaut, die das Abwehrsystem aktivieren.

Mithilfe von Enzymen spalten Bakterien unverdauliche Pflanzenstoffe auf. Dabei entstehen wichtige Substanzen wie beispielsweise Vitamin K, Vitamin B12 oder kurzkettige Fettsäuren, vor allem Buttersäure (Butyrat). Diese ist wichtig für die Gehirnentwicklung, die Aufrechterhaltung der Darmbarriere und die Energieversorgung der Dickdarmschleimhaut. Buttersäure wirkt als Entzündungshemmer und senkt sogar nachweislich das Darmkrebsrisiko.
Die bei der Spaltung auftretenden Gase können sich durch Aufstoßen, Blähungen oder Darmgeräusche bemerkbar machen. Solange sie sporadisch auftreten, sind das keinesfalls Zeichen einer gestörten Darmflora.

In der Mikrobenwerkstatt werden auch Botenstoffe für das Gehirn und Nervensystem produziert. Die Sialinsäure der Bifidobakterien ist wichtig für die kindliche Gehirnentwicklung. Ghrelin, ein Stoffwechselhormon mit Ursprung in der Schleimhaut von Magen und Dünndarm, reguliert das Hunger- und Sättigungsgefühl.

Je artenreicher die Besiedlung des Darms ist, desto stabiler ist das bakterielle Ökosystem. Eine gesunde, vielfältige Darmflora verhindert, dass sich schädliche Fremdkeime einnisten. Die Wissenschaft geht von einer individuellen Zusammensetzung der Bakterien im Darm aus. Jeder Mensch hat seinen eigenen »Darmbakterien-Fingerabdruck«, auch wenn Mikroorganismen wie Koli-, Lakto- oder Bifidobakterien in uns allen leben.
Den größten Einfluss auf die Artenvielfalt der Darmbakterien hat die Ernährung. Die Besiedlung und die Funktionalität der Bakterien hängen von der Menge und Art der konsumierten Lebensmittel (Kohlenhydrate, Eiweiße und Fette) sowie von den aus Obst, Gemüse, Getreiden, Nüssen und Hülsenfrüchten gewonnenen Bestandteilen ab.

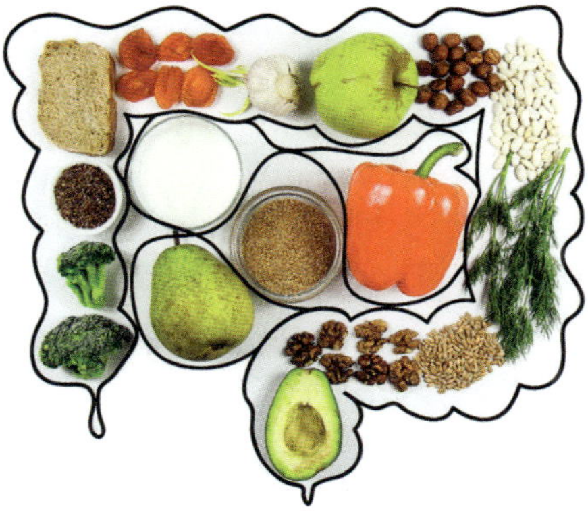

Vor allem gesättigte Fettsäuren, wie sie unter anderem in Wurst, Käse, Schweinefleisch oder Sonnenblumenöl enthalten sind, fördern eine ungünstige Zusammensetzung des Mikrobioms. Besonders dann, wenn Fast Food oder konservierte Lebensmittel gegessen werden, vermehren sich die Keime, die Entzündungen verursachen und somit die Darmbarriere destabilisieren.

Ganz anders wirken Omega-3-Fettsäuren, die in fettem Fisch wie Lachs, Makrele und Hering sowie in Pflanzenölen wie Lein-, Raps- und Walnussöl vorkommen. Sie unterstützen das Darm-Mikrobiom und reduzieren Entzündungen. Sekundäre Pflanzenstoffe wirken sich ebenfalls positiv auf die Darmbakterien aus und können das Darm-Immunsystem unterstützen. Das gilt auch für lebende Bakterien: die Probiotika in Lebensmitteln. Sie sind beispielsweise in Sauerkraut, sauren Gurken, Joghurt und Kefir enthalten.

Es ist allgemein bekannt, dass Antibiotika einen Einfluss auf die Artenvielfalt und Zusammensetzung der Darmbakterien haben. Aber auch Abführmittel, Antirheumatika und andere Schmerzmittel verändern die Darmflora. Im Abschnitt »Darmbarrierestörungen« (S. 40) gehe ich darauf näher ein.

Konservierungsstoffe und Desinfektionsmittel beschränken ihre antimikrobielle Wirkung leider nicht auf Bakterien und Viren auf Lebensmitteln und Körperoberflächen. Sie beeinträchtigen auch das Mikrobiom. So hatten die Hygieneregeln im Rahmen der Coronamaßnahmen einen Einfluss auf das menschliche Mikrobiom. Das könnte langfristig negative Auswirkungen auf die Gesundheit gehabt haben. Zu diesem Schluss kommen amerikanische Wissenschaftler um Brett Finlay »The hygiene hypothesis, the Covid pandemic, and consequences for the human microbiome«. Die zellgesteuerte Immunreaktion wird durch eine sterile Umwelt infolge ständiger Desinfektion aus dem Gleichgewicht gebracht. Dieses Missverhältnis kann die Entstehung allergischer und autoimmuner Reaktionen mitverantwortlich begünstigen.

Mit zunehmendem Alter wird die bakterielle Darmflora instabiler. Die Anzahl und Art der Mikroorganismen ändern sich. Die Ursache liegt in der nachlassenden Drüsenaktivität von Magen, Bauchspeicheldrüse und Leber.

Wie Viren unseren Darm beherrschen

Bei dem Begriff »Viren« denken viele Menschen sofort an Krankheiten wie Grippe, Herpes oder Covid-19. Tatsächlich sind Viren auf unserem Planeten die am häufigsten vorkommenden Existenzen. Der anthropologische Evolutionsbiologe Prof. Dr. Wolfgang Schad bezeichnet sie als die Ursubstanz des physischen Lebens. Das sieht die moderne Wissenschaft heute ähnlich. Das Erste, was sich in der Welt des Lebendigen entwickelte, waren Viren. Sie besitzen keinen eigenen Stoffwechsel und sind komplett abhängig von ihrer Umgebung (Milieu). Viren bringen zwar eine genetische Information in die Gastzelle hinein, aber was aus dieser Information gemacht wird, entscheidet nicht das Virus, sondern die Zelle bzw. der Organismus. Ein verbreitetes Missverständnis ist die Annahme, dass Viren handlungsfähig seien, doch sie selbst verändern nichts. Der Organismus ist der Handelnde, der mithilfe von Viren Veränderungen durchführt.

Viren können als Regulatoren angesehen werden. Überall, wo ein Überschuss an Masse entsteht, kommen Viren zum Einsatz, um einen Ausgleich zu schaffen, zu regulieren und zu korrigieren. Ihre Aufgabe besteht darin, sowohl in der Biosphäre als auch im Menschen für ein Gleichgewicht zu sorgen.

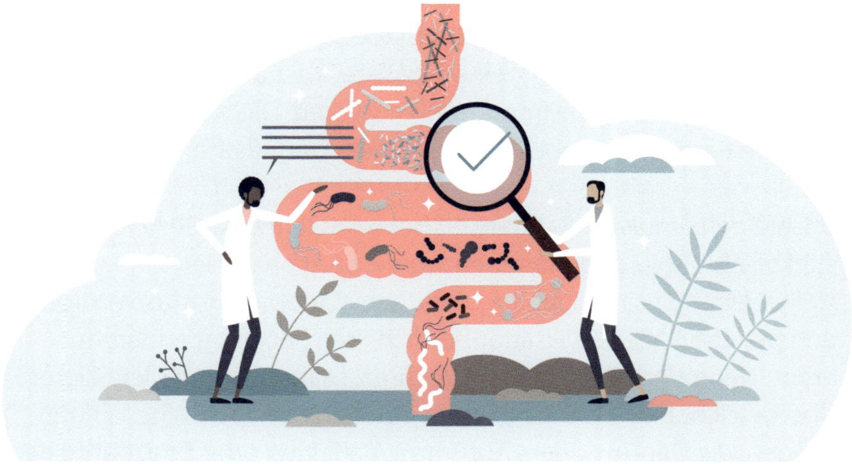

Was Viren im Verdauungstrakt bewirken, wird aktuell aufgrund neuer Methoden der Gentechnik intensiv im Labor erforscht. Erstaunlicherweise wird dabei immer klarer, dass zahlreiche Viren im Darm dem Menschen nicht schaden, sondern vielmehr in friedlicher Eintracht mit ihm leben.

Bislang sind nur rund 500 unterschiedliche Virenarten bekannt. Etwa 90 % gehören zur Gruppe der Bakteriophagen. Das sind Viren, die keine tierischen oder pflanzlichen Zellen befallen, sondern sich Bakterien als Wirt suchen. Diese Viren bringen Eigenschaften in ihrem genetischen Rucksack mit, die für Bakterien nützlich sind. Sie schleusen über einen Gentransfer ständig Informationen in die Bakterienzelle. Das befähigt die Bakterien, sich verschiedenen Lebensräumen anzupassen. Zudem verbessern Viren die Energieaufnahme ihrer Wirte. Es ist davon auszugehen, dass Viren im menschlichen Stoffwechsel eine Schlüsselrolle einnehmen, indem sie die Bakterien positiv beeinflussen.
Viren, die über pflanzliche Nahrung aufgenommen werden, finden im Darm keine günstigen Lebensbedingungen vor. Sie werden komplett wieder ausgeschieden. Für den Menschen gelten sie weder als schädlich noch als gesundheitsfördernd. Tierische Viren wie Noro-, Masern- oder Herpesviren sind ebenfalls im Verdauungstrakt zu finden. Zahlreiche Studien kamen in Bezug auf diese Virenarten zu ganz unterschiedlichen Ergebnissen. So können beispielsweise Noroviren Magen-Darm-Infekte auslösen, aber auch geschädigte Gewebe heilen und die Immunzellen stärken. Die Viromforschung steht erst am Anfang und lässt noch viele Fragen offen.

Unsere geheimnisvolle Unterwelt beeinflusst unsere Gesundheit stärker, als bisher angenommen wurde. Studien der letzten Jahre stellen einen Zusammenhang zwischen Mikrobiom inklusive Virom und praktisch allen Zivilisationskrankheiten her, unter anderem Krebs, Neurodermitis, Allergien, Asthma, Diabetes, Multipler Sklerose, Übergewicht bis hin zu scheinbar eindeutig psychiatrischen Erkrankungen wie Depressionen, Autismus, Alzheimer oder Schizophrenie.

Eines Tages, so hoffen die Forscherinnen und Forscher, können mithilfe des Mikrobioms Krankheiten verhindert oder geheilt werden. Lebt in uns eine geheime Apotheke, die noch ungenutzte Schätze birgt?

Stuhltransplantation – fäkaler Mikrobiomtransfer

Die Stuhltransplantation ist seit Jahren in einer Experimentierphase. Dabei wird Stuhl von einem gesunden Spender gereinigt und gefiltert und in den Darm eines Erkrankten mittels Endoskopie oder einer Kapsel übertragen. Der fäkale Mikrobiomtransfer wird in einigen Kliniken bei schweren Clostridien-Infektionen, chronisch-entzündlichen Darmerkrankungen und Reizdarm mit teilweise guten Erfolgen durchgeführt.
Dazu musste die Frage geklärt werden, ob es sich bei dieser Anwendung um ein Medikament handelt. Erst kürzlich wurde von der Europäischen Arzneimittel-Agentur (EMA) der Mikrobiomtransfer mittels Gelatinekapsel als Mehrkomponentenarzneimittel genehmigt. Weitere Studien werden zeigen, ob dieses Verfahren bei schwerwiegenden Erkrankungen einen gangbaren Weg zur Gesundung darstellt.

Untersuchung der Darmflora im Labor

Bei unklaren Darmbeschwerden oder Erkrankungen, die im Zusammenhang mit dem Darm stehen, wird von der Ärztin oder dem Heilpraktiker eine Stuhluntersuchung durchgeführt. Das ist in der Naturheilkunde seit jeher ein Schwerpunkt in der Diagnostik.

GUTE BAKTERIEN

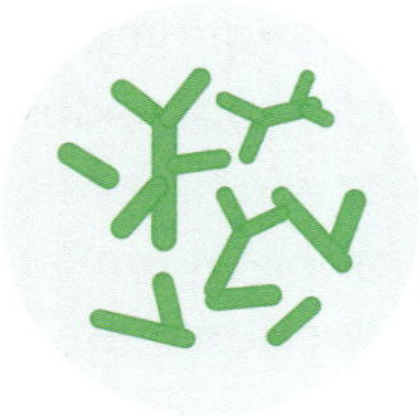

Bifidobacteria

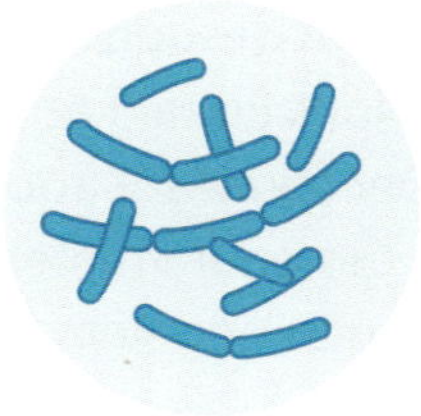

Lactobacilli

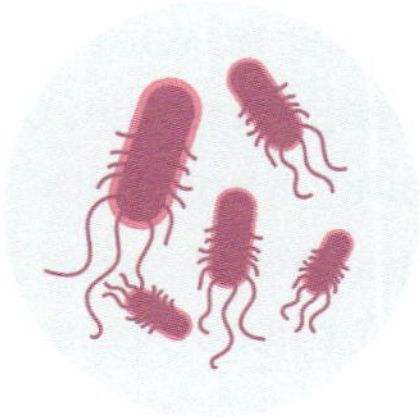

Escherichia coli

SCHLECHTE BAKTERIEN

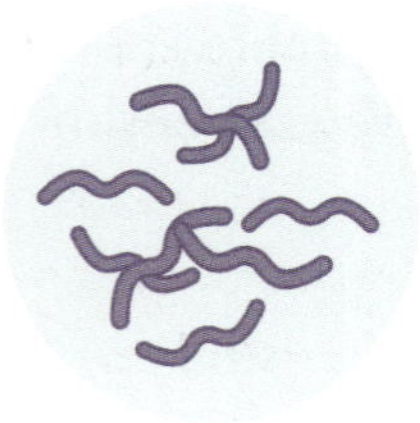

Campylobacter

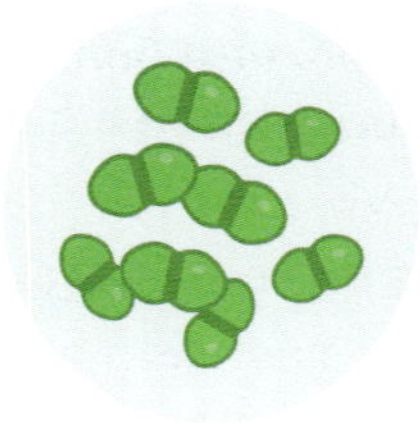

Enterococcus faecalis

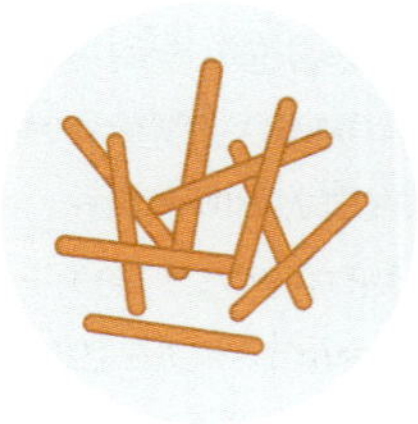

Clostridium difficile

Der Stuhl wird auf Bakterien, Viren, Parasiten, Pilze, okkultes Blut, Verdauungsrückstände, Enzyme und Entzündungsfaktoren untersucht.

Bei der Stuhluntersuchung auf »Leitkeime« wird die Zusammensetzung der im Darm lebenden Bakterien bestimmt. Dabei ist zu berücksichtigen, dass die Stuhlprobe von der Entnahme bis in die Petrischale des Labors mindestens 2 Tage unterwegs ist. Während dieser Zeit können sich die lebenden Keime der Stuhlprobe stark verändern. Somit ist eine exakte Aussage über die Art und Anzahl der im Darm lebenden Keime nur vage möglich.

Es gibt unzählige krank machende Darmbakterien, die im Stuhl nachgewiesen werden können. In einer gesunden Darmflora sollten beispielsweise keine Campylobacter jejuni/coli, Clostridien, enterohämorrhagischen Escherichia coli (EHEC), Salmonellen, Shigellen oder Yersinia enterocolitica zu finden sein. Grundsätzlich können sich Keime nur dort ausbreiten, wo sie ein passendes Milieu finden. Die Umgebung entscheidet über die Wirkkraft der pathogenen Bakterien.

In der modernen Darmdiagnostik wird zur Untersuchung des Mikrobioms die Methode »Next-Generation-Sequencing« durchgeführt. Sie erlaubt es, mittels mikrobieller DNA-Untersuchung fast alle bekannten Bakterien, auch die nicht kultivierbaren, zu identifizieren. So kann nachgewiesen werden, welche und wie viele Bakterien im Mikrobiom vorhanden sind.

Rückschlüsse auf die Darmflora ergeben sich auch aus der Laboruntersuchung des Bluts. So weisen beispielsweise erhöhte Harnstoffwerte und erniedrigte Vitamin-B12-Werte auf einen alkalischen Darm hin. Die Darmflora ist in ihrer Zusammensetzung im Ungleichgewicht. Die Bifidobakterien sind vermindert und die Clostridien erhöht. Die Ursache ist fast immer eine Schwäche der Verdauungsdrüsen.

Hinweis: Im Abschnitt »Was dem Bauch guttut« (S. 137) gebe ich Ihnen Hinweise, wie das individuelle Mikrobiom unterstützt werden kann.

Darmbarrierestörungen – Leaky Gut

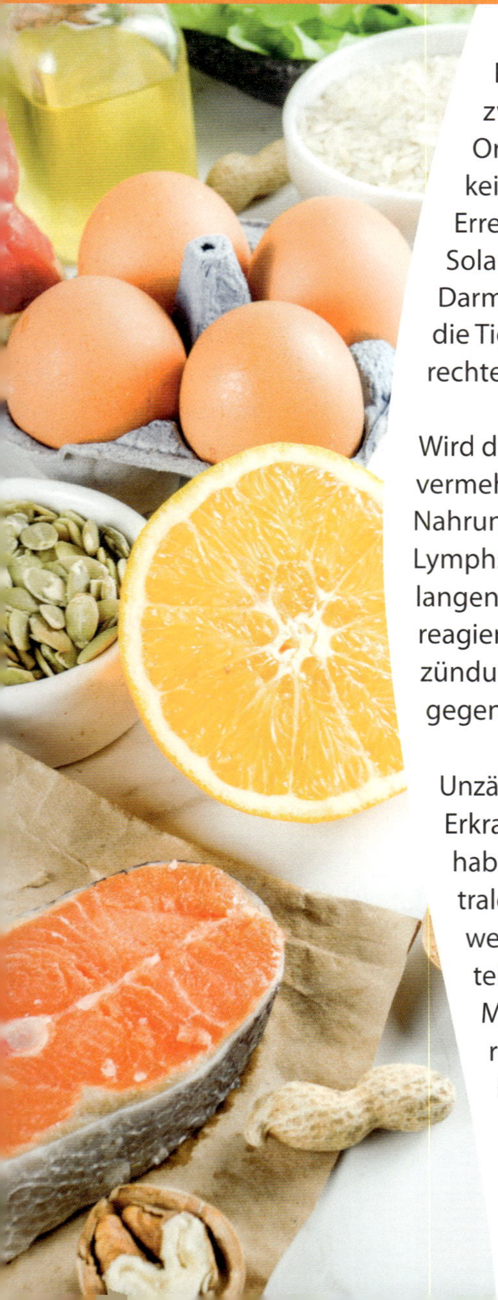

Die Darmwand stellt die Grenze zwischen der Außenwelt und unserem Organismus dar und sorgt dafür, dass keine schädigenden Substanzen oder Erreger ins Körperinnere eindringen. Solange die Darmflora gesund und die Darmschleimhaut gut aufgebaut ist und die Tight Junctions den Zellverband aufrechterhalten, ist diese Abgrenzung stabil.

Wird die Darmbarriere beschädigt, können vermehrt pathogene Keime, unverdaute Nahrungsbestandteile und Giftstoffe in das Lymphsystem und den Blutkreislauf gelangen. Das Immunsystem wird aktiv und reagiert auf die Eindringlinge, indem es Entzündungsstoffe ausschüttet und Antikörper gegen die Fremdstoffe bildet.

Unzählige Studien belegen, dass viele Erkrankungen ihren Ursprung im Darm haben oder der Darm bei ihnen eine zentrale Rolle spielt. Dazu gehören beispielsweise Allergien, Migräne, Nahrungsmittelunverträglichkeiten, Gelenk- oder Muskelschmerzen, Konzentrationsstörungen, Stimmungsschwankungen bis hin zu Depressionen, Ekzeme, Neurodermitis, schwaches Immunsystem,

Autismus, Parkinson, Reizdarmbeschwerden, Morbus Crohn, Colitis ulcerosa und Autoimmunerkrankungen wie Hashimoto-Thyreoiditis, Lichen sclerosus, Vitiligo, Lupus erythematodes und Multiple Sklerose.

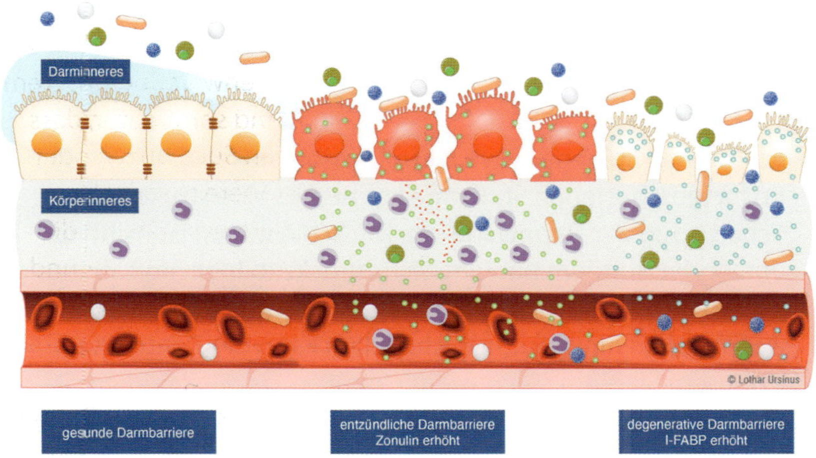

Gesunde und gestörte Darmbarriere

Stadien der Darmbarrierestörung

In der Diagnostik lassen sich anhand des Schweregrads der Schleimhautschädigung 3 Stadien der Darmbarrierestörung unterscheiden.

- **Stadium 1: Schleimhautbelastung**
  Im Frühstadium ist vor allem die Schleimhaut beeinträchtigt. Die Tight Junctions beginnen, ihre Barrierefunktion zu verlieren, die Abgrenzung zur Außenwelt wird schwächer. Im Labor sind noch keine Entzündungsmarker nachweisbar, doch es können bereits funktionelle Beschwerden wie Blähungen, Nahrungsmittelunverträglichkeiten oder leichte Entzündungsreaktionen auftreten.

- **Stadium 2: Entzündliche Darmbarrierestörung**
  Später ist die Darmwand deutlich gereizt. Es kommt zur Aktivierung des Immunsystems, das mit entzündlichen Prozessen reagiert. Typisch ist ein erhöhter Zonulinwert, der auf eine gesteigerte Durchlässigkeit der Darmwand (Leaky Gut) hinweist. Der Körper beginnt, Antikörper gegen eindringende Fremdstoffe zu bilden, und stille Entzündungen breiten sich im gesamten System aus.

- **Stadium 3: Degenerative Darmbarrierestörung**
  Im fortgeschrittenen Stadium liegt bereits eine strukturelle Schädigung der Darmwand vor. Die Schleimhaut ist nicht nur entzündet, sondern beginnt, sich zurückzubilden. Im Labor zeigt sich ein erhöhter I-FABP-Wert, der auf den Zerfall von Darmepithelzellen hinweist. Je nach Verlauf kann der Zonulinwert in diesem Stadium sogar wieder abfallen, da die Regulationsmechanismen erschöpft sind.

Auslöser für Darmbarrierestörungen

Es gibt viele unterschiedliche Auslöser für eine Darmbarrierestörung. Ursache sind oft unser heutiger Lebensstil und unsere Ernährungsweise.

- **Ernährung:** Es wird zu schnell, zu viel, zu oft und zu hochkalorisch gegessen. Dazu kommt, dass oftmals nicht die zum Stoffwechsel passenden Nahrungsmittel verzehrt werden.

- **Dauerstress:** Die Hektik des Alltags führt auf Dauer zu einer Überlastung der körperlichen Reaktionsfähigkeit. Die Folgen können Nebennierenbelastungen und Darmstörungen sein.

- **Drüsenschwäche:** Funktionsstörungen von Magen, Leber/Gallenblase und Bauchspeicheldrüse sind ein unterschätztes Thema in der Darmdiagnostik. Hinzu kommt die häufig im Alter nachlassende Nierenfunktion.

- **Medikamente und Umweltbelastungen:** Sie dürfen bei der Betrachtung von Darmbarrierestörungen nicht übersehen werden.

Auslöser Ernährung – wie wir essen

Die Ernährung ist eines der zentralsten Themen bei allen Darmstörungen. Ernährungsfehler beginnen bereits bei der Nahrungsaufnahme. Essen ist heute sehr häufig Nebensache geworden. Beim Essen »to go«, essen und sich gleichzeitig bewegen, wird der Nahrungsaufnahme keine Aufmerksamkeit geschenkt. Das Sättigungsgefühl wird nicht mehr wahrgenommen, und darum wird mehr gegessen, als nötig ist. Das kann zu Extrakilos auf den Hüften oder am Bauch führen.

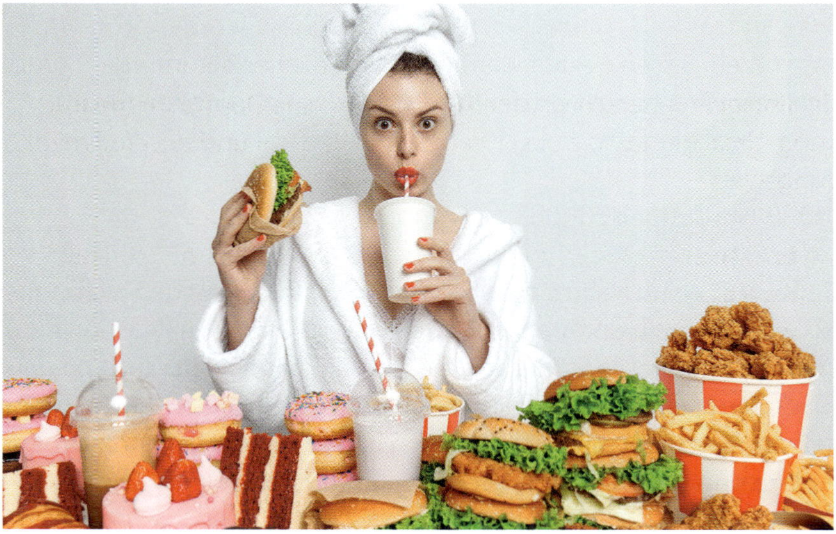

Langsam essen und gut kauen

»Schling nicht so, und kaue anständig.« – Worte, die als guter elterlicher Ratschlag bekannt sind. Gründliches Kauen bewirkt, dass die Oberfläche der Nahrung vergrößert wird und die im Speichel enthaltenen Enzyme die Nahrung aufspalten. Dadurch können die Verdauungsenzyme im weiteren Verlauf des Verdauungsapparates die Nahrung leichter verstoffwechseln. Das entlastet den Magen und den Dünndarm und beugt Sodbrennen, Blähungen und Verstopfung vor.
Auch das Immunsystem profitiert vom Kauen, denn dabei wird vermehrt Lymphflüssigkeit im Speichel freigesetzt, die im Magen-Darm-Kanal die Produktion von Abwehrzellen aktiviert.

Bei ausreichender Nahrungsaufnahme stellt sich ein Sättigungsgefühl ein. Das geschieht allerdings nicht sofort, sondern erst nach etwa 20 Minuten. Ein »Schnellesser« kann in dieser Zeitspanne noch große Mengen Nahrung zu sich nehmen. Gründliches Kauen und langsames Essen bringt den Vorteil, geringere Nahrungsmengen aufzunehmen und sich trotzdem satt zu fühlen.

Wie oft ein Bissen gekaut werden sollte, bevor er heruntergeschluckt wird, hängt von der Konsistenz des Nahrungsmittels ab.

Hohe Nahrungsfrequenz

Jedes Mal, wenn Nahrungsmittel, Giftstoffe oder Bakterien die Darmschleusen passieren, kommt es zu einer entzündlichen Reaktion des Immunsystems. Die Stärke der Reaktion hängt von dem Zustand der Darmbarriere und der individuellen Verträglichkeit des Nahrungsmittels ab. Sind die Nahrungsmittel dem Immunsystem bekannt, erfolgt eine geringe, bei unbekannten eine stärkere Reaktion.

Eine Entzündung, die durch Nahrungsaufnahme ausgelöst wird, benötigt bis zu 7 Stunden, um wieder abzuklingen. Bei einer Frequenz von mehr als 3 Mahlzeiten pro Tag besteht die Entzündung den ganzen Tag über. Die Folgen dieser Dauerentzündung, die auch als niedriggradige Entzündung oder »silent inflammation« beschrieben wird, sind häufig rheumatische Erkrankungen (rheumatoide Arthritis, Lupus erythematodes) oder Autoimmunerkrankungen.

Der Stoffwechsel ist immer noch so geprägt wie in der Urzeit. Damals gab es nicht ständig etwas zu essen, und zwischen den Mahlzeiten lagen oftmals sehr lange Pausen. Forschungsergebnisse zeigen, dass mehr als 21 Mahlzeiten pro Woche für den Darm und den Stoffwechsel eine Belastung darstellen können. Das intermittierende Fasten mit der Methode 16:8 (16 Stunden ohne, 8 Stunden mit Nahrungsaufnahme) ist eine bewährte Möglichkeit, die Nahrungsfrequenz zu verringern. In der Essenspause können sich die Organe erholen und das Immunsystem beruhigen. Auf diese Ernährungsform gehe ich später in dem Abschnitt »Hohe Mahlzeitenfrequenz – ein Luxusproblem?« (S. 161) ein.

Auslöser Nahrungsmittel – was wir essen

Der Mensch hat sich seit Jahrtausenden hauptsächlich von Kräutern, Früchten und Wurzeln zusammen mit etwas Fleisch und Fett ernährt. Im Laufe der Evolution musste er sich immer wieder neuen Umweltbedingungen anpassen. Die Erfindung von Werkzeugen und die Beherrschung des Feuers veränderten die Ernährungsweise entscheidend. Der vermehrte Fleischkonsum führte zu einer längeren Sättigung. Zugleich bewirkte das Braten oder Kochen eine enzymatische »Vorverdauung«: Der Stoffwechsel benötigte durch das Erhitzen weniger Energie, um die Nahrung zu verarbeiten. Von dieser Energieeinsparung profitierte besonders das Gehirn: Es vergrößerte sich im Laufe der folgenden Jahrtausende.

Während die Steinzeitmenschen noch umherzogen, um immer neue Jagdgebiete zu erschließen, wurden die ersten Nomaden vor etwa 12000 Jahren sesshaft. Sie begannen mit Ackerbau und Viehzucht. Insbesondere der Anbau von Getreide veränderte die bis dahin übliche Ernährung.

Bis zur heutigen Zeit und insbesondere in den letzten 50 Jahren hat sich der Warenkorb, aus dem wir uns bedienen, erweitert. Das mag für den Gaumen ein Genuss sein, doch für den Stoffwechsel und das Immunsystem im Darm ist es eine große Herausforderung, sich mit den vielen neuen Nahrungsmitteln auseinandersetzen zu müssen. Einen wesentlichen Beitrag dazu liefern die pflanzeneigenen Abwehrstoffe.

Antinährstoffe – eine Waffe der Natur

Kleine Bestandteile, mit denen sich eine Pflanze vor Fressfeinden und Krankheitserregern wie Bakterien und Pilzen schützt, werden als Antinährstoffe oder auch natürliche Pestizide bezeichnet. Nehmen wir diese Stoffe über die Nahrung auf, sterben wir nicht gleich daran, aber in unserem Darm können Verdauungsenzyme gehemmt, die Darmbarriere gestört und Entzündungen ausgelöst werden.
Besonders reich an Antinährstoffen sind Hülsenfrüchte, Soja, Getreide und Gemüse. Eine gesunde Anpassung des Immunsystems an die Antinährstoffe der Pflanzen ist

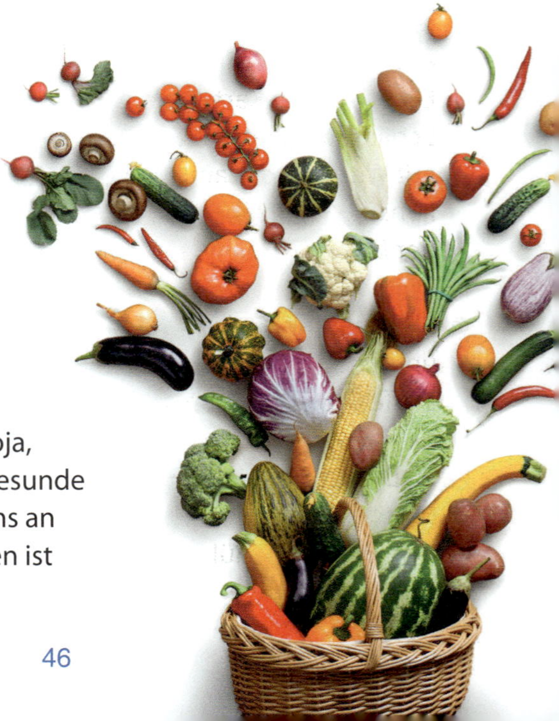

nicht bei allen Menschen gleichermaßen vorhanden. Sie ist abhängig von der genetischen Stoffwechselprägung. Diese ergibt sich aus den 6 unterschiedlichen Blutgruppen (00, AA, BB, AB, A0 und B0), die im Laufe der Phylogenese entstanden sind, und den 3 von Dr. Georg Watson (Universität Südkalifornien) beschriebenen Stoffwechsel-Verbrennungstypen.

Die wichtigsten Antinährstoffe und deren Auswirkung:

- **Saponine** sind seifenartige, schäumende Substanzen, die sich je nach Stoffwechselprägung an das Cholesterin von Darmwandzellen binden und dadurch die Durchlässigkeit erhöhen. Sie aktivieren das Immunsystem und führen somit zu Entzündungen. Sie können rote Blutkörperchen zerstören, Verdauungsenzyme hemmen und dadurch die Aufnahme von Nährstoffen reduzieren. Zu den saponinbildenden Lebensmitteln gehören Sojaeiweiß und Sojasprossen, Alfalfasprossen, Kichererbsen, Quinoa, Linsen und Kartoffeln. Menschen mit der Blutgruppe AA und AB haben sich gut an Alfalfasprossen und Sojabohnen angepasst, alle anderen leider nicht. Kartoffeln sind aufgrund der Saponine nicht ideal zum Verzehr. Doch auch hier gilt es immer, die Menge und Häufigkeit zu beachten. Eine einzelne Kartoffelmahlzeit pro Woche verursacht keine Schädigung, jeden Tag Kartoffeln oder Kartoffeln im Wechsel mit Weizen oder anderen darmschädigenden Substanzen zu konsumieren, führt allerdings zu einer erhöhten Permeabilität der Darmbarriere (Leaky Gut).

- **Phytinsäure** finden wir vor allem in Mais, Soja, Weizen-, Gersten- und Roggenkleie sowie Erdnüssen. Sie bindet wichtige Mineralstoffe wie Zink, Eisen, Phosphor, Kalzium und Magnesium. Durch die Bindung können diese Mineralstoffe während der Verdauung im Dünndarm nicht aufgenommen werden, und es kann zu Mangelerscheinungen kommen. Phytate können minimiert werden, wenn z. B. Hülsenfrüchte vor dem Verzehr 24 Stunden lang in Wasser eingeweicht werden. Durch den Kochvorgang allein werden sie nicht genügend reduziert.

- **Tannine** sind pflanzliche Gerbstoffe, die zu Blähungen und Verstopfung führen können. Sie behindern die Aufnahme von Eisen und Kalzium. Tanninhaltig sind z. B. Limabohnen, Weintrauben (und Wein), Quitten, schwarzer und grüner Tee (bei langer Ziehzeit).

- **Oxalate** sind die Salze der Oxalsäure, die z. B. in Rhabarber, Wiesen-Sauerampfer, Weißem Gänsefuß, Sternfrucht, Heidelbeeren, schwarzem Pfeffer, Petersilie, Mohnsamen, Roter Bete, Kakaopulver, Spinat und Mangold vorhanden sind. Eine zu große Menge an Oxalaten kann Nierensteine, Arthritis oder Gicht verursachen. Kochen kann den Gehalt der Oxalate vermindern.

- **Amylase-Trypsin-Hemmer** beeinflussen die Verstoffwechslung der aufgenommenen Nahrung. Pflanzen produzieren diese Stoffe, um ihre Fortpflanzungskeime vor Parasiten zu schützen. Vor allem in den Schalen der modernen Getreidesorten sind große Mengen dieser Hemmstoffe enthalten. Das ist einer der Gründe, warum besonders der heutige Weizen für das menschliche Verdauungssystem eine Herausforderung ist. Vollkornmehl beinhaltet ein Konzentrat der Abwehrstoffe einer Pflanze, die zu Entzündungen des Darms führen können. Die Auswirkungen sind immer von der persönlichen Stoffwechselprägung abhängig.

- **Alkaloide** in Nachtschattengewächsen wie Kartoffeln, Tomate, Aubergine und Paprika können je nach Stoffwechselprägung des Menschen die Darmbarriere beschädigen und entzündliche Prozesse fördern.

- **Lektine** sind in verschiedenem Vollkorngetreide, Hülsenfrüchten wie Soja, Linsen, Bohnen oder Erdnüssen und in geringen Mengen in Tomate, Gurke und Kürbissen enthalten. Sie werden wegen ihrer Bindungsfähigkeit auch als **Kleberproteine** bezeichnet. Durch ihr Ankleben können Kommunikationsprozesse zwischen den Zellen unterbunden werden, oder es kann zu entzündlichen und anderen schädlichen Reaktionen kommen. Bindet sich ein Lektin beispielsweise im Gehirn an Sialinsäure, kann die Nervenzelle ihre Information nicht an eine andere Nervenzelle weitergeben. Die Folgen können Gedächtnisstörungen bis hin zu Alzheimer sein. Im Darm kommt es zu einer durchlässigen Darmbarriere. Werden Hülsenfrüchte etwa 12 Stunden in Wasser mit einem Schuss Zitronensaft eingeweicht, anschließend gut abgespült und gekocht, werden fast alle Lektine erfolgreich entfernt. Das Weizenkeim-Lektin ist jedoch säure- und hitzestabil. Es kann lediglich durch Fermentieren zerstört werden. Demnach ist nur Sauerteigbrot frei von Lektinen.

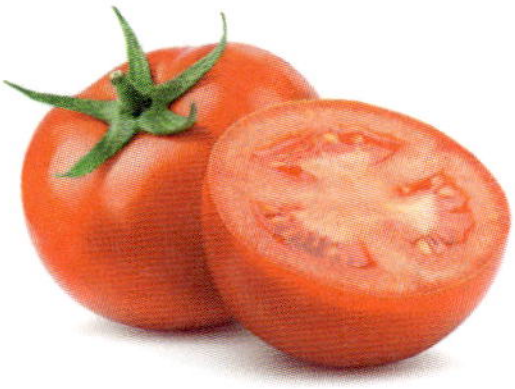

Es gibt ausreichend Möglichkeiten, einige Lebensmittel so zuzubereiten, dass die kleinen Stoffe unschädlich gemacht werden. Getrocknete Hülsenfrüchte sollten vor der Weiterverarbeitung in Wasser eingeweicht werden. Lektine in Hülsenfrüchten und Gemüse sind hitzeempfindlich und werden beim Kochen oder Garen zerstört. Auch durch Fermentieren von Gemüse lassen sich die Antinährstoffe entschärfen. Sauerteig senkt durch die Milchsäuregärung den Gehalt an dem Antinährstoff Phytinsäure. Dadurch erhöht sich die Bioverfügbarkeit der Mineralien und Aminosäuren im Mehl.

Problemnahrungsmittel Soja

Die Sojabohne enthält einen hohen Eiweißanteil, aber auch eine große Menge an Antinährstoffen wie Trypsin, Phytaten, Lektinen, Saponinen und Phytoöstrogenen. Das macht die Pflanze im Anbau sehr ertragreich, weil sie widerstandsfähig gegen Fressfeinde und Parasiten ist. Für den menschlichen Verdauungstrakt und das Hormonsystem ist sie jedoch nicht förderlich. Der immer wieder erwähnte hohe Proteingehalt der Sojabohne wird im Stoffwechsel nicht wirksam, da die Antinährstoffe, vor allem Trypsin, die Aufspaltung der Eiweiße hemmen. Die Bioverfügbarkeit ist damit sehr gering.
Soja kann Entzündungsprozesse verursachen, da es reich an Omega-6-Fettsäuren und außerdem häufig schwermetallbelastet ist. Einige Antinährstoffe der Sojabohne können die Aufnahme von Jod hemmen. Das fördert eine Vergrößerung der Schilddrüse.

Wer nicht auf Soja verzichten möchte, dem bleiben fermentierte Sojaprodukte wie Tempeh. Sie enthalten nur wenige Antinährstoffe, da diese durch den Gärprozess zersetzt wurden.

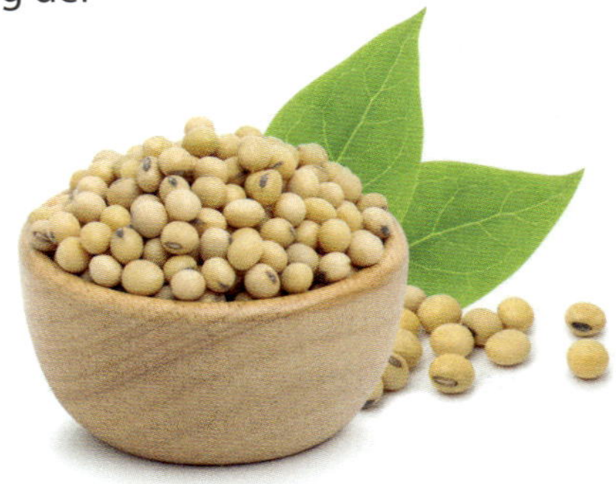

Problemnahrungsmittel Weizen

Weizen ist ein Grundnahrungsmittel. Allerdings ist der heutige Weizen nicht mehr zu vergleichen mit dem Korn unserer Vorfahren. Bei den Neuzüchtungen wurde der Anteil der Antinährstoffe, allen voran der Lektine, verdoppelt. Das bringt bessere Ernteerträge, aber gleichzeitig weniger Nährstoffgehalt. Zur Verbesserung der Backeigenschaften enthält der moderne Weizen außerdem mehr Gluten (Gliadin) als seine Vorgänger.

Das **Weizenkeim-Agglutinin** (WKA) gilt als das kleinste Lektin. 1967 hat Wolfgang Lutz in seinem Buch »Leben ohne Brot« (erschienen im Selecta Verlag) erstmals auf die schädliche Wirkung des Weizenkeim-Agglutinins hingewiesen. Leider wird dieser Zusammenhang in der akademischen Medizin bis heute nicht gesehen.
Das kleine Lektin führt im Darm zu chronischen Entzündungen, die sich auf den gesamten Organismus ausweiten können. Im Gehirnstoffwechsel kann es die gleichen Symptome wie bei einer Multiplen Sklerose hervorrufen. Das Weizenkeim-Agglutinin hat auch die Fähigkeit, an Insulinrezeptoren der Körperzellen anzudocken. Dadurch kommt es zum Anstieg des Insulinspiegels und in der Folge zu Bluthochdruck, einer Zunahme des Körpergewichts und Diabetes mellitus.
Weizenkeim-Agglutinin kann ähnlich wie Viren in die Zelle aufgenommen werden. Die Moleküle sind in der Lage, das Immunsystem des Wirtsorganismus zu täuschen und die Genexpression der Zellen zu verändern. Dadurch wird die Zelle für das Immunsystem markiert und von den weißen Blutkörperchen zerstört. Dies ist der Auslöser für Autoimmunerkrankungen aller Art.

Das **Gluten** im Weizen, Gliadin, gilt als der Hauptauslöser von Glutenunverträglichkeit. Im Rahmen der Verdauung wird es enzymatisch in kurze Polypeptide, in Gliadorphin oder auch Gluteomorphin, aufgespalten. Normalerweise sollte Gliadorphin bei der Verdauung vollständig abgebaut werden. Gliadorphine sind allerdings sehr klein und können die Blut-Hirn-Schranke durchwandern. Es gibt Indizien dafür, dass sie die neurologische Entwicklung bei Kindern und Jugendlichen beeinträchtigen. Die Folgen können ADHS, Depressionen, Epilepsie und Anfallsleiden, entzündliche Muskelerkrankungen, Migräne, Angststörungen und Autismus umfassen.

Die Molekularstruktur des **Weizen-Amylopektins** (Weizenstärke) unterscheidet sich deutlich von der Stärke anderer Getreidesorten. Es lässt sich von den Enzymen der Bauchspeicheldrüse leicht verstoffwechseln und treibt den Blutzuckerspiegel schneller in die

Höhe als ein Schokoriegel. Ein regelmäßiger Weizenkonsum bewirkt deshalb einen dauerhaft erhöhten Blutzuckerspiegel und eine chronische Insulinreaktion, die wiederum zu Fetteinlagerungen führt.

Weizen ist gleichermaßen **für alle Stoffwechselprägungen** ein Problem. Der dauerhafte Genuss kann zu Stoffwechsel- und Darmbarrierestörungen führen. Sie müssen nicht gleich auf Brot verzichten, und das Sonntagsbrötchen ist erlaubt. Neben Weizen gibt es nämlich eine große Auswahl anderer Getreide- und Pseudogetreidesorten, die Sie alternativ verzehren dürfen. Beispielsweise passen zur …

- Blutgruppe **00** Dinkel, Hafer und Hirse,
- Blutgruppe **AA** Amarant, Buchweizen, Dinkel, Hafer, Hirse und Roggen,
- Blutgruppe **A0** Dinkel, Hafer, Hirse und Roggen,
- Blutgruppe **BB** Dinkel, Hafer und Hirse,
- Blutgruppe **B0** Dinkel, Hafer und Hirse,
- Blutgruppe **AB** Amarant, Dinkel, Hafer, Hirse und Roggen.

Es gibt auch einige glutenfreie Getreidesorten. Dazu gehören Hirse, Reis, Quinoa, Amarant und Buchweizen.

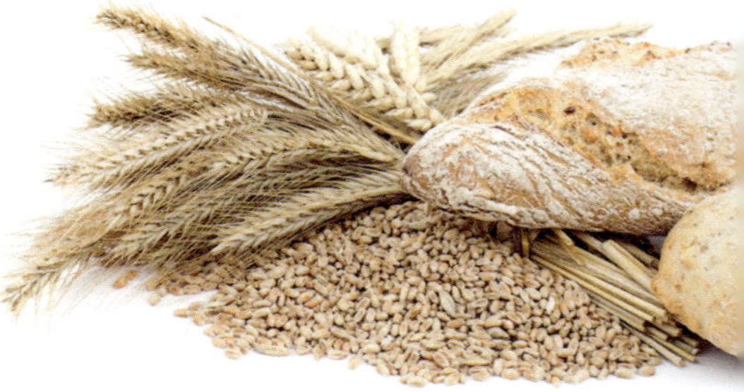

Problemnahrungsmittel Vollkorn

Vollkornprodukte und Vollkornmahlzeiten gelten gegenwärtig als gesunde Kost. Über viele Jahrtausende wurden durch die Erfindung der Mahltechnik die faserigen Bestandteile aus Weizen- und anderen Getreidekörnern ausgesiebt. Das Ziel war es, Mehl so weit zu raffinieren, dass es für die Verdauung bekömmlicher wurde.

Ähnliches trifft für braunen Reis zu, der gesünder sein soll als weißer Reis. Die Menschen, die seit Jahrtausenden Reis als Grundnahrungsmittel essen, haben ihn seit Anbeginn immer poliert. Auch im Reis sitzen die Lektine überwiegend in der Schale, sodass diese aus gutem Grund entfernt wurden.

Die gegenwärtige Meinung, Vollkornkost sei ein ausgesprochen gesundes Nahrungsmittel, steht also im völligen Widerspruch zu dem, wie unsere Vorfahren mit Getreide umgegangen sind.
Vollkorn wird als Quelle für Ballaststoffe mit hohem Nährstoffanteil gelobt. Ballaststoffe sind nützlich für die Darmgesundheit und damit auch für unser Immunsystem. Wenn wir den Ballaststoffgehalt von 100 g Vollkornbrot mit der gleichen Menge Möhren, Grünkohl oder Avocado vergleichen, sind Vollkornprodukte allerdings kaum ballaststoffreich. Auch der Gehalt an Vitaminen, Mineralien und Spurenelementen ist in den meisten Gemüsesorten viel höher als im Vollkorn.
Die Palette der angebotenen Produkte vom Vollkornbrot über Frühstücksflocken bis hin zu Vollkornsnacks ist riesig. Dieser Trend hat jedoch das Verdauungssystem zahlloser Menschen nachhaltig geschädigt und das Tor für weitere Gesundheitsprobleme weit geöffnet.

Problemnahrungsmittel Kuhmilch

Reaktionen auf Kuhmilch verbinden viele Menschen mit einer Laktoseintoleranz. Dabei handelt es sich um einen Mangel des Verdauungsenzyms Laktase. Das kann bei Genuss von Milch zu unangenehmen, schmerzhaften Symptomen im Bauch führen. Wenig bekannt sind die Auswirkungen vom Eiweiß der Kuhmilch, Casein, auf den menschlichen Stoffwechsel.

Vor etwa 2000 Jahren kam es durch eine spontane Mutation der Rinderrassen im nordalpinen Europa zu einer genetischen Veränderung der Eiweißstruktur der Kuhmilch und somit auch der Kuhmilchprodukte. Der Ertrag der Milchproduktion der Kühe vergrößerte sich, aber die Verträglichkeit für den Menschen verschlechterte sich erheblich. Das bis dahin in der Milch befindliche Eiweiß A2-Beta-Casein veränderte sich zu A1-Beta-Casein, das bei der Verdauung in Casomorphin, ein lektinähnliches Protein, umgewandelt wird.
Das A1-Beta-Casein gilt neben dem Weizenlektin als einer der wesentlichen Auslöser von Darmbarrierestörungen und chronischen Entzündungen. Darüber hinaus hat es einen direkten Bezug zur Bauchspeicheldrüse und wird als Auslöser für Typ-1-Diabetes vermutet.

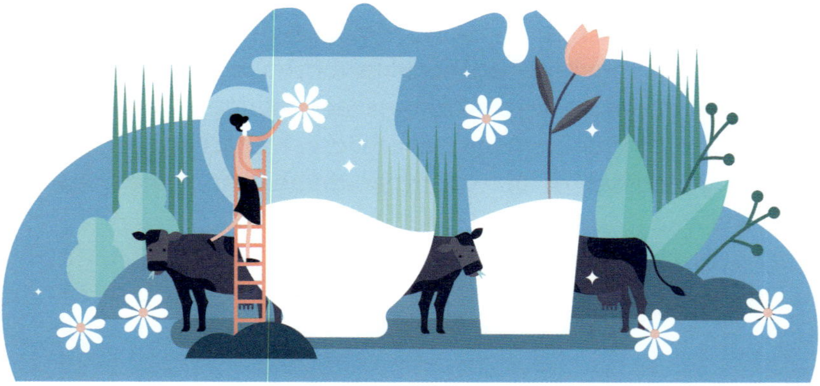

Die Milch von Ziegen und Schafen ist von dieser Mutation nicht betroffen. Auch die Kühe der Mittelmeerländer enthalten noch immer das besser verträgliche A2-Beta-Casein. Das gefleckte Holsteinrind mit dem problematischen lektinähnlichen Protein ist jedoch weltweit die verbreitetste Rinderrasse, weil sie robuster ist und mehr Milch produziert als die anderen.
Kuhmilch und Kuhmilchprodukte (Joghurt und Käse) sind für die genetische Stoffwechselprägung der Blutgruppen 0, A, AB und A0 nicht besonders gut geeignet. Sie sind von den beschriebenen Störungen stärker betroffen als die Träger der Blutgruppe B.

Quark aus Kuhmilch kann vom Stoffwechsel verarbeitet werden (gilt auch für Schaf- und Ziegenmilch). Quark entsteht durch die natürliche Säuerung der Milch mit Milchsäurebakterien. Häufig wird zusätzlich eine geringe Menge Lab verwendet, ein Enzym, das die Milch gerinnen lässt. Durch diesen Prozess verändert sich die Eiweißstruktur und ist vom Stoffwechsel leichter zu verarbeiten. Das gilt für alle genetischen Stoffwechselprägungen.
Quark in Verbindung mit Leinöl ist ein wichtiger Energielieferant für den Aufbaustoffwechsel. Die Wissenschaftlerin Johanna Budwig sah in ihnen daher die ideale Basis ihrer Ernährung und für ein gesundes Frühstück. Die positiv geladenen, schwefelhaltigen Aminosäuren im Quark ziehen die negativ geladenen Fettsäuremoleküle des Leinöls an und wirken so stabilisierend auf die hochungesättigten, sehr oxidationsempfindlichen Fette. Sie sind sozusagen die »Beschützer« der Elektronenfracht. Eine gleichzeitige Gabe von Fettsäuren und Aminosäuren in dieser homogenen Mischung sichert die zeitnahe Aufnahme wertvoller Inhaltsstoffe in den Körper.
Mischen Sie dazu morgens zum Frühstück 125 bis 250 g Quark mit 1 bis 2 EL Leinöl, und rühren Sie etwas Honig, Nüsse und Obst unter.

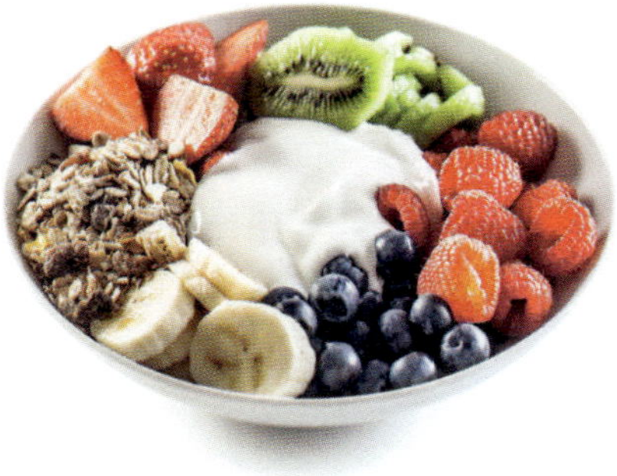

Milchersatzprodukte haben ihren Weg in die Regale der Supermärkte gefunden. Hafer-, Kokos-, Mandel- oder Reismilch sind pflanzliche Alternativen zur Kuhmilch. Sie sind heute ein Lifestyleprodukt für Menschen geworden, die sich vegan oder vegetarisch ernähren möchten.

Die Ökobilanz sieht bei Soja-, Mandel- und Reisdrink allerdings nicht so optimal aus. Bei der **Produktion von Soja** geht der Anbau auf Kosten des Regenwaldes, und es handelt sich meist um gentechnisch veränderte Monokulturen, die durch den Einsatz von Pestiziden vor Schädlingen geschützt werden.
Der größte Teil der Mandeln für die **Herstellung von Mandeldrink** kommt aus Kalifornien. Mandelbäume werden in großen Monokulturen angebaut, die jede Menge Wasser verbrauchen. Für 1 kg Mandeln benötigen die Bäume mehr als 10 000 Liter Wasser, da sie oft in sehr trockenen Gegenden stehen.
Reisdrink hat ebenfalls eine schlechte Ökobilanz. Beim Reisanbau wird viel Methan freigesetzt, ein deutlich stärkeres Treibhausgas als CO2. Zudem verbraucht der Anbau viel Wasser, und bis der Reisdrink bei uns im Supermarkt steht, liegt oft ein langer Transportweg hinter ihm.
Am nachhaltigsten ist der Konsum von **Haferdrink.** Dafür müssen weder Regenwälder gerodet noch kalifornische Felder bewässert werden. Bei Hafer gibt es auch kein Problem mit Gentechnik, kein Glyphosat und keine bedenklichen Schwermetalle.

Haferdrink ist somit ein guter Milchersatz. Er enthält keine Laktose und kein Milcheiweiß, dafür aber sättigende Ballaststoffe, die sich positiv auf den Darm und die Verdauung auswirken.

Auslöser Dauerstress – eine natürliche Reaktion wird zum Problem

Dauerstress setzt nicht nur das vegetative Nervensystem in Alarmbereitschaft, sondern auch den Darm. Der Sympathikus veranlasst, dass vermehrt Stresshormone ausgeschüttet werden, wodurch die energiereichen Verbindungen vorrangig in Richtung Kopf, Herz und Muskeln verteilt werden. Für den Darm bleibt nur noch etwas für den »Notbetrieb« übrig.

Dauerstress hat nicht nur einen Einfluss auf die Darmtätigkeit, sondern auch auf die Zusammensetzung der Darmbakterien. Durch das erhöhte Cortisol können Durchfall, Verstopfung, Entzündungen oder Geschwüre im Magen oder im Darm entstehen. Anhaltender Stress erhöht die Durchlässigkeit der Darmbarriere und ist neben der Ernährung der häufigste Auslöser von Darmbarrierestörungen. Im Abschnitt »Die Darm-Gehirn-Achse« (S. 70) greife ich das Thema »Dauerstress« noch einmal auf.

Auslöser Drüsenschwäche – der alkalische Darm

Für die Verarbeitung der aufgenommenen Nahrungsmittel sind im Darm die Sekrete von Magen, Leber/Gallenblase und Bauchspeicheldrüse notwendig. Arbeiten diese Organe nicht in ihrer vollen Stärke, hat das Auswirkungen auf den Darm und die Darmbarriere.

Die Magensäure tötet Bakterien ab, verändert die Struktur der Eiweiße und bereitet somit die Verdauung vor. Menschen mit der reinen Blutgruppe AA haben im Verhältnis zu den anderen Blutgruppen wenig Magensäure, weshalb für sie eine vegetarische Ernährungsweise mit wenig Fleisch optimal ist. Im Alter lässt im Allgemeinen die Produktion von Magensäure nach. Ebenso können Medikamente, die die Säureausschüttung im Magen hemmen, sogenannte **Protonenpumpenhemmer,** zu einem alkalischen Darm und somit zu Darmbarrierestörungen führen.

Die Leber gibt über die Gallenblase ihren Saft, die Gallensäure, und die Bauchspeicheldrüse verschiedene Enzyme in die aufgenommene Nahrung, damit Eiweiße, Kohlenhydrate und Fette im Darm verarbeitet werden können. Über bestimmte Sensoren in Mund und Nase wird die Zusammensetzung reguliert. Sind diese Verdauungsdrüsen geschwächt, gelangt zu wenig Verdauungssekret in den Darm. Das kann zu Veränderungen in der Zusammensetzung der Darmbakterien, einem zu hohen pH-Wert und Störungen in der Darmbarriere führen.

Bitterstoffe regen die Produktion der Verdauungssäfte an und unterstützen die Darmtätigkeit. Sie können sogar die Lust auf Süßes und Heißhunger zügeln. Unter anderem sind sie in Küchenkräutern wie Petersilie, Basilikum, Rosmarin oder Thymian, in Zitrusfrüchten, Chicorée, Artischocken, Kohl, Rucola, Löwenzahn und in Gewürzen wie Kardamom, Ingwer und Kurkuma enthalten.
Eine Alternative zu Bitterstoffen sind Bittertropfen, auf die ich im Kapitel »Die Naturapotheke für den Darm« (S. 166) näher eingehen werde.

Die Unterfunktion der Verdauungsdrüsen und deren Folgen lassen sich in einer umfangreichen Vital- und Stoffwechselanalyse aus dem Blut genauer klären.

Hinweis: Im Abschnitt »Darmbarrierestörungen im Laborbefund« (S. 61) gehe ich auf die wichtigsten Laborparameter ein.

Auslöser Medikamente

Antibiotika bekämpfen wirkungsvoll bakterielle Infektionen, sie können allerdings auch Nebenwirkungen haben. Es ist bekannt, dass bei Einnahme von Antibiotika unter anderem auch gesundheitsfördernde Bakterien im Darm abgetötet werden. Dadurch kommt es zu einem Ungleichgewicht im Ökosystem des Darms, das besonders das Risiko für chronische Darmentzündungen wie Morbus Crohn und Colitis ulcerosa erhöht.
Auch andere Medikamente können das empfindliche Ökosystem im menschlichen Darm stören. Dazu gehören unter anderem:

- Benzbromaron (Gichtmittel, antibiotisch bei 26 Bakterienarten)
- Doxorubicin (Zytostatikum, antibiotisch bei 19 Bakterienarten)
- Felodipin (Bluthochdruckmittel, antibiotisch bei 17 Bakterienarten)
- Tamoxifen (Brustkrebsmittel, antibiotisch bei 16 Bakterienarten)
- Loratadin (Antiallergikum, antibiotisch bei 15 Bakterienarten)
- Estradiol (Anti-Baby-Pille, antibiotisch bei 11 Bakterienarten)
- Entacapon (Parkinsonmittel, antibiotisch bei 10 Bakterienarten)
- Amiodaron (Antiarrhythmikum, antibiotisch bei 10 Bakterienarten)
- Omeprazol (Protonenpumpenhemmer, antibiotisch bei 7 Bakterienarten)
- Telmisartan (Bluthochdruckmittel, antibiotisch bei 4 Bakterienarten)
- Simvastatin (Cholesterinsenker, antibiotisch bei 3 Bakterienarten)

Durch die Veränderung der Darmflora können sich schädliche Mikroorganismen ansiedeln. Ein gut belegtes Beispiel dafür ist das Bakterium Clostridium difficile. Es bevölkert den Darm in geringer Menge, ohne auffällig zu werden. Werden Antibiotika eingenommen, erhöht sich der Anteil des Bakteriums. Es produziert giftige Stoffe, die Durchfall verursachen können und die Darmwand schädigen.

Da Antibiotika bei chronisch entzündlichen Darmerkrankungen mehr Schaden als Nutzen anrichten, werden sie heute nur noch sehr selten verordnet. Das gilt auch bei akuten bakteriellen Darmentzündungen.
Breitbandantibiotika wirken auf ein großes Spektrum von Bakterien. Deswegen werden sie häufig in den Notfallambulanzen der Krankenhäuser und bei schweren Erkrankungen, bei dem der Erreger noch nicht geklärt ist, eingesetzt. Ansonsten sollten sie sehr zurückhaltend verabreicht werden.

In der naturheilkundlichen Praxis hat es sich bewährt, zeitgleich zur Einnahme eines Antibiotikums ein biologisches Präparat zum Schutz der Darmschleimhaut einzunehmen. Da jeder Mensch seine persönliche Darmbesiedlung hat, sollte nicht mit Darmbakterien substituiert werden. Besser eignen sich Darmpeptide und Aminosäuren, die zur Schutzfunktion des Darms beitragen. Gute Erfahrungen wurden mit dem Darmpeptid Colibiogen und der Aminosäure L-Glutamin gemacht. Colibiogen gibt es für Erwachsene und Kinder von der Firma Laves in der Apotheke.

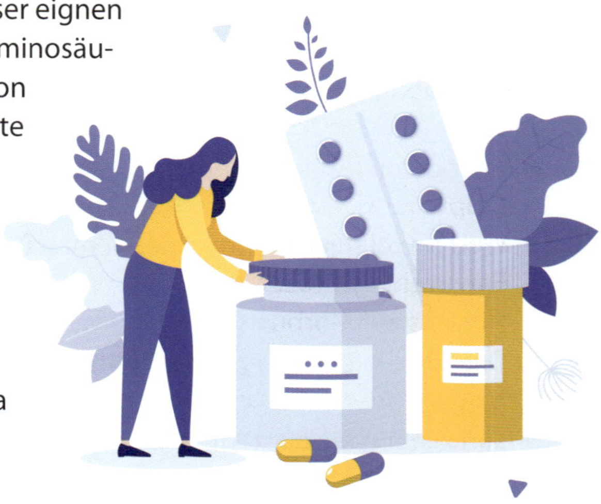

L-Glutamin ist in »Glutamin Active« von NewLife nutrition in Kombination mit Biotin und Ackerschachtelhalmextrakt enthalten. Beide Stoffe unterstützen den Organismus, die Grenzflächen besser zu schützen.

Neben den Antibiotika nehmen Protonenpumpenhemmer einen großen Einfluss auf das Darmgeschehen. Auf das Problem der Protonenpumpenhemmer werde ich im Kapitel »Sodbrennen« (S. 109) eingehen.

Darmbarrierestörungen im Laborbefund

Hinweise auf Darmbarrierestörungen können im Labor sowohl im Blut als auch im Stuhl untersucht werden. Das Regulationsprotein Zonulin ist dabei ein zuverlässiger Labormarker, um die Durchlässigkeit der Darmschleimhaut zu überprüfen. Dieser kann im Stuhl und im Blutserum überprüft werden.

Hinweise auf Darmbarrierestörungen im Stuhllabor

Neben der Untersuchung auf Keime und auf die Zusammensetzung des Mikrobioms eignen sich die folgenden Laborwerte für die Diagnose einer Darmbarrierestörung aus dem Stuhl:

- **Calprotectin** ist ein Zellbestandteil der Abwehrzellen. Ist dieser Wert im Stuhl erhöht, sind weiße Blutkörperchen aufgrund eines Entzündungsprozesses ins Darminnere gelangt. Das kann ein Hinweis auf Morbus Crohn, Colitis ulcerosa, eine entzündliche Darmbarrierestörung, eine Magenschleimhautentzündung, ein Mager- oder Zwölffingerdarmgeschwür, Darmtumore oder Entzündungen eines Darmdivertikels (Darmaussackung) sein.

- **Alpha-1-Antitrypsin** spiegelt den Entzündungszustand der Darmwand wider. Erhöhte Werte wie im gezeigten Beispiel können ein Hinweis auf Morbus Crohn, Colitis ulcerosa oder eine Darmbarrierestörung sein.

- **Der pH-Wert** gibt Auskunft darüber, ob das Milieu im Darm sauer oder basisch ist. Ein gesunder Darm hat einen pH-Wert zwischen 3 und 6,5, sollte also leicht sauer sein. Das ist wichtig, damit die Enzyme ihre volle Leistungsfähigkeit entfalten können. In dem dargestellten Beispiel (pH-Wert 7,2) ist der Darm zu alkalisch. Die Tätigkeit der Verdauungsenzyme ist eingeschränkt, was auf Dauer zu Mangelerscheinungen der Makro- und Mikronährstoffe führen kann. Der pH-Wert ist außerdem ein Biomarker für das Immunsystem und die Darmbarriere. Der Befund weist somit auch auf ein belastetes Immunsystem und eine Darmbarrierestörung hin.

- **Immunglobulin A (IgA)** ist ein Schutzfaktor der Schleimhautoberflächen. Bei allen akuten und chronischen Darmentzündungen ist dieser Wert im Laborbefund erhöht. So auch in dem dargestellten Beispiel.

- **Zonulin** ist ein Eiweiß, das für die Regulation der Schleusen in der Darmwand (Tight Junctions) verantwortlich ist. Es ist der sicherste Laborparameter, um die Durchlässigkeit der Darmschleimhaut zu messen. Erhöhte Werte sind immer ein Hinweis auf einen durchlässigen Darm (Leaky Gut).

STUHLLABOR					
Calprotectin i. St.	ST	+	72.5	µg/g	< 50.0
Alpha 1-Antitrypsin i.St.	ST	+	418	µg/g	< 268
pH-Wert i. St.	ST	+	7.2		6.0-7.0
IgA i. St.		+	2536	µg/g	510-2040
Zonulin im Stuhl	ST	+	106.3	ng/ml	43.0-79.0

Beispiel einer Stuhluntersuchung

Hinweise auf Darmbarrierestörungen im Blutlabor

Im Rahmen einer Vital- und Stoffwechselanalyse aus dem Blutlabor sind Störungen im Darm und deren Ursache erkennbar:

	Blutwert			Gemessener Wert		Referenz-bereich	Gemessener Wert im Referenzbereich
Entzündungen durch Nahrung	Leukozyten	E		5.0	/nl	3.9-10.2	
alkalischer Darm	MCV	E	▲	98	fl	80-95	
	Vitamin B12	S	▼	207	pg/ml	400-771	
	Harnstoff	S		43.0	mg/dl	16.6-48.5	
Leber	Gamma-GT	S	▲	145	U/l	< 60	
	Cholinesterase	S		12.70	U/ml	5.32-12.92	
	Alk.Phosphatase	S		105	U/l	40-129	
	GLDH	S	▲	10.8	U/l	< 6.4	
Pankreas	Amylase	S		44	U/l	28-100	
	Lipase	S		26	U/l	13-60	
Nieren	Cystatin C im Serum	S	▲	1.30	mg/l	0.53-0.95	
	Glom. Filtrationsrate (CKD-Epi)	S	▼	56	ml/min	80-160	
Entzündungen	CRP hochsensitiv	S	+	4.38	mg/l	< 1.00	

- Bei **niedrigen Leukozyten** (weißen Blutkörperchen) kann es sich um einen erhöhten Verbrauch durch postprandiale, also durch Nahrungsaufnahme hervorgerufene Entzündungen handeln und somit auf eine Darmbarrierestörung (Leaky Gut) hinweisen.

- **Erhöhtes MCV** (vergrößerte rote Blutkörperchen) steht fast immer in Verbindung mit einem **Mangel an Vitamin B12,** denn beide Befunde können eine gemeinsame Ursache haben: einen zu alkalischen Darm. Dieser entsteht durch einen Mangel an Magen-, Bauchspeicheldrüsen- oder Gallensekret sowie durch die Einnahme von Magensaftblockern.

- **Erhöhte Harnstoffwerte** zeigen, dass im Darm zu viel Ammoniak entsteht. Dieses giftige Spaltprodukt bildet sich, wenn Eiweißreste von Bakterien abgebaut werden. Ursache ist oft ein Übermaß an tierischem Eiweiß oder ein zu alkalisches Milieu im Dickdarm.

Die Leber wandelt Ammoniak in Harnstoff um, damit es ausgeschieden werden kann. Steigt der Harnstoff im Blut, ist das ein Hinweis auf eine Fehlbesiedlung im Darm oder eine ungünstige Ernährung und sollte immer zu einer Anpassung des Speiseplans führen.

- Ein gestörter Leberstoffwechsel zeigt sich anhand mehrerer Laborwerte. Erhöhte **Gamma-Glutamyltransferasen (Gamma-GT)** entstehen, wenn die Leber durch Medikamente, Alkohol oder Giftstoffe belastet wird.

- Die **Cholinesterase** gibt Auskunft über die Leberaktivität. Im Befundbeispiel (S. 63) ist dieser Wert erhöht. Häufig ist das ein Hinweis auf Störungen im Kohlenhydratstoffwechsel.

- Eine **erhöhte alkalische Phosphatase** gibt Auskunft über einen Stau in der Gallenblase. Die wichtigen Gallenbestandteile werden für die Fettverdauung benötigt. Stehen sie nicht zur Verfügung, kommt es zu Störungen in der Aufnahme fettlöslicher Vitamine (E, D, K, A) und zu Belastungen der Darmflora.

- Ist **Glutamatdehydrogenase (GLDH)** im Befund erhöht, ist das immer ein Zeichen für Leberzellschäden (Fettleber, Leberzirrhose). Die Ursache muss unbedingt abgeklärt werden. Bei gleichzeitiger Erhöhung von Gamma-GT können Medikamente, Alkohol oder eine Darmbelastung als Verursacher infrage kommen.

- Bei mangelnder Aktivität der Bauchspeicheldrüse (Pankreas) sind die Verdauungsenzyme **Amylase** und **Lipase** im Laborbefund leicht vermindert. Die Aufspaltung der Nahrungsmittel ist dadurch reduziert. Die Folgen können Blähungen und Unregelmäßigkeiten im Stuhlgang sein.

- **Cystatin C** gibt Auskunft über die Leistung der Nieren, die als **glomeruläre Filtrationsrate (GFR)** ausgewiesen wird. Ist der

Wert zu gering, arbeiten die Nieren nicht optimal. Was sie infolgedessen nicht ausscheiden, versucht der Körper über die Schleimhaut zu entsorgen. Das belastet sowohl die Lungen als auch den Darm. Blähungen können somit ein Hinweis auf eine Nierenschwäche sein.

- Ist der Wert **CRP hochsensitiv** erhöht, zeigt das stille Entzündungen an, die ihren Ursprung häufig im Darm haben. Es ist ein Hinweis auf eine belastete Darmwand oder eine Fehlbesiedlung, die das Immunsystem reizt, und somit eine frühzeitige Warnung, dass im Darm etwas aus dem Gleichgewicht geraten ist.

Spezifische Marker für eine Darmbarrierestörung

- **Zonulin** und **I-FABP** zeigen, in welchem Zustand sich die Darmbarriere befindet. Erhöhtes Zonulin weist auf eine Entzündung hin, die entsteht, wenn die Schleimhaut dünner wird und der Speisebrei direkten Kontakt zur Darmwand bekommt. Steigt zusätzlich I-FABP an, sind die Epithelzellen bereits geschädigt. Sinkt Zonulin später ab, während I-FABP stark erhöht bleibt, ist die Barriere nicht mehr entzündlich, sondern degenerativ gestört. Zonulin steht somit für die frühe, entzündliche Phase, I-FABP für die fortgeschrittene, strukturelle Schädigung der Darmwand.

	Blutwert		Gemessener Wert		Referenzbereich	Gemessener Wert im Referenzbereich
1	Zonulin im Serum		▲ 44.0	ng/ml	20.0-38.0	
	I-FABP	S	▼ 483.00	pg/ml	575.18-1362.	
2	Zonulin im Serum	S	▲ 45.0	ng/ml	20.0-38.0	
	I-FABP	S	▲ 2543.30	pg/ml	575.18-1362.	
3	Zonulin im Serum	S	▼ 15.2	ng/ml	20.0-38.0	
	I-FABP	S	▲ 5784.6	pg/ml	575.2-1362.4	

Darmbarrierestörung im Laborbefund

Interpretation der drei Laborbeispiele

Die 3 Befunde zeigen eine fortschreitende Störung der Darmbarriere. Im ersten Beispiel ist Zonulin erhöht, während I-FABP noch erniedrigt ist. Das spricht für eine frühe, entzündliche Barrierestörung, bei der vor allem die Schleimhaut gereizt ist und die Epithelzellen vermehrt Zonulin freisetzen.

Im zweiten Beispiel sind Zonulin und I-FABP gleichzeitig erhöht. Das zeigt, dass zur Entzündung bereits strukturelle Schäden an den Epithelzellen hinzukommen. Die Barriere ist nicht nur gereizt, sondern beginnt, sich zu verändern und durchlässiger zu werden.

Im dritten Beispiel ist Zonulin erniedrigt, während I-FABP massiv erhöht ist. Die Epithelzellen können kaum noch Zonulin bilden, weil die Barriere stark degeneriert ist. Der deutlich gestiegene I-FABP-Wert zeigt eine fortgeschrittene strukturelle Schädigung, wie sie bei länger bestehenden Störungen typisch ist.

Damit bilden die 3 Beispiele gemeinsam den Verlauf einer Darmbarrierestörung ab: von der entzündlichen Phase über den Übergang zur kombinierten entzündlich-degenerativen Form bis hin zur ausgeprägten degenerativen Phase.

Was tun bei Darmbarrierestörungen?

In meinen 40 Jahren Praxistätigkeit habe ich kaum ein Thema so häufig behandelt wie das Leaky-Gut-Syndrom. Eine Barriere, die ihre Schutz- und Filterfunktion nicht mehr zuverlässig erfüllen kann, beeinflusst den Organismus tiefgreifend. Immer wieder zeigt sich, dass sich selbst Beschwerden in weit entfernten Körperbereichen bessern, sobald die Darmbarriere stabilisiert wurde. Die folgende Behandlung ist das Ergebnis dieser langjährigen Erfahrung. Sie

folgt klaren, leicht umsetzbaren Schritten, die darauf abzielen, die Darmbarriere zu entlasten, zu regenerieren und in ihrer natürlichen Schutzfunktion zu stärken.
Die wichtigste Grundlage ist das Abstellen der Faktoren, die einen Leaky Gut begünstigen. 2 Bereiche stehen dabei im Mittelpunkt: die Ernährung und der Dauerstress. Beide beeinträchtigen die Darmbarriere in einer Weise, die oft unterschätzt wird. Erst wenn diese Belastungen reduziert werden, kann sich die Schleimhaut erholen und der Darm seine Schutzfunktion wieder ausfüllen.

Ernährung als Basis der Regeneration

Eine darmgerechte Ernährung ist der erste Schritt, um die Schleimhaut zu entlasten und das Milieu im Darm zu verbessern. Besonders hilfreich ist das Stoffwechselprogramm von »gesund + aktiv«. Es berücksichtigt die individuelle Stoffwechselprägung und bietet eine Ernährungsform, die auf die genetischen und epigenetischen Besonderheiten des Menschen abgestimmt ist. Dadurch erhält der Darm Lebensmittel, die er gut verarbeiten kann, ohne unnötige Belastungen.
Ohne diese Anpassung der Essensgewohnheiten bleibt jede Maßnahme eine Teiltherapie. Pflanzenstoffe oder Nahrungsergänzungen können den Darm unterstützen, ersetzen jedoch nicht die notwendige Justierung der täglichen Ernährung nach den Bedürfnissen des Darms.

Unterstützende Mittel für den Aufbau der Darmbarriere

Sind die Ernährungsgrundlagen geschaffen, können bestimmte Mittel den Regenerationsprozess sinnvoll begleiten. Sie unterstützen den Organismus und verstärken die körpereigene Heilung, sind jedoch kein Ersatz für eine Ernährungsumstellung.

Alle im Folgenden angeführten Supplemente sind von NewLife nutrition.

- **»Colo Active«** bildet die Grundlage der begleitenden Therapie. Es enthält Kräuter, die Leber, Gallenblase und Bauchspeicheldrüse anregen und damit den Verdauungsfluss harmonisieren. Akazienfasern enthalten gute Ballaststoffe, die als Nährboden für nützliche Darmbakterien dienen. Aronia, ein Rosengewächs mit vielen natürlichen Vitaminen und Mineralstoffen, unterstützt das innere Milieu des Dickdarms. Bromelain und Papaya enthalten Enzyme, die Amylase und Lipase ergänzen und dadurch die Verdauung von Eiweißen und Fetten erleichtern. Diese Kombination schafft ein Umfeld, in dem die Schleimhaut entlastet wird und sich besser regenerieren kann.

- **»Glutamin Active«** ist eines der zentralen Mittel für den Aufbau der Grenzflächen im Darm. Glutamin stellt die Hauptenergiequelle für die Zellen der Darmschleimhaut dar und unterstützt ihre Fähigkeit, sich zu erneuern und Lücken in der Barriere zu schließen. Ergänzt wird die Aminosäure durch Biotin und Equisetum arvense. Biotin stabilisiert den Energiestoffwechsel der Schleimhaut und fördert die Regenerationskraft der Epithelzellen. Equisetum arvense liefert pflanzliche Silicea-Strukturen, die für Festigkeit und Widerstandskraft der Grenzflächen wichtig sind. Diese Kombination stärkt die Schleimhaut sowohl strukturell als auch funktionell und unterstützt sie dabei, eine stabile und belastbare Barriere auszubilden.

- **»Metabolic Active«** wirkt entzündlichen Prozessen entgegen. Es enthält Pflanzenstoffe aus Kurkuma, Weihrauch und Terminalia bellirica. Diese Kombination hilft, niedriggradige Entzündungen zu beruhigen, oxidativen Stress zu reduzieren und das Milieu zu stabilisieren. Vitamin C ergänzt diese Wirkung, indem es freie Radikale reduziert und die Schleimhaut stärkt.

- **»Bitter Active«** hat eine übergeordnete Bedeutung für Struktur, Ordnung und Abgrenzung im Verdauungstrakt. Bitterstoffe regen die Sekretion von Verdauungssäften an, klären das Milieu und fördern die Aktivität von Magen, Leber, Gallenblase und Bauchspeicheldrüse. Gleichzeitig unterstützen sie die Fähigkeit des Darms, sich nach außen abzugrenzen und Reizüberflutung zu reduzieren. Dieser Aspekt ist besonders wichtig, wenn der Leaky Gut mit einer erhöhten Empfindlichkeit oder einer vegetativen Überlastung einhergeht.

Stressabbau als Stimulus der Erneuerung

Ein weiterer zentraler Punkt ist die Stabilisierung des vegetativen Nervensystems. Dauerstress erhöht die Durchlässigkeit der Schleimhaut, fördert Entzündungen und erschwert die Regeneration. Pflanzenstoffe wie **Melisse, Lavendel, Passionsblume und Ashwagandha** beruhigen die Darm-Nerven-Achse, fördern innere Ausgeglichenheit und entlasten die Schleimhaut indirekt.
Diese 4 Pflanzenstoffe können einzeln eingenommen werden oder auch als Kombination (»Stress Balance« von NewLife nutrition). In der praktischen Anwendung hat sich diese Verbindung bewährt, weil sie die beruhigenden und ausgleichenden Eigenschaften der einzelnen Pflanzen vereint.

Die Therapie des Leaky Gut ist ein Zusammenspiel von einer individuell passenden Ernährung, einem guten Stressmanagement und gezielt eingesetzten Mitteln, die die Schleimhaut erneuern, Entzündungen beruhigen und das innere Milieu ordnen. Wenn diese Bausteine zusammenwirken, kann die Darmbarriere ihre Schutzkraft zurückgewinnen und zu einer stabilen Grundlage der Gesundheit werden.

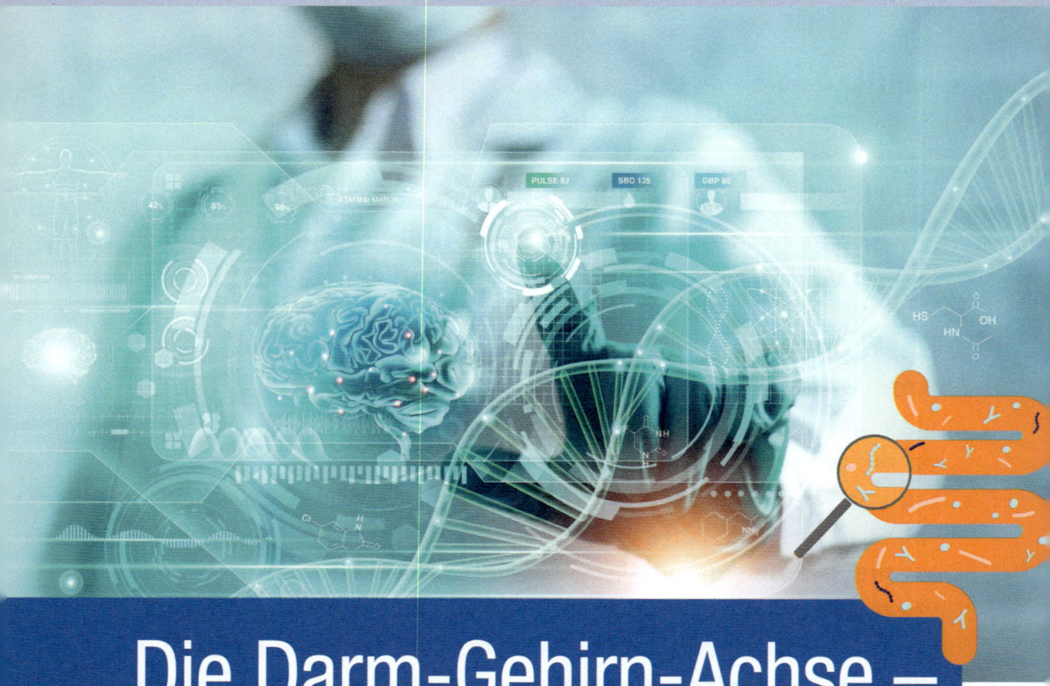

Die Darm-Gehirn-Achse – ein eingespieltes Team

Manchmal treffen wir Entscheidungen »aus dem Bauch heraus« oder haben »Schmetterlinge im Bauch«, wenn wir verliebt sind. Genauso »schlägt es uns auf den Magen«, wenn wir aufgeregt, gestresst oder unter Zeitdruck sind. Vieles weist auf die Verbindung von Emotionen zur Körpermitte hin.

Bereits Hippokrates lehrte, dass sämtliche Krankheiten im Bauch entstehen. Auch in der Traditionellen Chinesischen Medizin ist der Dialog zwischen Kopf und Bauch seit Jahrtausenden bekannt. Die westliche Medizin entdeckte erst in jüngerer Zeit, wie der Darm und die darin lebenden Bakterien mit unserem Gehirn kommunizieren.

Inzwischen ist bekannt, dass die Zusammensetzung der Darmbakterien die Gefühlswelt im Kopf wesentlich beeinflusst.

Den Vermittler auf der Darm-Hirn-Achse stellt ein gigantisches Nervengeflecht im Bauch dar. Alles wird mit den unzähligen Fühlern im Darm wahrgenommen, bewertet und diese Information ans Gehirn gesendet. Die Wissenschaft entdeckt immer neue Verbindungen zwischen Gehirn und Darm, inklusive dem Mikrokosmos der Darmflora. Dadurch entsteht eine völlig neue Sichtweise auf Gesundheit und Krankheit.

Das Nervensystem um den Darm als zentralem Verdauungsorgan besteht aus etwa 100 bis 200 Millionen Nervenzellen, die sich als Geflecht zwischen den Muskelschichten der Darmwand befinden. Entwicklungsgeschichtlich war zuerst das Darmhirn da und viel später kam dann das Kopfhirn als eine Art Außenposten hinzu. Verbunden sind beide durch eine »Datenautobahn«: den Vagusnerv. Anhand der Tatsache, dass 90 % der Nerven in diesem massiven Nervenstrang Informationen von unten nach oben senden, also vom Bauch in Richtung Kopf, wird deutlich, dass das Darmhirn das Gehirn stark beeinflusst.
Das Kopfhirn übt seinerseits ebenfalls über einen großen Nerv viel Macht aus: den Sympathikus. Bei physischer Anstrengung erhöht dieser vor allem den Adrenalinspiegel, die Herzfrequenz und die Aufmerksamkeit und wird daher auch als Stressnerv bezeichnet. Der Gegenspieler des Sympathikus ist der Parasympathikus. Dessen größter Nerv ist jener Vagus, der in der Darm-Hirn-Achse so eine wichtige Rolle spielt.

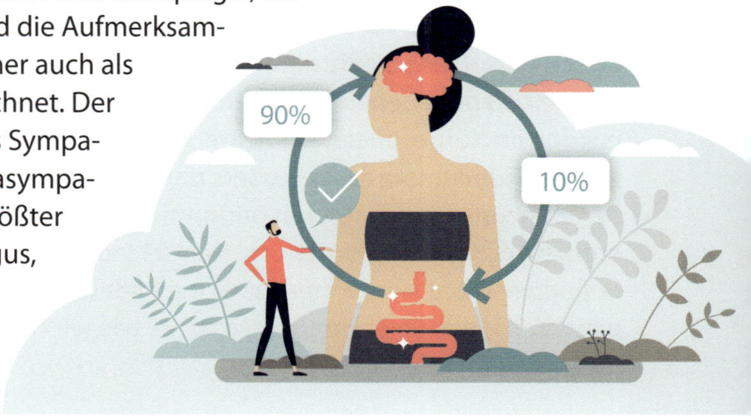

Gemeinsam bilden Sympathikus und Parasympathikus das vegetative, nicht durch das Bewusstsein beeinflussbare, autonome Nervensystem.
Für Gesundheit und Wohlbefinden ist eine ausgeglichene Wechselbeziehung beider Nerven sehr wichtig. Je nach Situation übernimmt einmal der eine und einmal der andere die Führung. Auf diese Weise werden Herzleistung, Gefäßtonus, Hormonausschüttung und Organtätigkeit an die jeweilige Phase von Aktivität oder Erholung angepasst.

Die enge Verbindung zwischen Bauchhirn und Kopf zeigt sich auch durch die Nutzung identischer Botenstoffe. Dazu gehören beispielsweise Dopamin, Buttersäure und das sogenannte Glückshormon Serotonin. Im Kopf beeinflusst es unser Wohlbefinden, im Darm steuert es den Rhythmus der Darmtätigkeit und reguliert das Immunsystem.

Dauerstress – eine natürliche Reaktion belastet die Darm-Hirn-Achse

Ständige Erreichbarkeit, Belastungen im Beruf, in der Ausbildung oder im Studium, Konflikte mit Freundinnen, Freunden oder in der Familie: Dieser Dauerstress kann schnell zu Überforderung führen. Stress ist eigentlich ein schlaues System, das das Überleben sichert. Er ist eine körperliche Reaktion auf äußere Reize, und er stellt uns auf die neu gegebenen Anforderungen der Umwelt ein. Bei Gefahr werden im Körper zuerst die Hormone Adrenalin und Noradrenalin von der Nebenniere ausgestoßen, danach wird Cortisol freigesetzt, und die Darmbarrieren öffnen sich. Stress aktiviert das Herz-Kreislauf-System: Blutdruck und Herzschlag steigen, und die Atemfrequenz erhöht sich. Wir erfassen die Bedeutung der Situation, bewerten diese und entscheiden dann, wie wir handeln. Der Körper rüstet sich für Kampf oder Flucht.

Heutzutage müssen wir nicht mehr gegen wilde Tiere kämpfen. Doch wir haben andere Feinde: Zeitdruck, laute Nachbarinnen, schleichende Autofahrer, endlose Stapel unerledigter Arbeit oder sogar Freizeitstress. In diesen Situationen läuft im Körper der gleiche Mechanismus ab wie vor Jahrtausenden bei Lebensgefahr. Wir reagieren heute allerdings nicht mehr mit Kampf oder Flucht, was die frei gewordenen Energien abbauen würde – sie bleiben in unserem Körper.

Wir können auf Informationen über Naturkatastrophen, Kriege, Morde oder Wirtschaftskrisen nicht mit einer passenden Lösung reagieren, beschäftigen uns aber innerlich damit. Das löst im Stoffwechsel eine vermehrte Energiebereitstellung aus. Wird diese Energie nicht verbraucht, kann sie längerfristig zu einer niedriggradigen Entzündung und einem durchlässigen Darm führen.

Der größte Stressauslöser und gleichzeitig der am meisten unterschätzte ist das Leben gegen das Sonnenlicht und somit gegen den inneren Rhythmus.

Der Mensch ist ein Lichtwesen. Alle inneren Stoffwechselabläufe werden durch das Sonnenlicht gesteuert. Der Taktgeber, die Masteruhr in uns, ist die Epiphyse (Zirbeldrüse), die die hormonellen, vegetativen und metabolischen Abläufe steuert und ordnet. Wenn wir zu Zeiten essen, in denen das Verdauungssystem eigentlich Ruhe benötigt, oder wenn das blaue Licht des Computerbildschirms der Epiphyse am Abend vorspielt, dass es Tag sei, geraten die aufeinander abgestimmten inneren Abläufe ins Ungleichgewicht, und die Masteruhr gerät unter Stress. Kurzzeitig hat das keine Auswirkungen, geschieht es allerdings auf Dauer oder immer wieder, wie bei der Schichtarbeit, hinterlässt es Spuren in der Funktionalität der Organe und Stoffwechselabläufe.

Kein Mensch ist dafür gemacht, über Tage oder gar Wochen hinweg ohne Pausen durchzuarbeiten. Pausen sind sehr wichtig, um leistungsfähig zu bleiben. Wenn möglich, sollte es mindestens einen festen Tag in der Woche geben, an dem wir uns erholen können.

Ebenso hilfreich ist es, sich pro Tag mindestens eine Pause in den Kalender einzutragen. Zusätzlich empfehle ich folgende Ansätze:

- Ausdauersportarten eignen sich gut dafür, die tagsüber produzierten Stresshormone abzubauen. Machen Sie sich aber keinen Druck – 3-mal wöchentlich eine halbe Stunde körperliche Anstrengung reichen, damit Sie sich selbst und Ihrem Körper etwas Gutes tun.

- Lernen Sie, beruflich wie privat Nein zu sagen, denn das ist gleichzeitig ein Ja zu Ihren eigenen Bedürfnissen. In der Praxis habe ich diese Fähigkeit gern mit der **Mariendistel** (Carduus marianus Urtinktur von Ceres) unterstützt. Sie hilft, sich gegenüber emotionaler und physischer Ausbeutung, Angriffen und Manipulationen angemessen zu behaupten. Die Mariendistel wahrt den Schutz der eigenen Persönlichkeit, indem sie die aktive Abgrenzung gegenüber schädigenden psychischen Einflüssen stärkt. Eine psychische Abwehrschwäche kann sich auch in einer übersteigerten, aggressiven Abgrenzung äußern. Carduus marianus stärkt die Fähigkeit, mehr Verantwortung für das eigene Leben zu übernehmen.

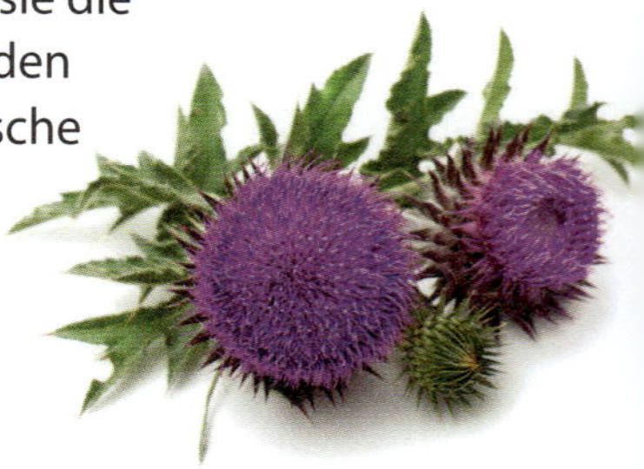

- Akzeptieren Sie kleine Fehler, die Ihnen unterlaufen. Ein übertriebener Perfektionismus verursacht unnötigen Stress.

- Erlernen Sie Entspannungstechniken wie Progressive Muskelentspannung, Yoga, Qi Gong, Tai-Chi oder Autogenes Training. Sie schaffen die innere Voraussetzung für mehr Ausgeglichenheit und Harmonie.

- Eine Substitution mit Mikronährstoffen kann ebenfalls hilfreich sein, da wir bei Dauerstress Mineralien und Vitamine in großer Menge verbrauchen. **Stress Balance** von NewLife nutrition beinhaltet beispielsweise eine Komposition von Mikronährstoffen, die den entstandenen Mangel kurzfristig ausgleicht und die Nebennieren schützt.

- Auch pflanzliche Mittel können für innere Ruhe und Gelassenheit sorgen. Die **Mistel** (Viscum album) vermittelt uns ein Gefühl der inneren Ruhe und Schwerelosigkeit. Menschen mit Angstzuständen, Albträumen oder zu starker Empfänglichkeit gegenüber Mondeinflüssen sprechen gut auf die Einnahme der Urtinktur in geringer Dosierung an.

- Der **Sonnenhut** (Echinacea purpurea Urtinktur von Ceres) verhilft uns zu einem Schutzschild, mit dem wir uns auf körperlicher und seelisch-geistiger Ebene besser abschirmen können. Neben einem funktionierenden Immunsystem ist auch die psychische Abwehr wichtig. Echinacea schärft die Wachsamkeit für Situationen, die sonst unnötige Konflikte auslösen könnten.

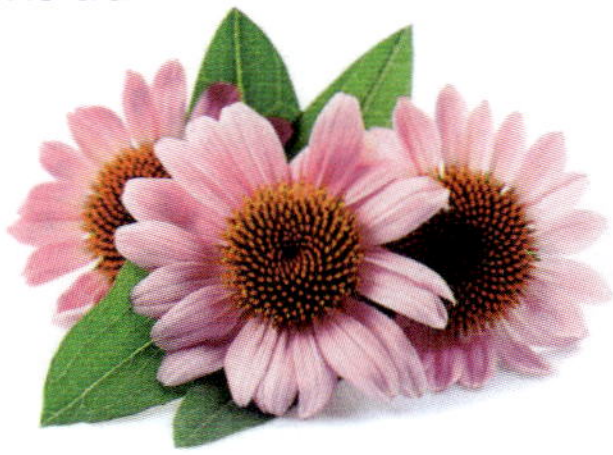

Das Sonnengeflecht – Zentrum der emotionalen Kommunikation

Das vegetative Nervengeflecht im Bauchraum wird auch als Solarplexus bezeichnet. In der spirituellen Welt entspricht der Solarplexus dem 3. Chakra (Kraftzentrum), dem Zentrum der Persönlichkeit, Selbstsicherheit und dem Ort, über den wir emotional miteinander kommunizieren und Gefühlserfahrungen verarbeiten.

Eine direkte Störung dieses Zentrums weisen besonders Menschen mit autistischen Verhaltensweisen auf. Autismus ist eine tiefgreifende Entwicklungsstörung, die sich je nach Schweregrad unterschiedlich ausprägt. Typisch sind sich wiederholende stereotype Verhaltensmuster und die Schwierigkeit, Beziehungen einzugehen oder mit anderen zu kommunizieren.

In Untersuchungen wurde festgestellt, dass 90 % der Menschen mit autistischen Störungen auch an Verdauungsproblemen leiden. In den 1990er-Jahren wurde eine amerikanische Studie veröffentlicht, die besagt, dass Kinder mit Autismus durch die Verabreichung des gastrointestinalen Peptidhormons Sekretin geholfen werden konnte. Es wird im oberen Teil des Dünndarms freigesetzt, stoppt die Produktion der Magensäure und aktiviert die Bauchspeicheldrüse, alkalisches Sekret zu bilden. Dieser Zusammenhang ist auf energetischer Ebene nachvollziehbar, da die Bauchspeicheldrüse zum Sonnengeflecht gehört, dem Zentrum der emotionalen Kommunikation und der Beziehungen. Genau da liegt die Störung von Menschen mit autistischen Zügen.

Medizin der Zukunft?

Derzeit wird untersucht, ob Betroffene von Krankheiten, deren Auswirkung nur im Kopfhirn diagnostiziert wurde, möglicherweise auch Veränderungen im Bauchhirn aufweisen. Dazu gehören Depression, Alzheimer und Parkinson. Tatsächlich entdeckten die Wissenschaftlerinnen und Wissenschaftler, dass im Nervensystem des Bauches von Parkinsonpatienten und -patientinnen ähnliche Veränderungen wie im Gehirn zu finden sind. Überraschenderweise treten die charakteristischen Nervenschäden im Bauchhirn früher auf als im Kopfhirn. Parkinsonpatienten und -patientinnen leiden beispielsweise häufig unter Magen-Darm-Beschwerden, lange bevor die Krankheit im Kopf ausbricht.

Die Erforschung der Darm-Hirn-Achse steckt noch in den Kinderschuhen. Die bisherigen Erkenntnisse lassen hoffen, dass die Medizin der Zukunft den Darm als die Wurzel der Gesundheit würdigt.

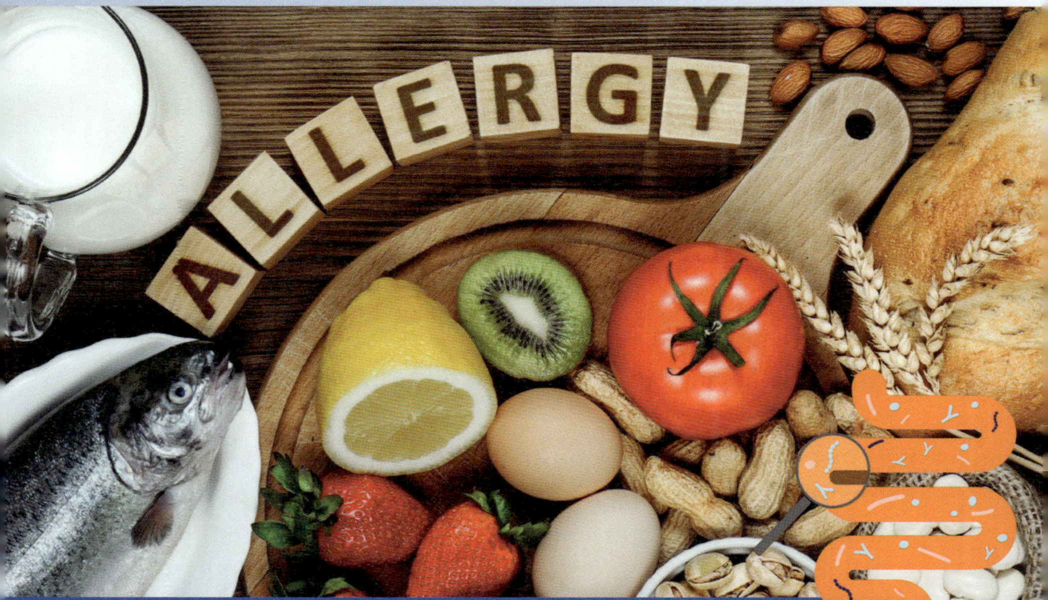

Reaktionen auf Nahrungsmittel

Im Laufe der letzten Jahre hat sich in den Regalen der Supermärkte einiges verändert. Dort werden mittlerweile Waren angeboten, die vor einiger Zeit eher zu den Exoten im Sortiment gehörten: glutenfreies Brot oder Gebäck, laktosefreie Milch und Joghurt, Süßungsmittel ohne Fruchtzucker u. v. m. In der täglichen Praxis geben mehr als 30 % der Patienten und Patientinnen an, sie würden an einer Nahrungsmittelallergie leiden – nachweisbar sind diese allerdings nicht. Studien zufolge ist nur etwa 1 % der Erwachsenen von einer echten Nahrungsmittelallergie betroffen. Dass die Zahlen so weit voneinander abweichen, kann nur daran liegen, dass Allergien und Unverträglichkeiten häufig verwechselt werden.

Allergie oder Unverträglichkeit – das große Missverständnis

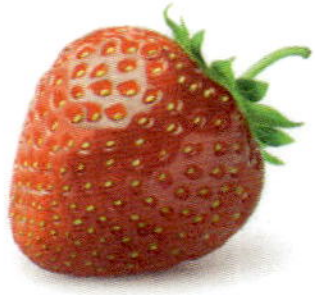

Allergien und Unverträglichkeiten in Verbindung mit Nahrungsmitteln sind nicht das Gleiche. Ursache und physiologische Abläufe im Organismus unterscheiden sich deutlich.

Allergien auf Nahrungsmittel – die Sofortreaktion

Bei einer Allergie auf Nahrungsmittel reagiert das Immunsystem auf harmlose Eiweiße und bildet Antikörper. Die klassische Nahrungsmittelallergie zeigt sich in Form einer typischen durch Immunglobulin E (IgE) vermittelten Sofortreaktion. Bereits wenige Minuten nach dem Verzehr treten Beschwerden wie Juckreiz, Schwellungen im Mund und Rachen, Hautausschlag, Übelkeit, Bauchschmerzen oder Durchfall auf. Es können auch stärkere Reaktionen wie Blutdruckabfall und Bewusstlosigkeit vorkommen.
Typische Auslöser sind Nüsse, Hühnereiweiß, Soja und Meeresfrüchte. Viele Pollenallergiker reagieren ebenso auf bestimmte Nahrungsmittel, da sich die Eiweiße aus beispielsweise Äpfeln oder Nüssen und die der Pollen von Bäumen und Gräsern ähneln. Mit einer Untersuchung beispielsweise in Form eines Pricktests auf der Haut oder einer Blutanalyse kann abgeklärt werden, ob eine Allergie vorliegt. Um verdächtige Nahrungsmittel einzugrenzen, sind die Auswahl weiterer Untersuchungen sowie die Anamnese sehr wichtig.

Bei Nahrungsmittelunverträglichkeiten ist der Darm machtlos

Bei Nahrungsmittelunverträglichkeiten ist das Immunsystem nicht beteiligt. Der Körper kann bestimmte Nahrungsstoffe schlecht verdauen oder abbauen, wodurch Beschwerden wie Blähungen, Bauchkrämpfe, Erbrechen, Durchfall oder Müdigkeit nach dem Essen auftreten. Ebenso kann es einige Zeit nach der Nahrungsaufnahme zu depressiven Verstimmungen oder Migräne kommen. Im Gegensatz zur Allergie ist eine Unverträglichkeit fast immer von der Menge des verzehrten Nahrungsmittels abhängig.

Laktoseintoleranz – ein gesunder Zustand?

Die Laktoseintoleranz ist eine der häufigsten Nahrungsmittelunverträglichkeiten. Im Idealfall spaltet das Enzym Laktase den Milchzucker im Dünndarm auf, bei Menschen mit einer Intoleranz ist von diesem Enzym allerdings nicht genug vorhanden. Dadurch gelangt unverdaute Laktose aus dem Dünndarm in den Dickdarm, wo sie von Bakterien zerlegt wird. Die dabei entstehenden Gase versetzen den Darm in Bewegung, und Flüssigkeit gelangt in den Darm. Neben Blähungen, Übelkeit und Krämpfen kann es zu Durchfall, Kopfschmerzen, Migräne, Müdigkeit und Schwindel kommen. In der Regel entwickelt sich die Laktoseintoleranz erst im Jugendalter, Kinder sind äußerst selten davon betroffen. Besonders häufig kommt sie bei Menschen mit den Blutgruppen 0 und A vor. Zu bedenken ist, dass es genetisch nicht vorgesehen ist, im Erwachsenenalter noch Milch zu trinken. Somit ist eine Laktoseintoleranz nach meinem Verständnis ein gesunder Zustand.

Laktoseintoleranz kann durch einen Atemgastest beim Arzt oder Heilpraktiker diagnostiziert werden.
Wer trotz Unverträglichkeit nicht auf den Geschmack von Milch verzichten möchte, dem steht eine große Auswahl pflanzlicher Milchersatzprodukte zur Verfügung. Wie bereits im vorangegangenen Abschnitt beschrieben, hat Hafer dabei die beste Ökobilanz und die geringsten Schadstoffbelastungen.

Bei einer Laktoseintoleranz ist die wichtigste Therapiemaßnahme eine Anpassung der Ernährung. Meist ist es gar nicht nötig, Käse, Quark und Joghurt komplett vom Speiseplan zu streichen, denn in der Regel bereiten kleine Mengen an Laktose keine Probleme.

Mit einem Ernährungstagebuch lässt sich leicht feststellen, wie viel davon gut verträglich ist. Gewöhnlicher Quark beispielsweise hat einen Laktoseanteil von etwa 3 auf 100 g. In den meisten Fällen werden diese geringen Dosen gut vertragen. Probieren Sie es selbst!

Bei einer Osteoporose wird häufig empfohlen, Milch zu trinken, weil sie viel Calcium enthält. Hier kommt folgender Irrtum zum Tragen: Calcium wird immer nur gemeinsam mit Magnesium vom Stoffwechsel aufgenommen. Da Kuhmilch nur wenig Magnesium enthält, ist die Bioverfügbarkeit des Calciums darin sehr gering. Bei Osteoporose verliert der Knochen an Masse, er verkleinert sich. Allerdings schwindet im Knochen nur das Bindegewebe, sein elastischer Anteil. Der feste mineralische Anteil und damit auch das Calcium bleibt erhalten. Der Knochen nimmt ab und wird gleichzeitig härter. Durch die mangelnde Elastizität kann es leicht zum Knochenbruch kommen. Die Ursache dahinter ist eine Störung im Stoffwechsel mit einem Mangel an Testosteron und Wachstumshormonen. Mit einer kohlenhydratarmen Ernährungsweise und ausreichend Silicium lässt sich das Problem wieder ausgleichen. Milch ist hier auf jeden Fall keine gute Empfehlung.

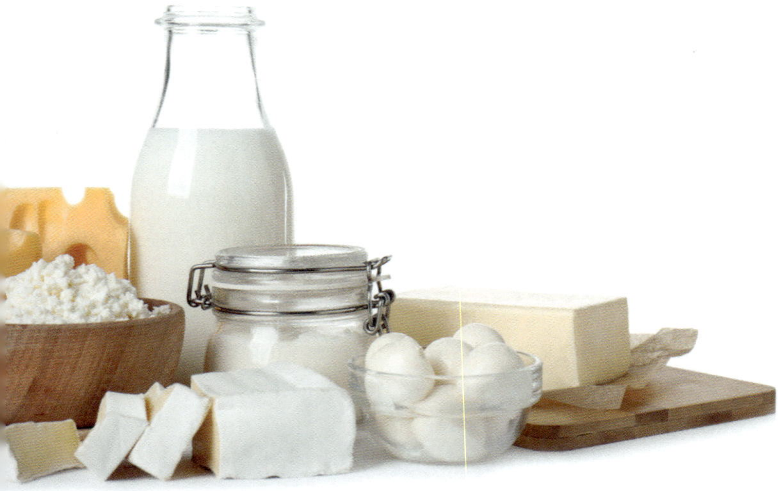

Fruktosemalabsorptionssyndrom – wenn Obst zum Problem wird

Fruktose (Fruchtzucker) klingt vom Namen her erst einmal gesund. Wird sie als Teil eines Nährstoff- und Faserstoffkomplexes – wie eben in Früchten – aufgenommen, ist das auch richtig. Normalerweise befördert dann das Transportprotein GLUT-5 Fruktose aus dem Inneren des Dünndarms ins Blut. Sind die Transporter überlastet oder defekt, bleibt Fruktose im Nahrungsbrei und gelangt in den Dickdarm. Neben den typischen Magen-Darm-Beschwerden fühlen sich einige Betroffene gereizt und müde oder leiden an depressiven Verstimmungen.
Zur Überlastung der GLUT-5-Transporter und somit zu einer Aufnahmestörung von Fruktose führen hohe Mengen an reiner Fruktose, wie sie in Softdrinks, Energiedrinks, Fertigprodukten oder Süßigkeiten vorkommen. Sie überfordern nicht nur die Transporter, sondern zerstören direkt die Darmschleimhaut. Zuckerersatzstoffe wie Sorbit oder Aspartam nutzen den gleichen Transporter. Das bedeutet, dass eine Reaktion auf Fruktose ebenso durch die Zufuhr von Zuckerersatzstoffen entstehen kann.

Handelt es sich lediglich um eine Überforderung des Transporters, reicht es aus, im Rahmen einer Ernährungsumstellung auf Produkte mit hohem Fruchtzuckeranteil und auf Zuckerersatzstoffe zu verzichten. Meiner Erfahrung nach ist es sogar möglich, nach einiger Zeit wieder Obst in geringen Mengen zu essen.

In diesem Zusammenhang möchte ich noch die **hereditäre Fruktoseintoleranz** erwähnen, eine sehr seltene Stoffwechselerkrankung. Es handelt sich um eine lebensbedrohliche Stoffwechselstörung, die auf einem angeborenen Enzymdefekt beruht. Die Betroffenen können Fruktose zwar aufnehmen, aber nicht abbauen, da ihnen dafür das notwendige Enzym fehlt. Solange Säuglinge gestillt werden, sind sie symptomfrei. Die ersten Anzeichen treten auf, wenn sie mit Breikost gefüttert werden: Übelkeit, Erbrechen, Durch-

fall, Schwitzen, Zittern bis hin zu Gedeih- und Wachstumsstörungen. Außerdem entwickeln viele Kinder eine Abneigung gegen Süßes. Der Übeltäter kommt nicht nur in Obst oder einigen Gemüsesorten vor, sondern auch im Haushaltszucker, der zu gleichen Teilen aus Glukose und Fruktose besteht.
Menschen mit einer hereditären Fruktoseintoleranz sind auf eine lebenslange möglichst fruktosefreie Diät angewiesen, da sonst Leber- und Nierenschäden entstehen. Dieser Defekt kann über einen Gentest festgestellt werden.

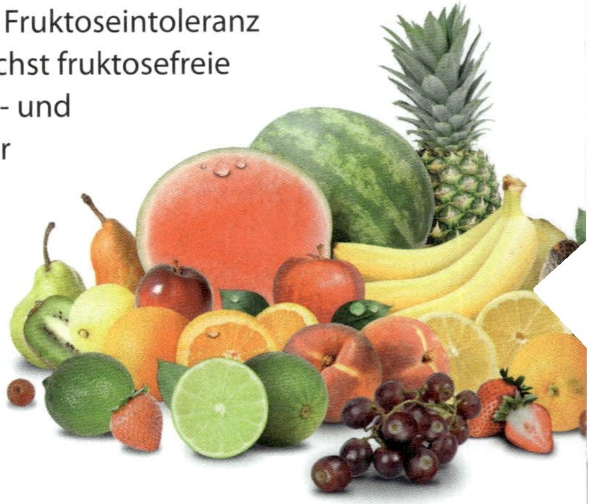

Sorbitintoleranz – eine Krankheit?

Sorbit ist ein Zuckeraustauschstoff und sollte nicht mit einem Süßstoff verwechselt werden. Er kommt natürlicherweise in Steinobst wie Aprikosen, Pflaumen und Pfirsichen vor und wird in der Industrie als Feuchthaltemittel eingesetzt. In weichen Kaubonbons, abgepackten Kuchen, Süßwaren, aber auch in Fertigsalaten schützt Sorbit die Lebensmittel vor dem Austrocknen.
Ähnlich wie bei der Fruktoseintoleranz kann bei einer Sorbitintoleranz der Dünndarm den Stoff nur teilweise oder gar nicht aufnehmen. Gelangt Sorbit in den Dickdarm, wird er dort von Bakterien verstoffwechselt. Da Sorbit Wasser zieht, kommt es zu Blähungen und starken Durchfällen. In diesem Fall sollte auf Nahrungsmittel und Fertigprodukte mit einem hohen Sorbitgehalt verzichtet werden.

Glutenunverträglichkeit – wenn der Darm kein Gluten mag

Beim Themenkomplex »Darmbarrierestörungen« bin ich bereits auf die Glutenunverträglichkeit eingegangen. Hier nur noch einige Ergänzungen:

Gluten ist das wichtigste Speicherprotein von vielen Getreidesorten. Es hat einen geringen Nährwert, ist aber ein guter Emulgator und Träger für Aromastoffe. Gluten geliert, bindet Wasser und stabilisiert, weshalb es vielseitig in Fertiggerichten und Soßen als Hilfsstoff eingesetzt wird. Außerdem verleiht das sogenannte Klebereiweiß vielen Getreidesorten ihre hervorragenden Backeigenschaften.
Die Anzahl der Speicherproteine unterscheidet sich je nach Getreidesorte. In hoher Konzentration kommt es in Weizen vor, dicht gefolgt von Dinkel und Roggen. Die häufigste Glutenproblematik tritt in Verbindung mit dem Gluten-Proteingemisch (Gliadin) im Weizen auf. Viele Menschen mit einer Glutenunverträglichkeit haben lediglich eine Weizenunverträglichkeit. Lassen sie den Weizen weg, geht es ihnen meist besser.
Eine allgemeine Glutenunverträglichkeit äußert sich sowohl körperlich als auch psychisch und neurologisch. Symptome wie depressive Verstimmungen, Hautekzeme, Kopfschmerzen, Migräne und Verdauungsstörungen zeigen sich oft erst einige Stunden nach dem Verzehr glutenhaltiger Speisen. Im Gegensatz zur Zöliakie werden die Dünndarmzotten bei der Glutensensitivität nicht beschädigt.

Zum Weizen gibt es je nach genetischer Stoffwechselprägung verträgliche Getreidealternativen. Im Abschnitt »Darmbarrierestörungen« (S. 40) bin ich darauf näher eingegangen.

Zöliakie ist eine durch Gluten ausgelöste chronisch-entzündliche Darmerkrankung und gehört zu den Autoimmunstörungen. Sie äußert sich durch starke Durchfälle und Bauchschmerzen, wenn glutenhaltige Nahrungsmittel verzehrt wurden. Die Diagnose erfolgt über einen Bluttest in Kombination mit einer Dünndarmbiopsie (Gewebeprobe aus dem Dünndarm). Im Labor werden Antikörper auf Transglutaminase, Endomysium und Gliadin untersucht.

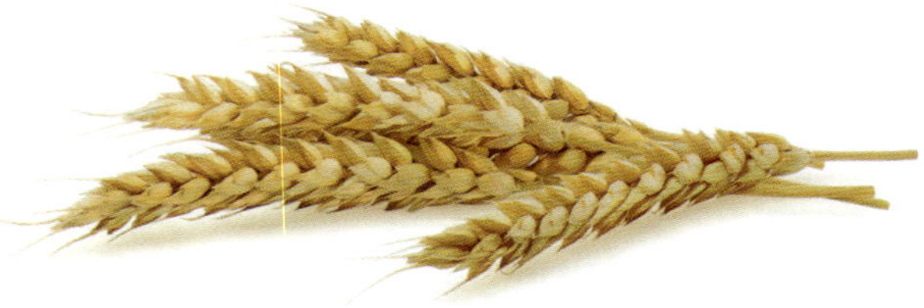

Salicylatintoleranz – ein Antinährstoff wird zum Problem

Salicylsäure zählt zu den Antinährstoffen der Pflanzen. Diese bilden Salicylsäure mit antimikrobieller Wirkung, um sich vor Schädlingen und Fressfeinden zu schützen. Zu finden ist die Säure in Ananas, Orangen, Himbeeren, Johannisbeeren und Nüssen wie beispielsweise Mandeln und Erdnüssen. In Pfefferminztee, schwarzem Tee, Kaffee sowie alkoholischen Getränken wie Wein und Portwein ist sie ebenfalls enthalten. Der Salicylgehalt verschiedener Lebensmittel variiert stark, denn er wird durch Faktoren wie Anbaugebiet, Lagerung und Zubereitung beeinflusst. Aus diesem Grund sind Auflistungen der Nahrungsmittel, in denen Salicylsäure enthalten ist, nicht aussagekräftig.
Salicylsäure befindet sich auch in vielen Medikamenten. Ein Reaktionsprodukt der Salicylsäure, die Acetylsalicylsäure (ASS), ist unter dem Handelsnamen Aspirin bekannt. Auch in vielen Kosmetika sind geringe Konzentrationen von bis zu 2 % Salicylsäure enthalten. In Konzentrationen von bis zu 5 % wird sie als Medikament gegen Akne eingesetzt.

Die Symptome der Salicylatintoleranz werden ähnlich wie bei einer Histaminstörung durch einen Mangel des Enzyms Diaminoxidase (DAO) hervorgerufen. Dazu gehören Quaddelbildung auf der Haut, Durchfall, Kopfschmerzen und Allergien. Typisch für eine Salicylatintoleranz sind die Bildung von Polypen in der Nase und chronische, schwer therapierbare Nasennebenhöhlenentzündungen. Diese treten bei einem Mangel an DAO nicht auf.
Betroffen sind überwiegend Menschen mit der Blutgruppe 0. Sichere Laborwerte zu diesem Antinährstoff gibt es leider nicht.

Histaminose – eine kaum bekannte Störung im Stoffwechsel

Histamin erfüllt im Körper viele wichtige Aufgaben. Es regt die Magensaftbildung und den Appetit an, beeinflusst den Schlaf-wach-Rhythmus und aktiviert das Immunsystem. Das über die Nahrung aufgenommene Histamin wird im Dünndarm in erster Linie von der Diaminoxidase abgebaut. Dieses Enzym wird von den Becherzellen der Darmschleimhaut gebildet und stellt die wichtigste Schutzfunktion gegen histaminreiche Lebensmittel dar.
Ist die Darmbarriere gestört, geraten diese Becherzellen unter Druck. In der entzündlichen Phase produzieren sie zunächst vermehrt Enzyme, verlieren jedoch im Verlauf der Degeneration ihre Funktionsfähigkeit. Die Folge ist ein funktioneller Mangel an Diaminoxidase. Dadurch gelangt mehr Histamin ungebremst in den Blutkreislauf, was die typischen Beschwerden einer Histaminose hervorrufen kann.

Bei Verdacht auf eine Histaminproblematik sollten immer Diaminoxidase, Zonulin und I-FABP im Blutlabor untersucht werden. Zusammen zeigen sie, ob eine entzündliche oder degenerative Störung der Darmbarriere vorliegt und ob ein Diaminoxidasemangel durch geschädigte Becherzellen wahrscheinlich ist.

Bei einer Histaminose besteht ein Ungleichgewicht zwischen der Menge an Histamin und der Fähigkeit des Organismus, es abzubauen. Viele Patienten und Patientinnen erhalten bei erniedrigter Diaminoxidase eine Liste histaminreicher Nahrungsmittel, die sie meiden sollen. Dies lindert die Beschwerden, beantwortet aber nicht die eigentliche Frage – nämlich, warum der Diaminoxidasewert überhaupt gesunken ist. Zudem gibt es Fälle, in denen die Diaminoxidase im Labor normal erscheint und dennoch Symptome einer Histaminüberlastung bestehen.

Bei der Histaminose handelt es sich um eine Störung in der Verarbeitung oder Freisetzung von Histamin. Es lassen sich 3 Formen unterscheiden.

- Bei **Abbaustörungen** können Diaminoxidase, histaminabbauende Bakterienstämme und das Enzym Histamin-N-Methyltransferase betroffen sein. Für ihre Funktion benötigen sie viele Vitamine und Mineralstoffe. Ein Vitalstoffmangel, Medikamente, Alkohol oder ein zu alkalisches Darmmilieu können den Abbau deutlich beeinträchtigen.

- Die zweite Form ist die **Darmhistaminose.** Sie entsteht durch eine Fehlbesiedlung des Darms mit Bakterien, die selbst Histamin produzieren. Das belastet die Diaminoxidase zusätzlich. Besonders ausgeprägt ist dies beim **SIBO-Syndrom** (Small Intestinal Bacterial Overgrowth). Dabei gelangen Dickdarmbakterien in den Dünndarm und verstärken die Freisetzung von Histamin.

- Die dritte Form betrifft die **Mastzellen.** Diese gehören zu den ältesten Abwehrzellen des Menschen und sitzen in hoher Konzentration an den Grenzflächen des Körpers. Die größte davon liegt im Darm. Bei einer Mastzellenaktivierung geben die Zellen vermehrt Histamin frei, was eine breite Palette an Beschwerden auslösen kann.

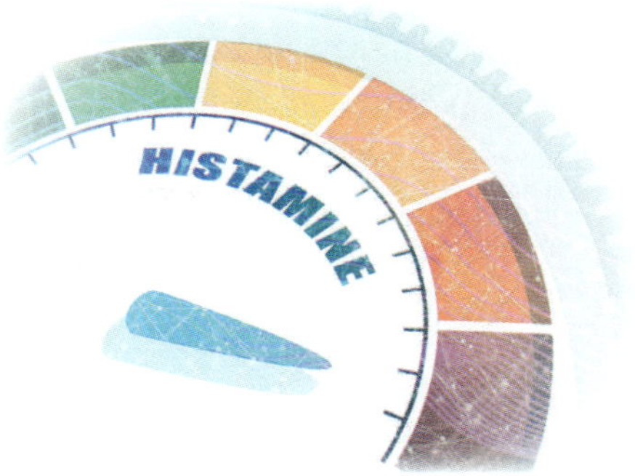

Eine umfassende Vital- und Stoffwechselanalyse, ergänzt durch ein Hormonprofil, kann klären, welche Form der Histaminose vorliegt und welche Systeme im Organismus beteiligt sind.
Die Therapie richtet sich nach den Ergebnissen der Vital- und Stoffwechselanalyse. Es reicht nicht aus, lediglich histaminreiche Lebensmittel zu meiden. Notwendig ist eine Behandlung, die die Darmbarriere stärkt, die Becherzellen entlastet und den Stoffwechsel stabilisiert. Ein personalisierter Ernährungsplan, der die genetische und epigenetische Stoffwechselprägung berücksichtigt, ist dafür der geeignetste Weg.

Da die Histaminose eng mit dem Darm verbunden ist, wurde dieses Thema in das Buch aufgenommen. Für eine vertiefende Betrachtung empfehle ich die Lektüre des Buches »Der Histamin-Irrtum« von Kyra und Sascha Kauffmann.

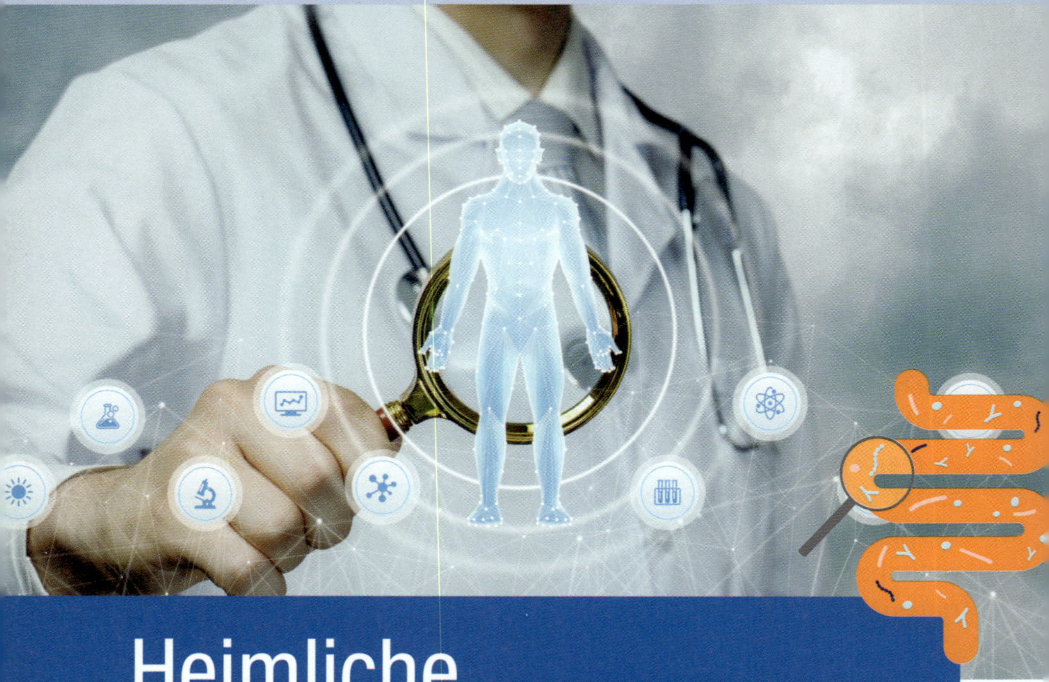

Heimliche Fernbeziehungen

Die Organe des Menschen sind einerseits abgeschlossene Gebilde, die sich in ihrer Funktion unterscheiden. Andererseits sind sie vor allem auf dem Blut- und Nervenweg miteinander verbunden. So, wie jedes Mitglied einer Herde für sich allein selbstständig ist und sich doch der Gesamtherde unterordnet, verhalten sich auch die Organe gegenüber dem Gesamtorganismus. Dabei haben einige Organe eine besonders direkte Beziehung zueinander.

Lunge – Dickdarm

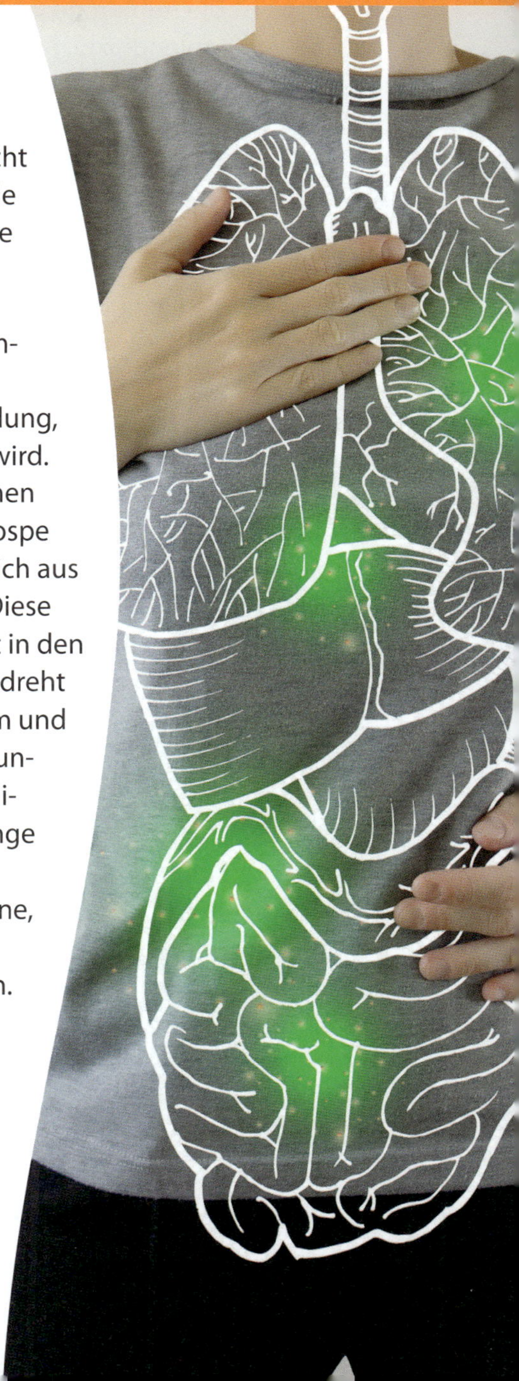

Lunge und Dickdarm sind keine direkten Nachbarn, auch ihr enges Verhältnis ist auf den ersten Blick nicht erkennbar – und doch haben sie viele Gemeinsamkeiten und etwas, was sie verbindet.

Zwischen der Lunge und unserer Umwelt besteht ein direkter und relativ ungeschützter Kontakt, eine Verbindung, die mit jedem Atemzug hergestellt wird. Die Lunge entwickelt sich in der frühen Embryonalphase aus der Lungenknospe weiter, einem drüsigen Spross, der sich aus einem Teil des Vorderdarms bildet. Diese baumartige Lungenknospe wandert in den Brustraum, wo sie sich um 180 Grad dreht und anschließend senkt – mit Stamm und Krone. Ein Hohlraum entsteht, das Lungengewebe. In der Traditionellen Chinesischen Medizin (TCM) stehen Lunge und Dickdarm in einem polaren Zusammenhang. Die beiden sind Organe, deren Zusammenspiel wir bei vielen Krankheitssymptomen wiederfinden. Husten in der Lunge entspricht beispielsweise dem Durchfall im Darm, der Reizdarm wird als »Asthma des Darms« bezeichnet.

Lunge und Dickdarm sind energieliefernde Organe, die gleichzeitig auch eine Ausscheidungsfunktion übernehmen. Die Aufgabe der Lunge ist die Aufnahme von Sauerstoff und die gleichzeitige Abgabe von Kohlendioxid. Aus Sicht der TCM empfängt die Lunge die reine Lebenskraft (Qi) aus der Luft und leitet unreines Qi aus. Sie schickt das Qi zusammen mit Feuchtigkeit in den Körper hinab, um das Gewebe zu ernähren und alle Lebensabläufe zu unterstützen. Auch hier gibt es eine Parallele zum Darm: Im Dickdarm werden Wasser und Mikronährstoffe aufgenommen und die über die Gallensäfte produzierten Giftstoffe ausgeschieden. Kurz gefasst: Die Lunge ist für die flüchtigen Stoffe zuständig, der Darm für die festen Bestandteile.

Die enge Beziehung von Blut- und Lymphfluss zum Darm haben Forschende bei der Untersuchung von Covid-19-Patienten erkannt. Dabei spielen Darmbakterien eine wichtige Rolle: Ihre Stoffwechselprodukte, die kurzkettigen Fettsäuren (Acetat, Propionat und Butyrat), die die Bakterien aus Ballaststoffen fermentieren, wandern über Blut- und Lymphfluss in die Lunge und beeinflussen dort das Lungenmikrobiom. Über diesen Weg können sie entzündungshemmende Botenstoffe fördern und entzündungsfördernde Botenstoffe hemmen. Dadurch kann sich die Lunge erholen, und akute Atembeschwerden können gelindert werden. Diese »heilkräftigen« Fettsäuren werden nur gebildet, wenn der Darm in Balance ist.

Zusammen mit ihrem Yang-Partner, dem Dickdarm, bildet das Yin-Organ Lunge in der TCM die Wandlungsphase »Metall«. Diese ist dem Herbst zugeordnet. Nach der Organuhr liegt die Maximalzeit der Lunge zwischen 3 und 5 Uhr morgens. Das bedeutet, dass der Organbereich in dieser Zeit mit einem Maximum an Qi gefüllt ist. Treten in dieser Zeit Krankheitszeichen verstärkt auf, können wir daraus Rückschlüsse auf Störungen im Lungenbereich ziehen. Wer sich in der Hochphase der Lunge zu etwas Bewegung wie leichtem Joggen, Walking oder auch zu lockeren Atemübungen motivieren kann, soll laut Vorstellung der TCM das Qi besser aufnehmen können und Schlacken entsorgen. Die Maximalzeit des Dickdarms folgt der der Lunge, sie liegt zwischen 5 und 7 Uhr. Das ist häufig die Zeit der Darmentleerung, in der wir uns von etwas trennen.

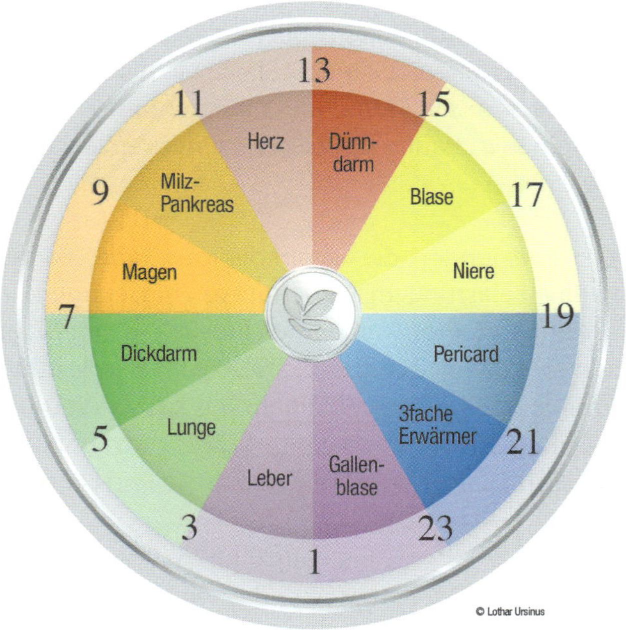

Neben den beiden Grenzflächenorganen Lunge und Darm gibt es noch ein weiteres Organ, mit dem wir Kontakt zur Außenwelt herstellen: die Haut. Gerade diese drei Organe sind ein Schauplatz unserer Psyche. Unverarbeitete Probleme wie Traumata, Kränkungen, Verletzungen, Verluste oder Krisen merkt sich unser Körper. In der Summe kann das körperliche Krankheitssymptome auslösen. Ein Gefühl von Enge, davon, nicht richtig durchatmen zu können, außer Atem zu sein: Das ist nicht nur typisch für Asthma, sondern auch für Stressreaktionen. Diese können sich im Darm in Form von Verstopfung auf Reisen oder Durchfall vor einer Prüfung zeigen. Eine Neurodermitis ist für jeden sichtbar. Es gibt Menschen, die das abstoßend finden, und der oder die Betroffene leidet, weil er bzw.

sie sich abgelehnt und isoliert fühlt. Die entsprechende Störung in der Lunge wäre Asthma, im Darm wäre es eine Entzündung (Reizdarm). Diese Anzeichen sind nicht für jeden sichtbar und doch auf die gleiche Dynamik zurückzuführen.
Die Emotionen, die zu Lunge und Dickdarm gehören, sind Kummer und Trauer einschließlich Melancholie und Depressionen. Menschen mit einer Lungenproblematik tendieren zu einer weinerlichen Stimmungslage, besonders in Momenten der Erregung. Auch die Neigung zum Weinen ist häufig das Zeichen einer versteckten Lunge-Darm-Schwäche.

Krankheitserscheinungen, die wir auf der Haut sehen können, weisen auf eine Belastung im Körperinneren hin. Lungen- und Hauterkrankungen sollten immer mit einer intensiven Diagnostik des Darms einhergehen. Hautprobleme, die im Herbst auftreten und den Winter über bestehen bleiben, was bei der Neurodermitis häufig der Fall ist, sind fast immer eine Störung im Funktionskreis Lunge-Dickdarm. Gleiches gilt für Melancholie und Depressionen.

Schilddrüse – Darm

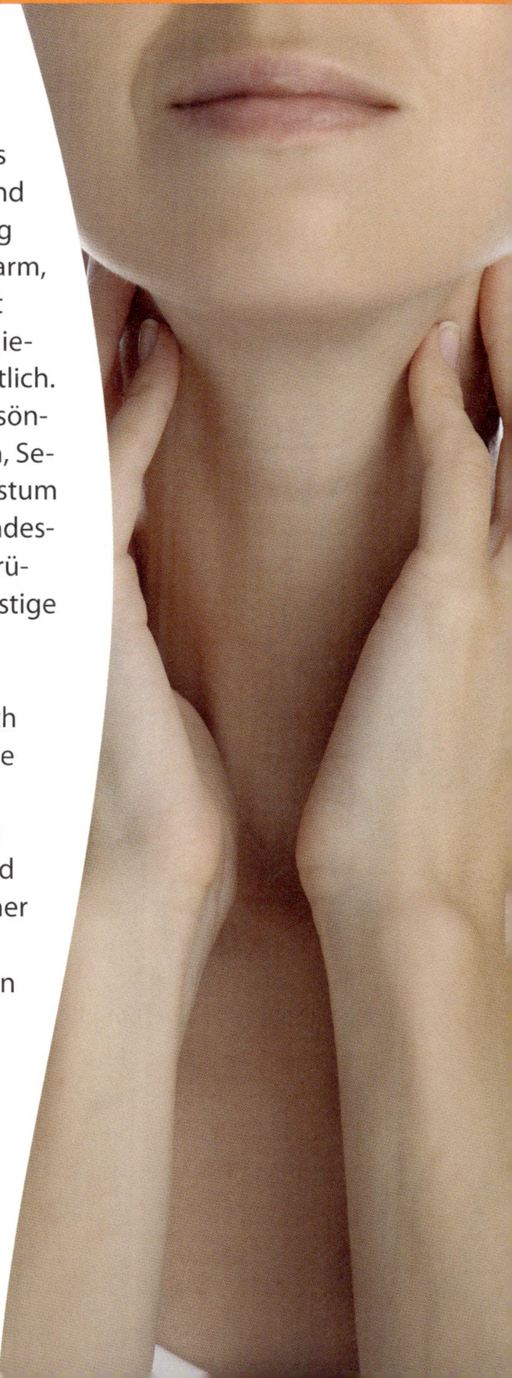

Die Schilddrüse ist eines der kleinsten, aber wichtigsten Organe in unserem Körper. Sie ist der Motor des Stoffwechsels, sorgt für Wachstum und Reifung des Körpers und ist zuständig für Herz und Kreislauf, Magen und Darm, Nerven und Muskeln. Zusammen mit den Nebennieren ist sie für die Energiebereitstellung in der Zelle verantwortlich. Ihre Hormone beeinflussen auch Persönlichkeit und seelisches Wohlbefinden, Sexualität, Fruchtbarkeit und das Wachstum von Haut, Haaren und Nägeln. Im Kindes- und Jugendalter steuern die Schilddrüsenhormone die körperliche und geistige Entwicklung.

Wie ein Schmetterling schmiegen sich die beiden Schilddrüsenlappen an die Luftröhre unterhalb des Kehlkopfs, des Sprachorgans. Daraus ergibt sich eine enge Beziehung zur Sprache und Kommunikation. In psychosomatischer Hinsicht steht die Schilddrüse für die Fähigkeit, Bedürfnisse, Empfindungen und Gefühle durch Worte zum Ausdruck zu bringen sowie die innere Bestimmung zu leben, und damit steht sie für die Treue zu sich selbst. Gerät die Schilddrüse aus dem Gleichgewicht, ob als Unter- oder

Überfunktion, liegt die Ursache nicht in der Schilddrüse selbst, sondern außerhalb des Organs. Schilddrüsenstörungen entstehen durch einen Mangel an Baustoffen wie Zink, Selen, Eisen oder Jod, einer Fehlsteuerung der Geschlechtshormone, einer Unterfunktion der Nebennieren, Stauungen in der Gallenblase oder Belastungen der Darmbarriere.
Der Darm ist bei allen Schilddrüsenstörungen betroffen oder möglicher Mitverursacher. So macht sich eine Schilddrüsenunterfunktion durch eine verringerte Aktivität der Darmbewegung bemerkbar, die sich bis zur Verstopfung entwickeln kann. Eine Überfunktion der Schilddrüse geht in der Regel mit Durchfall einher.
Eine wesentliche Ursache der Schilddrüsenunterfunktion ist neben dem Baustoffmangel die Hashimoto-Thyreoiditis, ein Autoimmunprozess. Von diesem Geschehen ist der Darm sowohl Mitverursacher als auch Betroffener. Durch den löchrigen Darm kommt es zu niedriggradigen Entzündungen, die sich systemisch im Körper ausbreiten. Diese Entzündungsherde unterhalten oder verursachen die gestörte Selbsttoleranz. Darum ist es wichtig, bei allen Autoimmunprozessen mit der Behandlung beim Darm zu beginnen und sie danach erst spezifisch auf das betroffene Organ, in diesem Fall die Schilddrüse, auszuweiten. Sollte allerdings eine hochgradige Unterfunktion der Schilddrüse vorliegen, ist es erforderlich, diese durch Medikamente auszugleichen.

In der Chinesischen Medizin fließt die Energie der Galle in Richtung der Stoffwechselorgane. Bei Stauungen der Gallenwege kann sich diese Energie nicht im Stoffwechsel entladen. Sie wird dann mit der aufsteigenden Lungenenergie nach oben transportiert. Dort trifft sie auf den Kehlkopf, das Organ der Stimmbildung, und auf die Schilddrüse. In der Redewendung »Ich habe so einen Hals« wird dieser Zusammenhang deutlich. Man hat das Gefühl, dass der Hals bei Wut und Ärger anschwillt. Wut ist aber das Thema der Gallenblase: »Mir läuft die Galle über.« Erhält die Emotion keine Möglichkeit, sich zu entladen, kann es bei länger anhaltender Unterdrückung zu einer nachhaltigen Beeinträchtigung der Schilddrüsenfunktion kommen.

Beim Stau der Galle ist der Darm gleich doppelt betroffen: Einerseits durch die fehlende Gallensäure im Stoffwechsel und andererseits durch die mangelnde Darmperistaltik. Aus der Pflanzenwelt hat sich die **Wegwarte** (Cichorium intybus radix Urtinktur von Ceres) für derartige Beschwerden bewährt. Sie hat auf körperlicher Ebene einen engen Bezug zu Gallenblase, Bauchspeicheldrüse und Darm, denn sie ist die Pflanze für den Oberbauch. Wie bereits beim Thema »Bauchhirn« beschrieben, ist der Oberbauch das Zentrum der emotionalen Kommunikation (3. Chakra), das in enger Verbindung zum Kommunikationsorgan der Sprache (5. Chakra) steht, dem Sitz der Schilddrüse. Beide Kommunikationszentren profitieren von der Wegwarte, die in der Natur am Wegesrand darauf wartet, uns den Weg zu uns selbst zu weisen. Sie ist eine starke Pflanze, die auf spiritueller Ebene unser Selbst unterstützt und die innere Stimme klarer und deutlicher werden lässt.
Die Wegwarte kombiniere ich gern mit **Engelwurz** (Angelica archangelica Urtinktur von Ceres). Sie umhüllt uns wie ein Kokon und schützt so vor äußeren Einflüssen, damit wir die innere Struktur wiederfinden können. Auf körperlicher Ebene unterstützt Engelwurz den Darm und den Drüsenstoffwechsel.

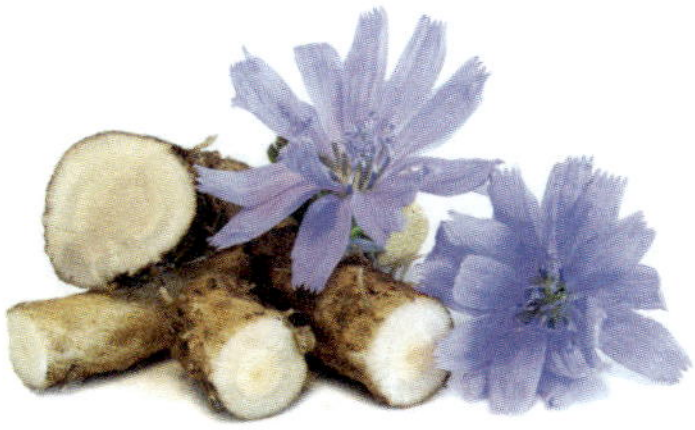

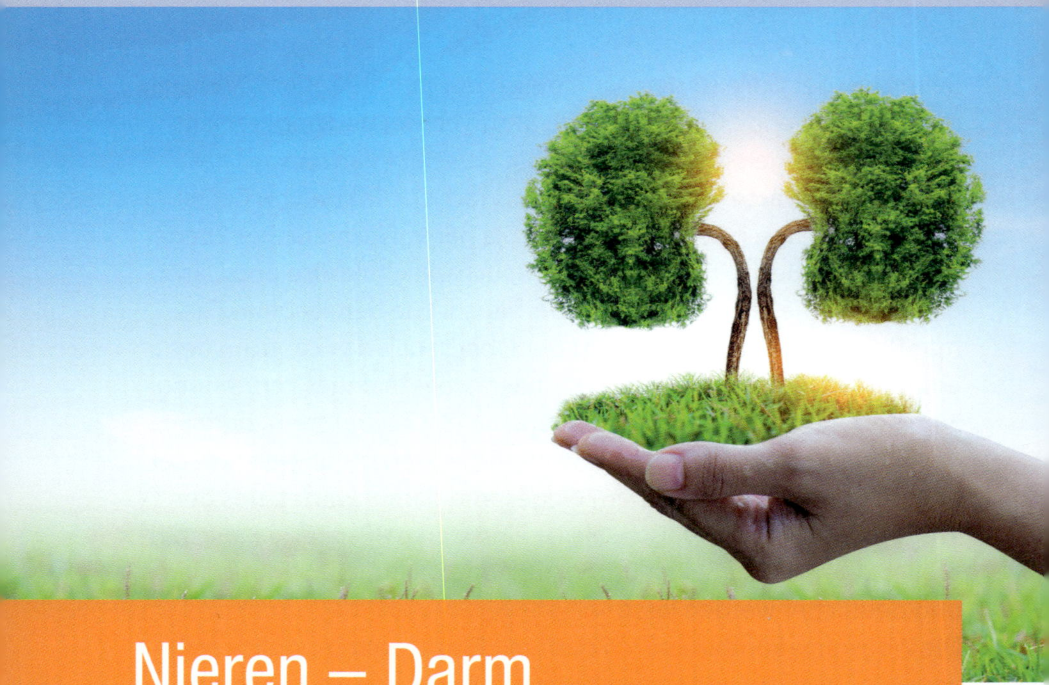

Nieren – Darm

Das Licht- und Luftorgan Niere hat keine direkte Verbindung mit der Verdauung – und doch hat es einen starken Bezug zum Darm.

Hauptaufgabe der Nieren ist die Reinigung des Blutes. In den unzähligen feinen Nierenkanälchen herrscht reges Treiben, denn hier wird aufgenommen, gefiltert, abgegeben, sortiert, wiederaufbereitet oder ausgeschieden. Das hier entstandene Konzentrat wird von der Blase aufgesogen und als Urin ausgeschieden.
Die Nieren werden in der Literatur allgemein als »das Ausscheidungsorgan« dargestellt. Die Ausscheidung findet zwar in der Niere statt, direkt zuständig dafür ist allerdings das Eisen im Blut. In den Glomeruli (in der Nierenrinde liegende Nierenkörperchen) werden die kapillaren Gefäßknäuel durch die Kraft des Eisens wie ein Schwamm ausgepresst. Auf diese Weise entstehen täglich insgesamt etwa 170 Liter Ultrafiltrat. Bei einer Urinmenge von 2 Litern

täglich werden infolgedessen 168 Liter wieder in den Zellzwischenraum und das Blut zurückgenommen. Diese Resorption ist die Aufgabe der Nieren. Sie entscheiden, was im Körper verbleiben darf. So wird bei genauer Betrachtung deutlich, dass in ihnen die aufnehmenden Kräfte wirken. Unterstützung erhalten sie dabei vom Kupfer, dem Metall, das diesen Prozess ermöglicht.

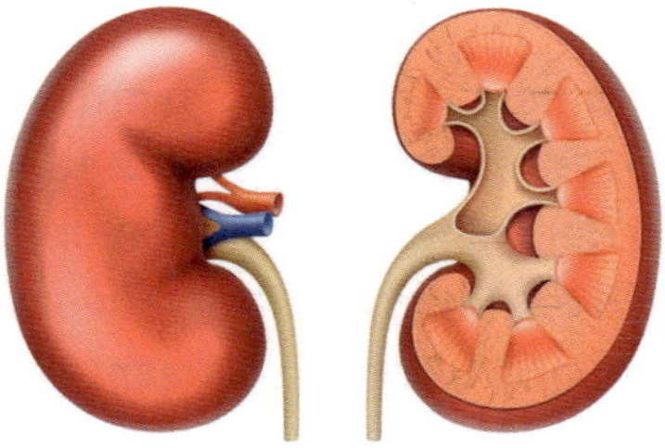

In der anthroposophischen Medizin steht Eisen für »Ausscheidung von Fremdem« (Entgiftung) und Kupfer für »Integration von Fremdem«. Eisenmangel und Belastungen in den feinen Glomeruli der Nieren, die sich als Nierenschwäche darstellen, führen zu Störungen in der Entgiftung.
Der Organismus versucht in diesem Fall, alles über den Darm auszuscheiden, was normalerweise über die Nieren ausgeschieden werden müsste. Das führt zu Stauungen im Darm und somit auch zu Störungen in der Enzymaktivität. Die Folge sind Blähungen und eine Überforderung der Darmschleimhäute und der Darmbarriere. Als weiteres Schleimhautgebiet können die Lungen von der Nierenfunktionsstörung betroffen sein, weil die Giftstoffe zur Abgabe als Nächstes dorthin geleitet werden. Erst danach versucht der Organismus, über die Haut zu entgiften.
Die Nierenfunktion wird allgemein über den Laborwert Kreatinin ermittelt. Da es ein Endprodukt des Muskelstoffwechsels ist, gibt seine Höhe unzureichend Auskunft über die wirkliche Nierenfunktion. Es empfiehlt sich hier, das **Cystatin C** untersuchen zu lassen. Aus diesem Wert wird die Leistung der Nieren errechnet und als glomeruläre Filtrationsleistung ausgewiesen.

Ein **Eisenmangel** kann über die Messung des Ferritins im Blut festgestellt werden. Ist dieser Wert niedrig (unter 50), muss die Ursache des Mangels abgeklärt werden. Bei der Gabe von Eisenpräparaten sollte bedacht werden, dass für die Eisenaufnahme neben den Co-Faktoren Vitamin B6, B12, C und Folsäure eine geringe Menge Kupfer benötigt wird. Ferro Active von NewLife nutrition ist beispielsweise eine Mikronährstoffkombination, in der alle Co-Faktoren berücksichtigt werden.
Aus der Pflanzenwelt unterstützt der **Schachtelhalm** (Equisetum arvense Urtinktur von Ceres oder Cinis Equiseti arvensis D6 von Weleda) die Leistung der Nieren. Das Wesen des Schachtelhalms ist gekennzeichnet durch die Beschränkung auf das absolut Notwendige: das Gerüst und die Struktur. Im Schachtelhalm sind diejenigen Kräfte verkörpert, die für eine klare Gliederung und Strukturierung des Denkens und der Formbildeprozesse erforderlich sind. Struktur, Klarheit und Festigkeit sind das Thema des Nierenfunktionskreises.

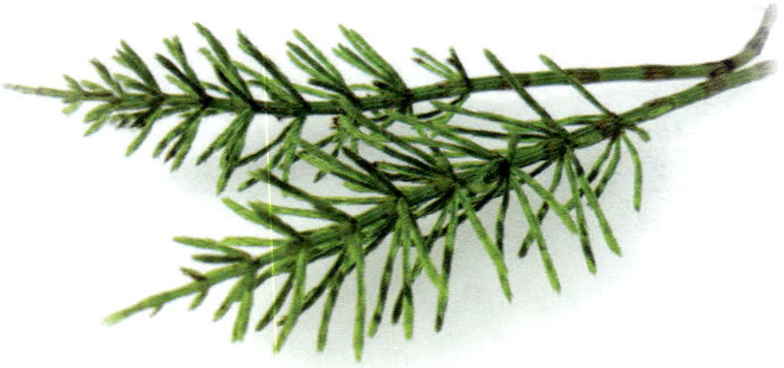

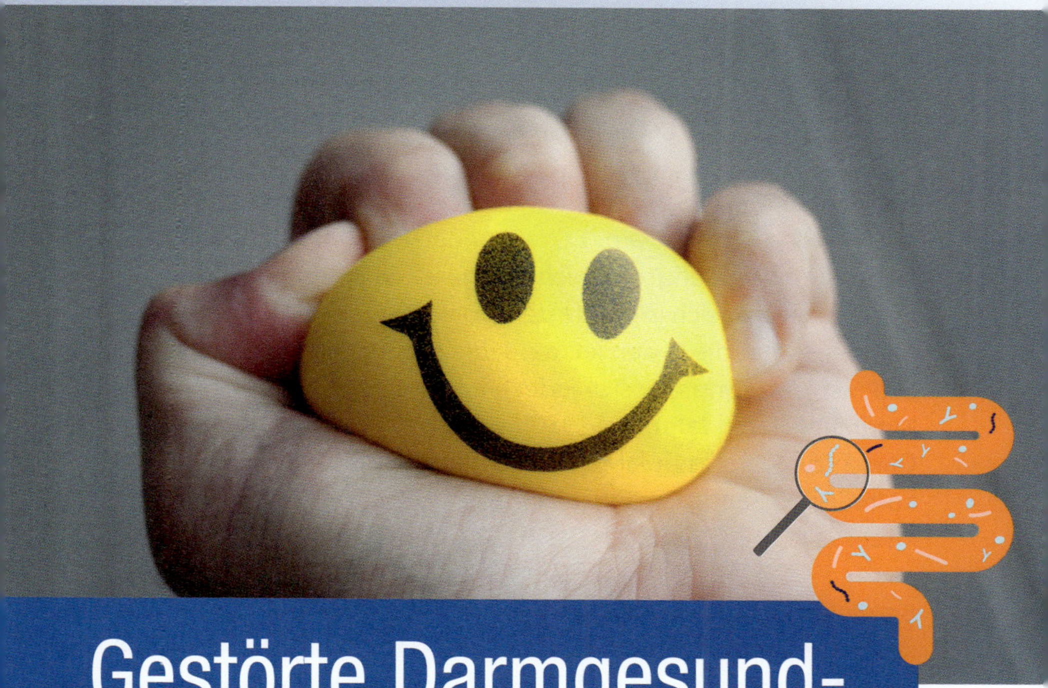

Gestörte Darmgesundheit – eine Frage des Lebensstils?

Eine gestörte Darmgesundheit hat viele Gesichter: unregelmäßiger Stuhlgang, Verstopfung, Blähungen, Völlegefühl, Sodbrennen, Hautprobleme, Übelkeit und Erbrechen, Mundgeruch, Müdigkeit, häufige Harnwegsinfektionen, Heißhunger auf Süßes oder die Unfähigkeit, Gewicht zu verlieren, bis hin zu chronisch entzündlichen Darmerkrankungen.

Wie kommt es, dass in unserer Zeit so viele Menschen unter Störungen des Magen-Darm-Traktes leiden?

Nahrungsmittel, Essgewohnheiten, Medikamente und Dauerstress sind an allen Magen-Darm-Erkrankungen maßgeblich beteiligt. Der Darm ist entwicklungsgeschichtlich gesehen eines unserer ältesten Organe und hat sich im Laufe der Evolution vielen Änderungen angepasst. Auf die in den letzten Jahrzehnten deutlich veränderte Lebensweise konnte er sich jedoch noch nicht einstellen. In meiner Kindheit (ich bin Jahrgang 1950) wurde das frisch gekocht, was der Garten zur jeweiligen Jahreszeit zur Verfügung stellte. Heutzutage kommen zu häufig Fertignahrungsmittel vom Discounter auf den Tisch.

Bei vielen industriell hergestellten Produkten ist der Gehalt an Mineralstoffen, Spurenelementen, Vitaminen und sekundären Pflanzenstoffen reduziert. Das kann leicht zu Mangelerscheinungen führen, die sich sowohl auf den Stoffwechsel als auch auf das Nervensystem auswirken. Durch die erhöhten Anforderungen im Beruf oder in der Familie und die steigenden Umweltbelastungen benötigt der Körper allerdings eine große Menge dieser Stoffe. Ein weiterer Faktor, der zu Mangelerscheinungen beiträgt, sind zu viele Zusatzstoffe in Fertignahrungsmitteln. Diese sind dem Stoffwechsel und dem Immunsystem unbekannt und können daher zu chronischen Darmentzündungen und Darmbarrierestörungen führen.

Hinzu kommt kräfteraubender Dauerstress, der das Gleichgewicht zwischen den beiden Nervensystemen Sympathikus und Parasympathikus verschiebt. Der Sympathikus steht auf dem Gaspedal, während der Parasympathikus verlernt hat, auf die Bremse zu treten. Der dauerhaft übersteuerte Sympathikus setzt zu viele Stresshormone wie Cortisol, Adrenalin und Noradrenalin frei, und der Organismus bekommt fortlaufend das Signal, dass er sich in einer Flucht- oder Kampfsituation befindet. Die zur Beruhigung nötigen Neurotransmitterausschüttungen von Serotonin, Tryptophan und Acetylcholin fehlen. Menschen unter Dauerstress greifen häufiger zu Fast Food oder einem Snack zwischendurch und haben typischerweise ein Essverhalten, in dem wenig gekaut und hastig heruntergeschluckt wird.

Der Lebensstil spiegelt sich im Darm wider. Somit sind Ernährung, Dauerstress, Giftstoffbelastungen durch Medikamente oder Nahrungsmittel die entscheidenden Faktoren, die die Zusammensetzung unserer Darmbakterien bestimmen und dadurch unsere Zellgesundheit beeinflussen. Ein gesunder Darm ist die Voraussetzung für ein starkes Immunsystem und einen funktionierenden Stoffwechsel.

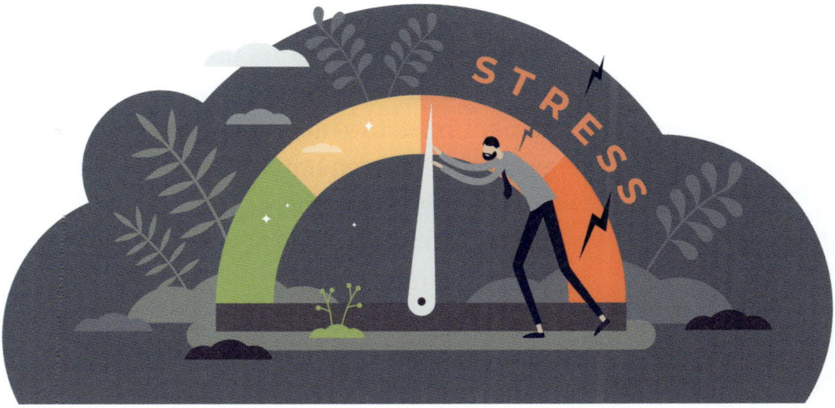

Umwelt – eine Analogie zur Innenwelt

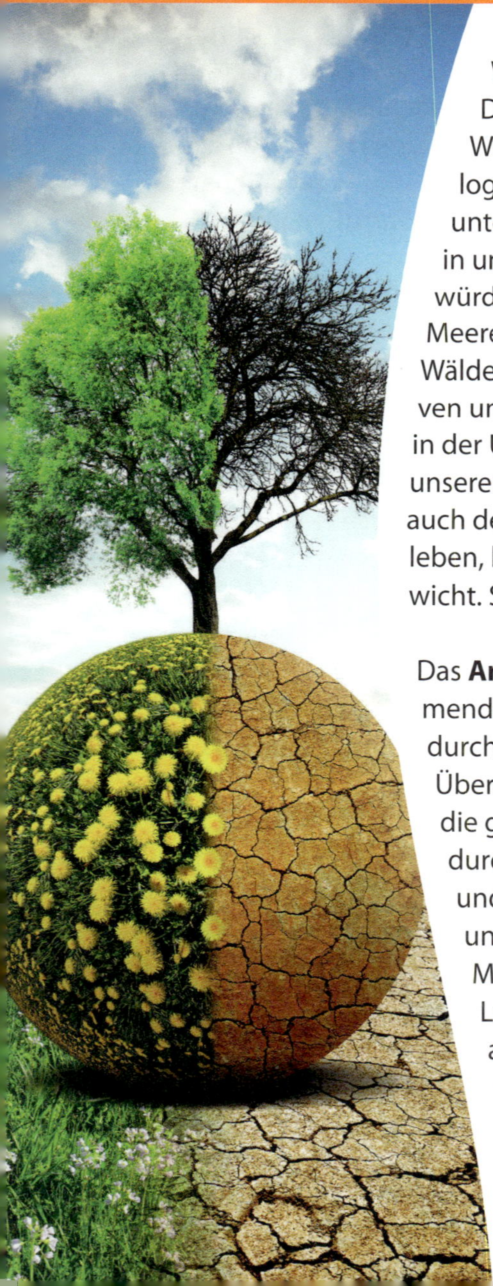

Wir können selbst nicht in unseren Darm hineinschauen, ihn aber mit der Welt im Außen vergleichen. Die Ökologie auf unserem Planeten entspricht unter analoger Betrachtung dem Biotop in unserem Darm. Artensterben, ein unwürdiger Umgang mit Tieren, verdreckte Meere, überdüngte Böden, Abholzung der Wälder, Verschwendung der Energiereserven und vieles mehr sind aktuelle Themen in der Umweltpolitik. Und so, wie wir mit unserem Planeten umgehen, behandeln wir auch den eigenen Körper. Die Welt, in der wir leben, befindet sich nicht mehr im Gleichgewicht. Sieht es in uns ähnlich aus?

Das **Artensterben** ist ein ernst zu nehmendes Umweltproblem. Bienen werden durch Monokulturen, Pestizideinsätze und Überdüngung bedroht, Eisbären durch die globale Erderwärmung und Pflanzen durch monokulturelle Landwirtschaft und Luftverschmutzung. Den Tieren wird unter anderem durch Plastikmüll im Meer und die Abholzung der Wälder ihr Lebensraum weggenommen. Ein Blick auf die »Rote Liste« der Internationalen Union zur Bewahrung der Natur offenbart, dass von 90 000 Tier- und Pflanzenarten etwa 37 500 bereits vom Aussterben bedroht sind.

Ähnlich sieht es im Darm vieler Menschen aus. Die Artenvielfalt des Mikrobioms ist eine Voraussetzung für unsere Gesundheit. Die bereits beschriebenen Einflüsse wie Medikamente, unpassende Nahrungsmittel und Dauerstress führen zu einem Verlust der Vielfalt der Bakterien im Darm, wodurch das Immunsystem geschwächt wird und chronische Erkrankungen und Störungen im Stoffwechsel entstehen können. Daher ist es wichtig, mit der Umwelt und unserem Mikrobiom achtsam und verantwortungsvoll umzugehen.

Wasserknappheit und die **Verschmutzung der Meere** entwickeln sich zu einem großen Problem auf unserem Planeten. Ohne Wasser existiert hier kein Leben. Analog entspricht das Wasser des Planeten dem im Körper befindlichen Lymphsystem. Dieses System ist wichtig für die Versorgung aller Zellen mit Nährstoffen für den Aufbau oder zur Energiegewinnung. Ein verunreinigtes, mit Giftstoffen belastetes Lymphsystem führt zu einer Unterversorgung der Körperzellen. Die Kommunikation der Zellen untereinander wird vermindert oder geht ganz verloren.
Ein besonders intensives und stark beanspruchtes Lymphsystem haben wir im Verdauungstrakt: Hier werden Nährstoffe aufgenommen und weitertransportiert. Stauungen im Lymphfluss wirken sich im Darmbereich besonders aus, neben einem geschwächten Immunsystem können auch Mangelerscheinungen an Mikronährstoffen auftreten. Demnach ist es wichtig, den Fluss in uns sauber zu halten.

Was passiert, wenn zu viel Müll im Körper liegen bleibt oder die Artenvielfalt unseres Mikrobioms reduziert ist, können wir im Ökosystem des Planeten sehen.

SIBO – Keime am falschen Ort

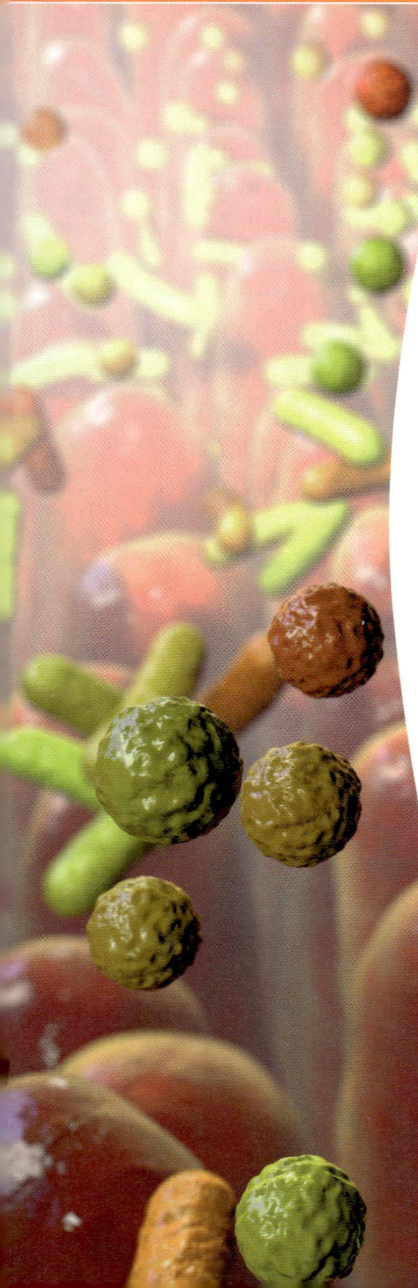

Gelangen zu viele Keime aus der Dickdarmflora in den Dünndarm, wird von einer Dünndarmfehlbesiedlung gesprochen, die in der neueren Literatur auch als SIBO (Small Intestinal Bacterial Overgrowth) bezeichnet wird. Bemerkbar macht sich diese Störung durch Bauchschmerzen im Nabelbereich, einen aufgetriebenen Bauch, Aufstoßen, Mundgeruch und häufig weichen bis flüssigen Stuhl. In vereinzelten Fällen kann sie auch zu Verstopfung führen. Die Folgen sind eine verminderte Aufnahme von wertvollen Mineralien und Vitaminen. Damit verbunden ist der häufig auftretende Mangel an Eisen, Magnesium und Vitamin B12. Wissenschaftliche Studien belegen, dass SIBO die häufigste Ursache eines Reizdarms ist.

Physiologisch ist der längste Teil des Verdauungsapparats vor Dickdarmkeimen gut geschützt. Dafür sorgen die Klappe zwischen Dünn- und Dickdarm, die Magensäure und verschiedene Abwehrstoffe. Bei einer Störung dieser Schutzfaktoren kann es geschehen, dass die Bewohner des Dickdarms auch in den Dünndarm gelangen.

Zu diesen Störungen gehören beispielsweise:

- verminderte Verdauungsleistung durch zu wenig Enzyme aus Magen, Bauchspeicheldrüse oder Leber (Die Aktivität der Organe lässt sich im Labor messen.)
- vegetative Verdauungsstörungen, die häufig begünstigt werden durch Dauerstress, der zu einer veränderten Darmtätigkeit führt, oder Mangelerscheinungen an Vitalstoffen
- Laktoseintoleranz oder Fruktoseaufnahmestörungen
- die Auswirkungen von Medikamenten wie Protonenpumpenhemmer (PPI), Säurehemmer (H_2-Blocker), Säurebinder (Antazida), die in der Schulmedizin bei Sodbrennen verordnet werden
- verminderte Darmaktivität, die durch eine Schilddrüsenunterfunktion, gestörte Gallenfunktion oder Medikamente ausgelöst wird
- Histaminose durch den Mangel an Enzymen (Diaminoxidase), durch die das mit der Nahrung aufgenommene Histamin verstoffwechselt wird, und durch eine Aktivierung der Mastzellen, die eine Art Allergie im Dünndarm mit vermehrter Histaminausschüttung verursacht
- Verzehr von Nahrungsmitteln mit vielen Antinährstoffen, die nicht zum individuellen Stoffwechsel und Immunsystem passen
- häufige Zwischenmahlzeiten
- in der Vergangenheit durchgemachte Antibiotikabehandlungen oder Lebensmittelvergiftungen

Diagnose

Die Besiedlung des Dünndarms mit fremden Keimen lässt sich über eine Vital- und Stoffwechselanalyse des Blutes und einen Atemgastest untersuchen.
Die in den Dünndarm aufgestiegenen Bakterien produzieren Methan, Wasserstoff und Hydrogensulfid. Durch einen Atemgastest können diese Gase erkannt werden. Die meisten angebotenen Labor- oder Selbsttests untersuchen nur Wasserstoff und Methan. Durch Hydrogensulfid bildende Bakterien verursachte SIBO kann so nicht erkannt werden.

Naturheilkundliche Behandlung

Um die Beschwerden zu lindern, ist es wichtig, das physiologische Gleichgewicht der Bakterienflora im Dünndarm wiederherzustellen und die Dickdarmbakterien im Dünndarm »auszuhungern«. Ein wichtiger Baustein dafür ist die Ernährung: Weizen, Kuhmilch und süßes Obst sind zu Beginn der Ernährungsumstellung tabu. Empfehlenswert ist eine eiweißreiche Kost mit viel Gemüse, Fisch, Fleisch und Nüssen. Ein Rohkosttag in der Woche hilft dem Darm, sich selbst zu reinigen. Nach 8 Wochen kann allmählich wieder Getreide (außer Weizen) in den Speiseplan aufgenommen werden.

Zur Anwendung von Prä- und Probiotika im Rahmen einer SIBO-Therapie gibt es je nach Studie unterschiedliche Erkenntnisse. Präbiotika sind vom Stoffwechsel nicht verdaubare Lebensmittelbestandteile, die das Wachstum und die Aktivität der Bakterien im Dickdarm fördern. Probiotika sind lebensfähige Mikroorganismen wie beispielsweise Milchsäurebakterien und Hefen. Nach meiner Erfahrung kommt in der Behandlung die Regulation des Stoffwechsels immer vor einer Substitution der Mikroorganismen.
Ist die Verdauungsleistung aufgrund einer Schwäche von Leber und/oder Bauchspeicheldrüse vermindert, können Nahrungsmit-

tel mit einem hohen Gehalt an Bitterstoffen förderlich sein. Dazu gehören: Chicorée, Radicchio, Rucola, Rosenkohl, Grapefruit, Endivie und Artischocke. Alternativ gibt es auch pflanzliche Bitterstoffe als Tinktur:

- **Engelwurz** (Angelica archangelica Urtinktur von Ceres) hat einen Bezug zu Leber und Bauchspeicheldrüse und zum Darm. Die Pflanze eignet sich bei allen Störungen der Verdauung.
- **Löwenzahn** (Taraxacum Urtinktur von Ceres) unterstützt die Wandlungskräfte in der Leber.
- **Hypericum compositum** (von Ceres) besteht aus einer Pflanzenkombination mit Johanniskraut, die eine positive Auswirkung auf die Bauchspeicheldrüse und den gesamten Verdauungstrakt hat.
- **Meisterwurz** (Imperatoria osthrutium Urtinktur von Ceres) stärkt die Verdauungsdrüsen im Darm. Sie eignet sich bei Magenverstimmungen, Blähungen, Vergiftungen durch verdorbene Nahrungsmittel oder Giftpflanzen, allgemeinen Schwächezuständen, Verschleimungen der Atemwege und zur Steigerung der Abwehrkräfte.

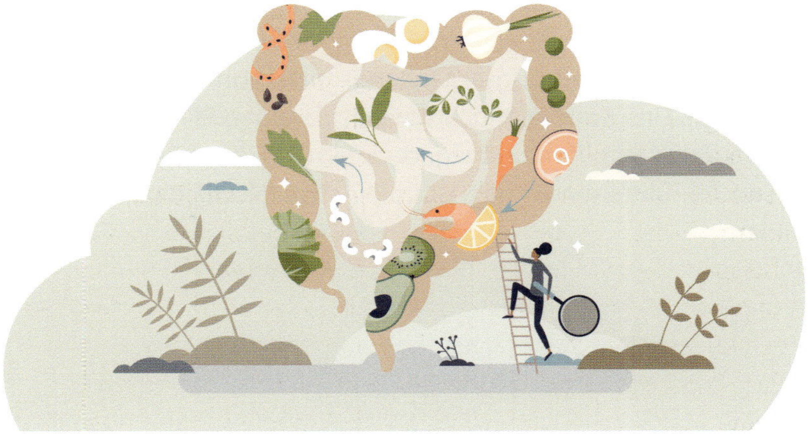

Die **Aminosäure L-Glutamin** kann die Regeneration der Darmwand fördern. Ihr Mitwirken ist überall dort gefragt, wo der Aufbau von Zellen mit einer hohen Teilungsrate stattfindet wie beispielsweise bei der Darmschleimhaut. Bei einer Fehlbesiedlung des Dünndarms und Darmbarrierestörungen (Leaky Gut, vermehrt durchlässiger Darm) sollte auch an Zink und Kupfer gedacht werden. Diese Mikronährstoffe haben sich bei allen entzündlichen Prozessen und zur Unterstützung des Immunsystems bestens bewährt. Glutamin Active (NewLife nutrition) ist ein Mittel zur Unterstützung des Darmaufbaus, in dem die drei Nährstoffe in Kombination vorhanden sind. Zur natürlichen **Reinigung des Darms** wird eine ballaststoffreiche Ernährungsweise empfohlen. Die faserreichen Bestandteile pflanzlicher Lebensmittel gelangen unverdaut bis in den Dickdarm, sorgen für die Darmperistaltik und dienen den guten Bakterien als Nahrung. Eines der bekanntesten Quellmittel für den Darm sind **Flohsamen.** Gelangen sie in den Darm, binden sie dort Wasser und vergrößern sein Volumen um ein Vielfaches. Leider haben Flohsamen auch Nebenwirkungen: Sie erzeugen oft unangenehme Blähungen. Außerdem muss eine ausreichende Flüssigkeitsmenge eingenommen werden, um einen Darmverschluss zu vermeiden.

Akazienfasern haben diese Nachteile nicht. Sie quellen nicht nach und können deshalb auch keinen Darmverschluss bewirken. Mit einem Anteil von 80 % löslichen Ballaststoffen sind sie eine ideale Versorgung der gesundheitsfördernden Darmbakterien. Erhältlich sind Akazienfasern als Nahrungsergänzungsmittel von verschiedenen Herstellern. Eine Kombination aus verschiedenen Mikronährstoffen, die den Darm entgiften und regenerieren und die neben Akazienfasern auch L-Glutamin enthält, ist Colo Active (NewLife nutrition).

Sodbrennen – die Folge einer Übersäuerung?

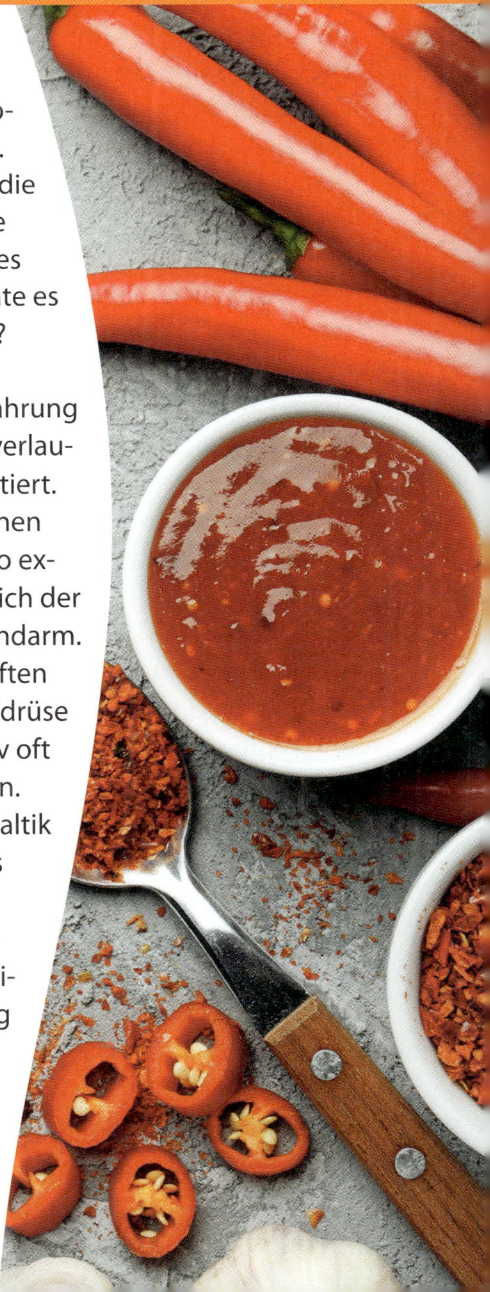

Sticht und brennt es nach dem Essen hinter dem Brustbein, lautet die Diagnose häufig Sodbrennen (veraltet Pyrosis). Laut vorherrschender Lehrmeinung ist die Ursache ein Überschuss an Magensäure oder eine unzureichende Schließung des Muskels am Eingang des Magens. Könnte es dafür auch eine andere Ursache geben?

Die über den Mund aufgenommene Nahrung wird durch eine von oben nach unten verlaufende Peristaltik bis zum Anus transportiert. Zuerst wird die Speise im Magen auf einen pH-Wert von 1,0 bis 1,2 angesäuert, also extrem sauer gemacht. Danach entleert sich der Magen portionsweise in Richtung Dünndarm. Dort wird der Nahrungsbrei mit den Säften der Gallenblase und der Bauchspeicheldrüse vermischt. Der Magen öffnet sich relativ oft und bleibt sogar längere Zeit ganz offen. Das ist kein Problem, solange die Peristaltik in geordneten Wellen in Richtung Anus verläuft. Wenn die Gallensäure jedoch durch eine **Rückperistaltik** in den Magen fließt, entsteht eine Schleimhautreizung mit anschließender Verkrampfung der Magenmuskulatur. Dieses Phänomen ist häufig mit Aufstoßen von Luft verbunden und führt zu dem unangenehm brennenden Gefühl in der Speiseröhre, dem Sodbrennen.

Zusammensetzung der Gallensäure

Die Gallensäure hat einen großen Einfluss auf die Peristaltik des Darms. Ein Mangel führt zur Verstopfung, durch ein Zuviel entsteht Durchfall. Heller Stuhlgang und starke Blähungen sind ursächlich oft auf einen Mangel oder eine falsche Zusammensetzung der Gallensäfte zurückzuführen.
Die Gallenblase steht in enger Verbindung zur Leber. Durch Umweltbelastungen, Stoffwechselgifte, Dauerstress und eine nicht typgerechte Ernährungsweise ist dieses Organ häufig überfordert und nicht in der Lage, die Gallezusammensetzung ausreichend zu steuern. Umweltbelastungen sind in den meisten Fällen nur der letzte Tropfen, der das Fass zum Überlaufen bringt. Die größten Giftmengen im Darm produziert der Organismus täglich selbst. Über das Pfortadersystem gelangen sie direkt in die Leber, was zur Folge hat, dass sich im Laborbefund der Gamma-GT-Wert erhöht.

Eine gesunde Dickdarmflora benötigt ein saures Milieu für die optimale Besiedlung mit den lebenswichtigen probiotischen Bifidobakterien und Laktobazillen. Ist der Dickdarm zu alkalisch, können Pilze und Fäulnisbakterien prächtig gedeihen. Durch Antibiotika und eine Ernährungsweise mit viel Fleisch, Weizen, Brot, Nudeln, Kartoffeln, Alkohol, Süßigkeiten (auch Süßgetränken) und zu wenig Gemüse kommt es zu einem deutlichen Abbau gesunder Darmbakterien und zur Zunahme der problematischen Keime wie z. B. Clostridien und anderer Bakterienstämme. In Verbindung mit der bakteriellen Verstoffwechslung von Eiweißen führt das im Dickdarm zu einem Anstieg des hochalkalischen Ammoniaks und anderer Giftstoffe. Ammoniak kann das Gehirn und die Zellen schädigen, daher sollte in so einem Fall die Verstoffwechslung des Ammoniaks in der Leber die höchste Priorität haben. Eine gesunde Leber kann geringe Mengen dieser Verbindung zu Harnstoff abbauen, ohne selbst Schaden zu nehmen.

Zur Verschiebung der Darmflora kommt es auch durch die in der Schulmedizin verordneten Arzneimittel gegen Sodbrennen: Protonenpumpenhemmer (Pantoprazol, Omeprazol usw.) und Antazida. Die Therapie bringt zwar kurzfristig eine Erleichterung, belastet aber langfristig den Darm, die Leber und den Stoffwechsel. Der Beipackzettel der Arzneimittel empfiehlt eine Anwendung von kurzer Dauer.
Das Gleiche gilt für die Einnahme von Natron oder Basenpulvern in der Naturheilkunde, insbesondere, wenn es sich um Carbonatverbindungen handelt, was bei den meisten Basenpulvern der Fall ist.

Da eine Zellteilung nur im alkalischen Milieu stattfindet, kann durch eine längere Anwendung der schulmedizinischen Antazida und der naturheilkundlichen Säure-Basen-Mittel die Bildung eines Dickdarmkarzinoms gefördert werden.

Ganzheitliche Betrachtung des Sodbrennens

»Da kommt mir die Galle hoch«, ist eine übliche Äußerung bei Wut, Zorn, Neid oder Ärger. Der Volksmund scheint die Verbindung dieser Emotionen mit unserer Gallenblase zu kennen und beschreibt so das Aufsteigen der Gallensäure. Sodbrennen weist uns darauf hin, gelassener zu werden und ein selbstbestimmtes Leben zu führen. In der naturheilkundlichen Behandlung sollte beim Sodbrennen vor allem die Ernährung beachtet werden: Kaffee, Weizenbrot, Süßigkeiten und Alkohol sollten gemieden werden. Dagegen wirken sich Nahrungsmittel mit einem hohen Anteil an Bitter- und Ballaststoffen

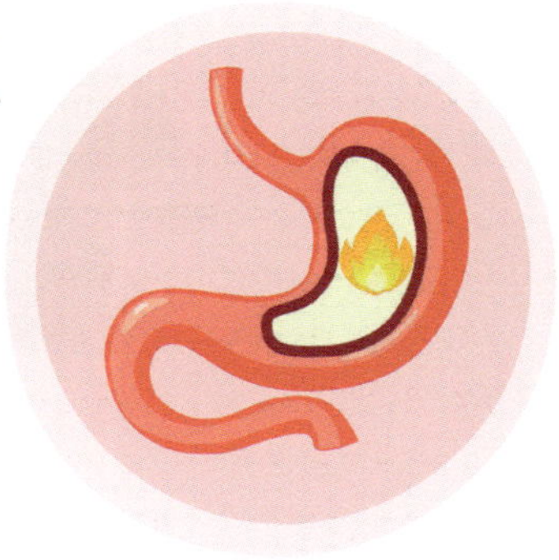

positiv auf die Aktivierung der Verdauungsdrüsen und die Zusammensetzung der Darmflora aus. Dazu zählen bitteres Gemüse, insbesondere Chicorée, Radicchio, Rucola, Rosenkohl, Endivie und Artischocke, sowie Grapefruit.

Als pflanzliches Kombinationspräparat hat sich in der Praxis **Bitter Active** von NewLife nutrition bewährt. Die enthaltenen Bitterstoffpflanzen wie Wermut, Engelwurz, Pomeranzenschale, Kalmus, Galgant, Schafgarbe, Enzian, Löwenzahn, Melisse, Majoran und Lavendel regen die Bildung von Magen- und Gallensaft an, fördern die Fettverdauung und entspannen den gesamten Verdauungstrakt. Über das vegetative Nervensystem wirkt vor allem Melisse zusätzlich stabilisierend auf die hormonelle Regulation, was bei stressbedingten Magen-Darm-Beschwerden oft entscheidend ist. »Bitter Active« eignet sich daher besonders bei akuten Beschwerden nach schwerem oder ungewohntem Essen. Es unterstützt die harmonische Verbindung zwischen Verdauungs- und Hormonsystem.

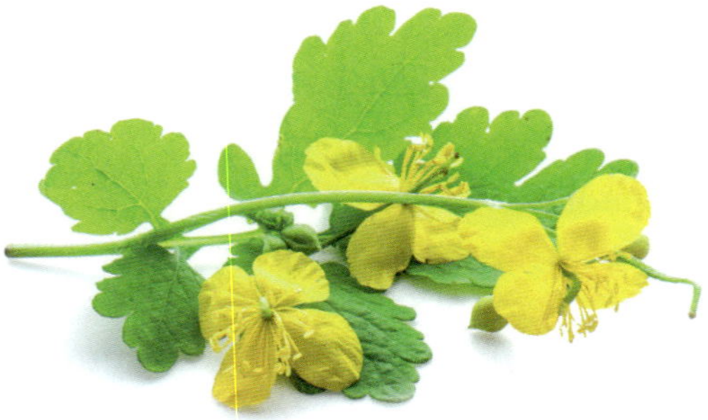

Reizmagen und Reizdarm – Leiden ohne Ursache

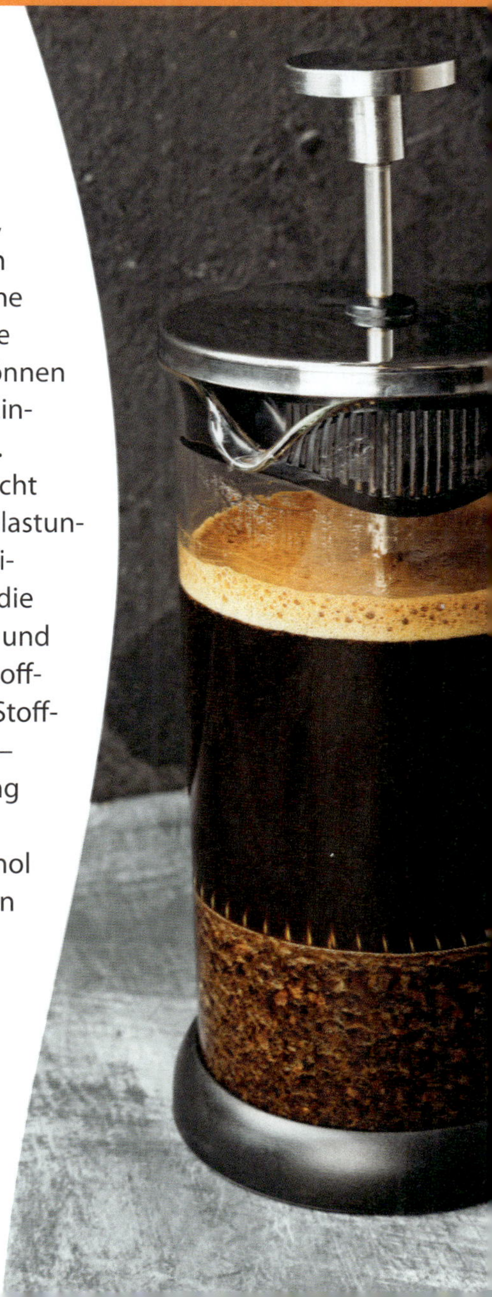

Kaum eine Krankheit ist so häufig Anlass, den Arzt aufzusuchen, wie das Reizdarmsyndrom. Das Krankheitsbild der Betroffenen ist vielfältig: Sie leiden unter Blähungen, Bauchkrämpfen, Durchfall, Verstopfung, Kopfschmerzen und sogar Depressionen, ohne dass eine organische oder biochemische Ursache festgestellt werden kann. Auf Dauer können die Beschwerden zu einer deutlichen Einschränkung der Lebensqualität führen.
Die Ursache des Krankheitsbildes ist nicht eindeutig geklärt. Chronische Stressbelastungen, wiederholtes Einnehmen von Antibiotika, verarbeitete Lebensmittel mit die Haltbarkeit erhöhenden Zusatzstoffen und Nahrungsmittel, die der individuelle Stoffwechsel aufgrund seiner genetischen Stoffwechselprägung nicht verdauen kann – diese Dinge sind nach meiner Erfahrung eindeutige Auslöser des Reizdarmsyndroms. Übermäßiger Genuss von Alkohol und Kaffee sowie zu häufige Mahlzeiten können die Beschwerden verstärken.

Viele Reizdarmbetroffene reagieren mit erhöhter Sensitivität auf Fruchtzucker, Sorbitol, Weizen und Kuhmilch, weshalb eine Ernährungsumstellung sinnvoll ist. Häufig wird bei Darmbeschwerden die FODMAP-Diät empfohlen. Das ist die Abkürzung für »fermentierbare Oligosaccharide (z. B. Fruktane und Galaktane), Disaccharide (z. B. Laktose), Monosaccharide (z. B. Fruktose) und Polyole (z. B. Sorbit, Maltit, Xylit)«. Hinter dem Begriff verbergen sich Zuckerarten und Zuckeralkohole, die in Lebensmitteln enthalten sind und die Verdauungsorgane belasten. Lebensmittel, die FODMAPs enthalten, werden von Darmbakterien fermentiert, und es entstehen Stoffwechselprodukte, die nicht direkt schädlich sind, aber bei empfindlichen Menschen Beschwerden verursachen. Zwar kann FODMAP-arme Ernährung Magen-Darm-Erkrankungen nicht heilen, die Symptome jedoch deutlich verbessern. Als dauerhafte Ernährungsweise ist FODMAP nicht geeignet.

Während meiner langjährigen Praxistätigkeit war die Ernährung, unabhängig von den Beschwerden, immer der wichtigste Baustein der Therapie. Für Patienten und Patientinnen mit einem Reizdarmsyndrom erstelle ich einen personalisierten Ernährungsplan. In den ersten 8 Wochen sind Getreide, Brot, Nudeln, Kartoffeln, Reis und Kuhmilchprodukte tabu, Süßungsmittel und süßes Obst sollten ebenfalls gemieden werden.

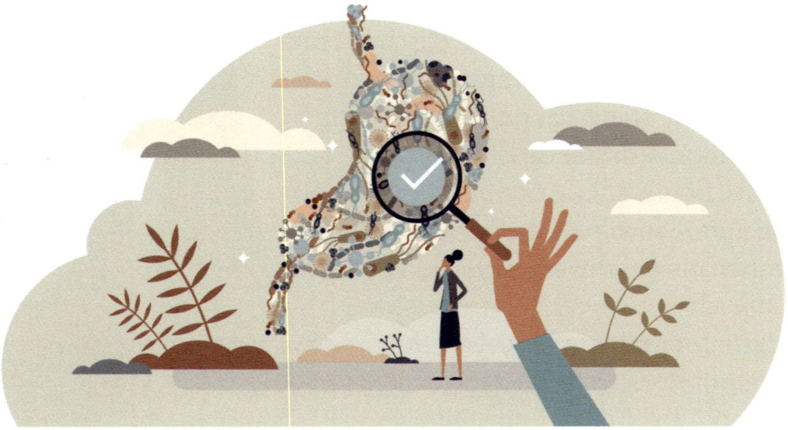

Dafür gibt es viel Gemüse und je nach individueller Stoffwechselaktivität Fisch, Fleisch und Eier. Die Ernährungsweise sollte möglichst natürlich sein, ohne verarbeitete Lebensmittel und künstliche Zusatzstoffe. Ich gehe im Kapitel »Was dem Bauch guttut« auf das Thema »personalisierte Ernährung« mit dem Stoffwechselprogramm von »gesund + aktiv« näher ein (S. 147).

Der Auslöser für Reizdarm und Reizmagen sind fast immer auch psychische Belastungen. Eine begleitende Psychotherapie oder ein lösungsorientiertes Coaching für die Bewältigung des Alltags sind oft hilfreich. Die Kombination aus der Behandlung der körperlichen und der psychosozialen Ebene ist der sicherste und schnellste Weg in eine Gesundung.

Zusätzliche Hilfe aus der Pflanzenwelt

Lavendel (Lavandula Urtinktur von Ceres) hat eine beruhigende, entspannende und entzündungshemmende Wirkung. Er ist die große Seelenpflanze, deren Bedeutung seit Jahrhunderten intuitiv verstanden wird. Der Lavendel stärkt das Nervensystem und hat die Kraft, den Menschen aufzurichten und dessen Seele zu öffnen. Seelische Klarheit und innere Ruhe lenken das Bewusstsein auf Lebensbereiche oder Beziehungen, die zu bereinigen sind. Die Pflanze hilft bei Lebenskrisen und Übergangssituationen, in denen der eigene Rhythmus verloren gegangen ist. Außer bei Reizdarm und Reizmagen ist Lavendel ein bewährtes Mittel bei Schlafrhythmusstörungen, Jetlag, Schichtarbeit oder zu Beginn eines neuen Lebensabschnitts. Lavendel kann auch als **ätherisches Öl** zur Einreibung des Oberbauchs verwendet werden. Seine entspannende Wirkung ist mit zahlreichen wissenschaftlichen Studien belegt und hilft bei nächtlichen Unruhezuständen, Ein- und Durchschlafstörungen sowie funktionellen Oberbauchbeschwerden.

Die **Kamille** (Chamomilla Urtinktur von Ceres oder Chamomilla, Radix von Weleda) erzeugt das Gefühl von mütterlicher Geborgenheit, indem sie eine übersteigerte innere und äußere Sinnesüberempfindlichkeit dämpft und Krampfzustände durch milde Wärme löst. Kamille vermittelt eine ruhevolle Sanftheit und lindert entzündliche und krampfhafte Prozesse.

Brunnenkresse mit vegetabilisiertem Quecksilber (Nasturtium Mercurio cultum von Weleda) ist das Basismittel der anthroposophischen Medizin bei chronisch entzündlichen Darmerkrankungen und Schleimhautstörungen. Die Brunnenkresse wirkt durch ihren Schwefelgehalt regenerativ auf alle Schleimhäute und wird durch das vegetabilisierte Quecksilber (Merkur) unterstützt. Durch die Kombination der Pflanze und des Metalls besteht ein enger Bezug zu allen Grenzflächen, wie wir sie an der Haut und allen Schleimhäuten vorfinden.

Die **Wegwarte** (Extrakt von Ceres) harmonisiert Leber, Gallenblase und Bauchspeicheldrüse und löst Spannungen im Oberbauch. Sie ordnet den Verdauungsfluss, lindert Blähungen und Druckgefühle. Auf seelischer Ebene bringt sie Klarheit und hilft, den eigenen inneren Weg wiederzufinden, wenn äußere Belastungen zu viel werden.

Die **Engelwurz** (Extrakt von Ceres) stärkt den gesamten Verdauungstrakt, beruhigt die Schleimhäute und löst Krämpfe. Sie wirkt stabilisierend auf das vegetative Nervensystem und fördert eine gute Regulation zwischen Aktivität und Ruhe. Seelisch vermittelt sie Schutz und inneren Halt, was besonders wertvoll ist, wenn Stress oder emotionale Belastungen den Darm überreizen. Ihre Wirkung verbindet körperliche Entspannung mit einem Gefühl von Geborgenheit.

Die **Meisterwurz** (Imperatoria ostruthium Urtinktur von Ceres) regt die Verdauungsdrüsen an, lindert Blähungen und unterstützt eine sensible oder gereizte Darmwand. Sie kräftigt den Organismus bei Schwäche oder Erschöpfung. Seelisch stärkt sie die innere Widerstandskraft und erleichtert das Loslassen von Belastendem.

Colitis ulcerosa – wenn die Schleimhaut ihre Schutzkraft verliert

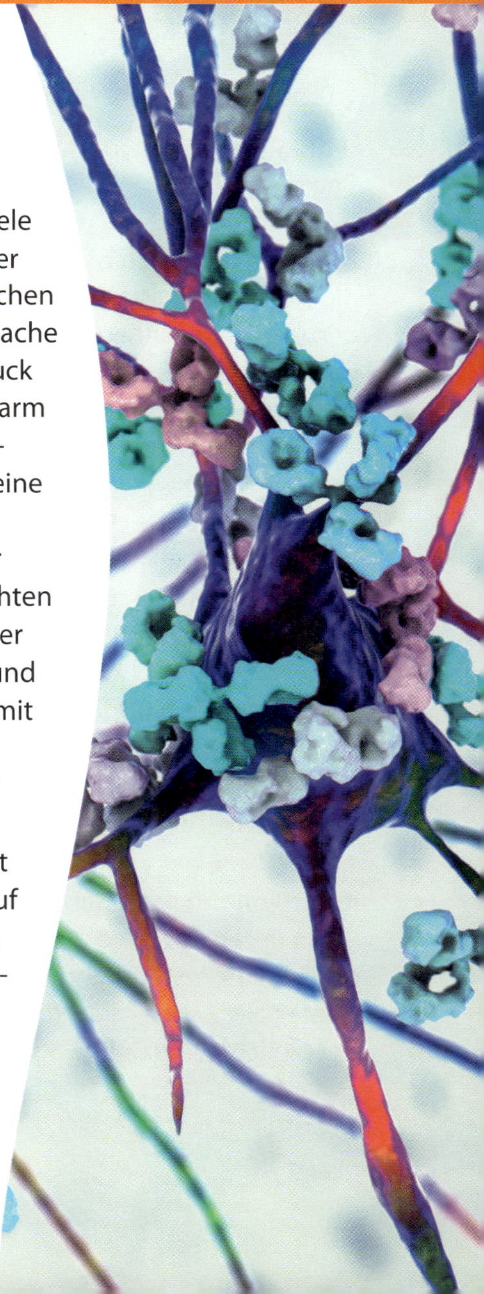

Colitis ulcerosa ist eine chronische Erkrankung des Dickdarms, bei der die Schleimhaut zunehmend an Stabilität verliert. Man kann sie als degenerative Störung verstehen, bei der der Darm viele Versuche unternimmt, den Verlust seiner Schutzschicht auszugleichen. Die typischen Entzündungen sind daher nicht die Ursache der Colitis ulcerosa, sondern ein Ausdruck des Heilungswillens des Körpers. Der Darm strebt danach, verletztes Gewebe zu erneuern, Belastendes auszuleiten und seine Barriere wieder aufzubauen.
Zu Beginn steht meist eine Störung der Darmflora, gefolgt von einer geschwächten Schleimhaut. Wenn diese Schicht dünner wird, kommt es leichter zu Reizungen und Blutungen. Der Körper reagiert darauf mit entzündlichen Prozessen, um die geschädigten Bereiche zu reparieren. Der chronische Verlauf entsteht, wenn die Regeneration nicht ausreichend gelingt oder wenn immer wieder neue Reize auf die Schleimhaut einwirken, etwa durch Stress, ungünstige Ernährung, ein unruhiges Nervensystem oder eine bereits stark veränderte Darmflora.

Typische Beschwerden sind wiederkehrender Durchfall, Blut im Stuhl, krampfartige Schmerzen und plötzlicher dringender Stuhldrang. Viele Patienten berichten auch über eine starke Empfindlichkeit im Bauchraum und ein Gefühl der Erschöpfung. Diese Symptome zeigen, wie sehr der Darm versucht, sich zu schützen und gleichzeitig zu heilen.

Unterstützende Behandlung der Schleimhaut

Für die Behandlung ist entscheidend, die Schleimhaut zu stärken, die Darmflora zu stabilisieren und das vegetative Nervensystem zu beruhigen. Besonders bewährt haben sich Pflanzenstoffe, die eine schützende, regenerierende und entzündungsregulierende Wirkung besitzen:

- **Weihrauch** wirkt entzündungshemmend und lindert Reizzustände, ohne die Schleimhaut zu belasten.

- **Kurkuma** unterstützt die Regeneration und harmonisiert das entzündliche Milieu.

- **Terminalia bellirica,** auch unter dem Namen **Belerische Myrobalane** bekannt, bringt Ausgleich in den Dickdarm, beruhigt irritierte Schleimhautbereiche und kann oxidative Belastungen mindern.

In Verbindung mit Vitamin C, das die antioxidativen Prozesse im Darm unterstützt und die Schleimhaut stabilisiert, ergänzen sich diese Pflanzenstoffe sinnvoll. Diese Kombination ist im Präparat »Metabolic Active« von NewLife nutrition enthalten. Es hat sich in der täglichen Praxis bewährt.

Sehr hilfreich sind auch schleimhautschützende Heilpflanzen. Dazu gehören:

- **Ulmenrinde** (Extrakt) bildet eine sanfte Schutzschicht auf der Schleimhaut und puffert reizende Faktoren ab.

- **Flohsamenschalen** regulieren den Stuhl, entlasten die Schleimhaut und beruhigen das Darmmilieu.

- **Myrrhe** (Extrakt) wirkt antimikrobiell und beruhigend bei schleimigem oder blutigem Stuhl.

- **Kamille** (Tee oder Tropfen) lindert Krämpfe und hat eine natürliche entzündungsregulierende Wirkung.

Zusammen tragen diese Pflanzen dazu bei, den Dickdarm zu beruhigen und die Regeneration der Schleimhaut zu fördern.

Ernährung bei Colitis ulcerosa

Die Ernährung spielt bei Colitis ulcerosa eine wichtige Rolle, weil die Schleimhaut des Dickdarms besonders empfindlich ist und viele Nahrungsmittel sie zusätzlich reizen können. Ziel einer angepassten Ernährung ist es, die Schutzschicht zu entlasten, Reizfaktoren zu reduzieren und ein Milieu zu schaffen, das die Regeneration unterstützt. Da von der Erkrankung die Schleimhautoberfläche betroffen ist, reagiert der Dickdarm oft sensibel auf ballaststoffreiche, feste oder schlecht verdauliche Lebensmittel.
Gut verträglich sind Speisen, die weich, mild und gut verdaulich sind. Dazu gehören gekochtes Gemüse, milde Obstsorten ohne Schale, Reis, Hirse und Hafer. Leicht zerlegbare Eiweißquellen wie Fisch, Eier oder pürierte Hülsenfrüchte können den Körper versorgen, ohne die Schleimhaut des Dickdarms zu belasten. Suppen,

Brühen und gegarte Gemüsepürees beruhigen den Darm zusätzlich und sind besonders während oder nach einem Schub hilfreich.
In aktiven Phasen reagieren viele Betroffene empfindlich auf grobe Fasern, Rohkost, Nüsse und Samen. Diese Lebensmittel können die geschädigte Schleimhaut mechanisch reizen und Beschwerden verstärken. Auch stark gewürzte, frittierte oder sehr fettreiche Speisen werden häufig schlechter vertragen. Zucker und Alkohol können das Darmmilieu zusätzlich aus dem Gleichgewicht bringen und sollten gemieden werden.
Ein wichtiger Aspekt ist die Auswahl der richtigen Ballaststoffe. Grobe, unlösliche Fasern können problematisch sein. Lösliche Ballaststoffe dagegen, wie sie in Hafer oder Flohsamenschalen vorkommen, sorgen für eine sanfte Passage des Stuhls und schaffen ein geordneteres Milieu. Sie sollten jedoch langsam aufgenommen und die Mengen individuell angepasst werden.
Der Dickdarm reagiert besonders sensibel auf emotionale Belastungen. Daher kann eine ruhige Essensatmosphäre helfen, die Verdauung zu unterstützen und Krämpfe zu mindern. Kleine, regelmäßige Mahlzeiten werden in der Regel besser vertragen als große Portionen. Lebensmittel, die Blähungen fördern, sollten vorsichtig getestet werden, da sie den Druck im Darm erhöhen und die Schleimhaut irritieren können.

Die Ernährung bei Colitis ulcerosa richtet sich immer nach der jeweiligen Phase der Erkrankung. In ruhigeren Zeiten kann die Auswahl an Lebensmitteln erweitert werden, während in kritischen Phasen eine sanfte, schonende Kost notwendig ist. Ziel ist nicht eine strenge Diät, sondern eine Ernährung, die den Dickdarm entlastet, die Schleimhaut regeneriert und zu einem stabileren Darmmilieu beiträgt. Zusammen mit einer pflanzlichen Unterstützung und einer Stressreduktion kann sie einen wertvollen Beitrag zur Gesundung des Dickdarms leisten.

Morbus Crohn – wenn die Regulation aus dem Gleichgewicht gerät

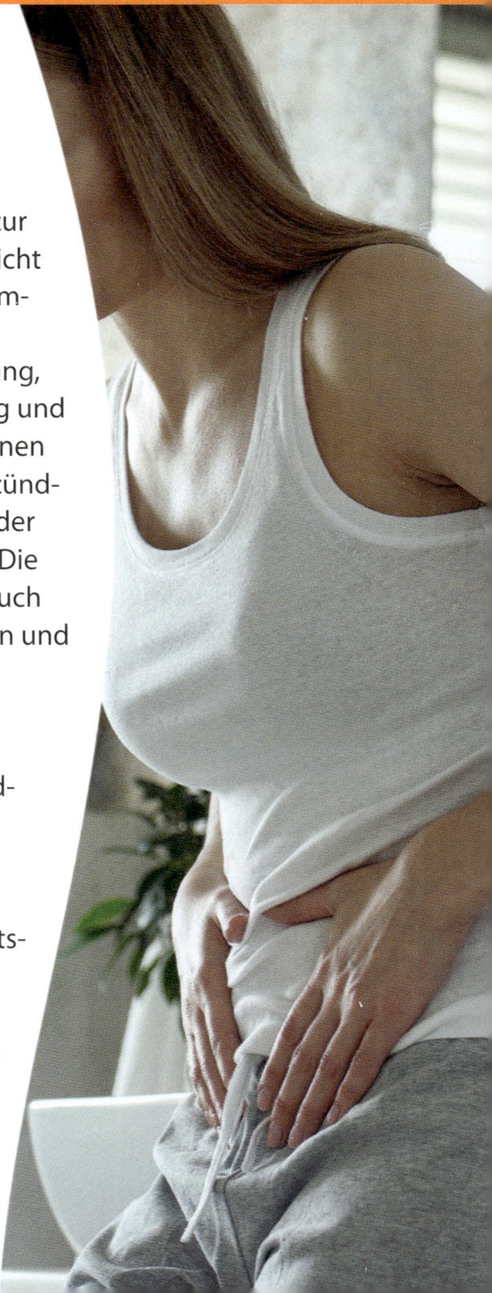

Morbus Crohn ist eine chronische Erkrankung, die den gesamten Verdauungstrakt betreffen kann, besonders häufig jedoch den Übergang zwischen Dünn- und Dickdarm. Im Unterschied zur Colitis ulcerosa handelt es sich dabei nicht um eine reine Degeneration der Schleimhaut, sondern um eine tiefer liegende Störung in der Regulation von Verdauung, Durchblutung, Schleimhauterneuerung und Darmflora. Der Darm reagiert an einzelnen Abschnitten überempfindlich und entzündlich auf Reizstoffe, Krankheitserreger oder unverträgliche Nahrungsbestandteile. Die Entzündungen sind eigentlich ein Versuch des Körpers, mit Störungen umzugehen und Dysbalancen zu korrigieren.
Die Schleimhaut kann sich bei Morbus Crohn jedoch nicht mehr gleichmäßig regenerieren. Es entstehen unterschiedliche Entzündungsherde, die tief in die Darmwand reichen können. Dadurch wird die Aufnahme von Nährstoffen eingeschränkt, und es kann zu Gewichtsverlust, Müdigkeit und Mangelerscheinungen kommen. Typisch sind Bauchschmerzen, Durchfälle, Blähungen und ein wechselhaftes Beschwerdebild, das sich oft durch Stress verstärkt.

An Morbus Crohn sieht man deutlich, wie eng Verdauung, Nervensystem und inneres Milieu miteinander verbunden sind. Eine instabile Darmflora, eine überlastete Schleimhaut, eine gestörte Peristaltik und ein erschöpftes vegetatives Nervensystem wirken zusammen und verhindern eine nachhaltige Heilung.

Unterstützende Behandlung der Regulation

Bei Morbus Crohn ist nicht nur die Schleimhaut betroffen, sondern die gesamte Regulation. Die Entzündungen reichen meist tief in die Darmwand hinein, besonders am Übergang zwischen Dünn- und Dickdarm. Ziel der Behandlung ist es, die tieferen Entzündungsprozesse zu beruhigen, das Milieu zu stabilisieren und die Erneuerung zu unterstützen.

Besonders bewährt haben sich **Pflanzenstoffe,** die tief sitzende entzündliche Prozesse hemmen und gleichzeitig schonend auf die Schleimhaut wirken:

- **Weihrauch** hemmt tiefe Entzündungsherde und kann Schübe mildern.
- **Kurkuma** wirkt antioxidativ und unterstützend bei Schmerzen und Reizzuständen.
- **Wermut** kann statt eines Antibiotikums helfen, wenn eine bakterielle Fehlbesiedlung (SIBO oder Fehlgärungen) den Verlauf verstärkt.
- **Ulmenrinde** bildet eine schützende Schicht und beruhigt gereizte Schleimhautareale.
- **Grüntee** (Extrakt) kann zusätzlich dazu beitragen, oxidative Belastungen zu verringern und das entzündliche Milieu zu harmonisieren.

Wichtig ist auch die Unterstützung der **Nährstoffaufnahme,** da Morbus Crohn häufig mit einer eingeschränkten Resorption verbunden ist:

- Die **Aminosäure L-Glutamin** (»Glutamin Active« von NewLife nutrition) fördert den Aufbau der Dünndarmschleimhaut und ist besonders hilfreich bei Gewichtsverlust oder nach Schüben.

- **Omega-3-Fettsäuren** (»Omega 3 Balance« von NewLife nutrition) stabilisieren das innere Milieu und stärken die natürlichen Regenerationskräfte.

- **Zink und Vitamin A** unterstützen zusätzlich die Schleimhautheilung und die Funktion des Immunsystems im Darm.

- **Equisetum arvense Silicea cultum D3** (Weleda) ist ein homöopathisches Präparat aus Schachtelhalm mit einem verstärkten Anteil an Kieselsäure. Es unterstützt alle Grenzflächen des Körpers, also jene Bereiche, in denen der Organismus Kontakt zu seiner Umwelt oder zu inneren Stoffwechselräumen hat. Die größte Grenzfläche des Menschen liegt im Darm, weshalb dieses Mittel gerade bei Morbus Crohn interessant ist. Es stärkt die Struktur der Schleimhaut, fördert ihre Regeneration und gibt den Darmwänden mehr Stabilität. Auf diese Weise kann das Mittel helfen, tiefe Entzündungsherde zu beruhigen und die Barrierefunktion des Dünn- und Dickdarms zu verbessern.

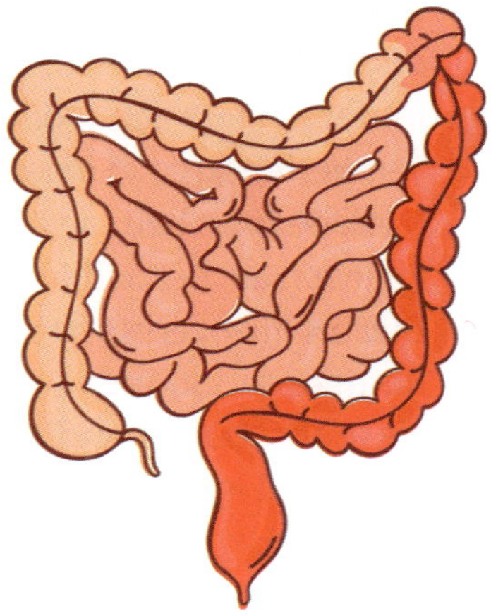

Ein weiterer zentraler Punkt ist die **Stabilisierung des vegetativen Nervensystems.** Morbus Crohn verstärkt sich häufig bei Stress, Nervosität oder Überforderung. Der Darm reagiert darauf mit höherer Empfindlichkeit, einer unruhigen Peristaltik und einer verminderten Regeneration der Schleimhaut.

Pflanzenstoffe, die die Darm-Nerven-Achse besänftigen und das innere Gleichgewicht unterstützen, können hier wertvolle Dienste leisten:

- **Ashwagandha** stärkt die Darm-Hirn-Achse, indem sie das Stressniveau senkt und die vegetative Regulation von Nerven- und Darmfunktion stabilisiert.

- **Rosenwurzel** ordnet die nervale Steuerung von Darmfunktion und Durchblutung und harmonisiert so die Barrierefunktion.

- **Baldrian** beruhigt die neuronale Erregbarkeit und senkt so Spannungen im Nervensystem und im Darm.

- **Hopfen** beruhigt das zentrale Nervensystem und mildert so stressbedingte Darmreaktionen.

Die Pflanzenstoffe können je nach Bedarf einzeln oder in Kombination eingesetzt werden. Sie beruhigen das vegetative Nervensystem, fördern innere Ausgeglichenheit und unterstützen die Darm-Nerven-Verbindung, die bei Morbus Crohn häufig überreizt ist. Viele Betroffene sprechen gut auf die sanfte, aber spürbare Wirkung dieser Pflanzen an, besonders in belastenden Phasen.
Diese 4 Pflanzenstoffe sind auch in »Stress Balance« von NewLife nutrition zusammengeführt. In der praktischen Anwendung hat sich diese Mischung bewährt, weil sie die beruhigenden und ausgleichenden Eigenschaften der einzelnen Pflanzen vereint.

Ernährung bei Morbus Crohn

Die Ernährung spielt bei Morbus Crohn eine wichtige Rolle, weil der Darm oft gereizt, überempfindlich und in seiner Aufnahmefähigkeit eingeschränkt ist. Ziel eines angepassten Speiseplans ist es, die Schleimhaut zu entlasten, die Verdauung zu beruhigen und ein Milieu zu schaffen, in dem sich der Darm regenerieren kann. Viele Betroffene reagieren sensibel auf schwer verdauliche, stark gewürzte oder entzündungsfördernde Nahrungsmittel. Eine Ernährung, die sanft ist und dennoch ausreichend Nährstoffe liefert, unterstützt die geschwächte Schleimhaut und hilft, Schübe abzumildern.

Gut verträglich sind Lebensmittel, die leicht aufzuschließen sind und wenig mechanische Reizung verursachen. Dazu gehören gekochtes Gemüse, mildes Obst, Reis, Hirse, gut gegarte Hülsenfrüchte, wenn sie individuell vertragen werden, und hochwertige Eiweißquellen wie Fisch und Eier. Auch leicht verdauliche Suppen und Gemüsecremes können den Darm beruhigen. Hochwertige Fette wie Olivenöl oder Kokosöl tragen zur Energiezufuhr bei, ohne den Darm zu belasten.

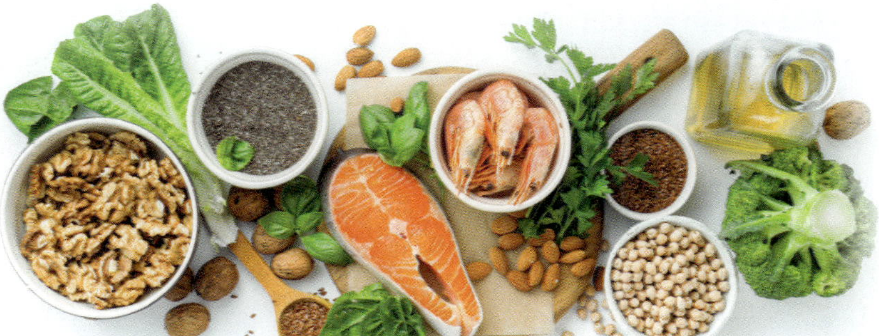

Bei vielen Patienten hilft es, schwer verdauliche Rohkost zu reduzieren, da sie die Schleimhaut reizen oder zu Blähungen führen kann. Gleichzeitig ist es sinnvoll, stark verarbeitete Produkte, Zucker, Alkohol und sehr fettreiche Gerichte zu meiden. Auch Weizen wird von vielen Betroffenen schlecht vertragen und kann den Darm zusätzlich reizen.

Ein regelmäßiger Mahlzeitenrhythmus unterstützt die Verdauung, da der Darm in einem geordneten Ablauf besser arbeiten kann. Häufige kleine Mahlzeiten sind besonders in empfindlichen Phasen hilfreich. Die Menge an Ballaststoffen sollte individuell angepasst werden, da einige Betroffene sie gut vertragen, während andere auf zu viele Fasern sensibel reagieren. In ruhigeren Phasen können lösliche Ballaststoffe wie Flohsamenschalen die Darmflora unterstützen und ein geordnetes Milieu fördern.

Die Ernährung bei Morbus Crohn folgt keinem starren Plan, sondern richtet sich nach der jeweiligen Phase der Erkrankung und der individuellen Verträglichkeit. Entscheidend ist, den Darm in seiner aktuellen Situation nicht zu überfordern und ihm Nahrung zu geben, die ihn stärkt und nicht reizt. In Verbindung mit unterstützenden Pflanzenstoffen und einer beruhigten Stressachse trägt eine angepasste Ernährung dazu bei, dass der Darm wieder zu mehr Stabilität findet und besser regeneriert.

Divertikulose – Ausbuchtungen in der Darmwand

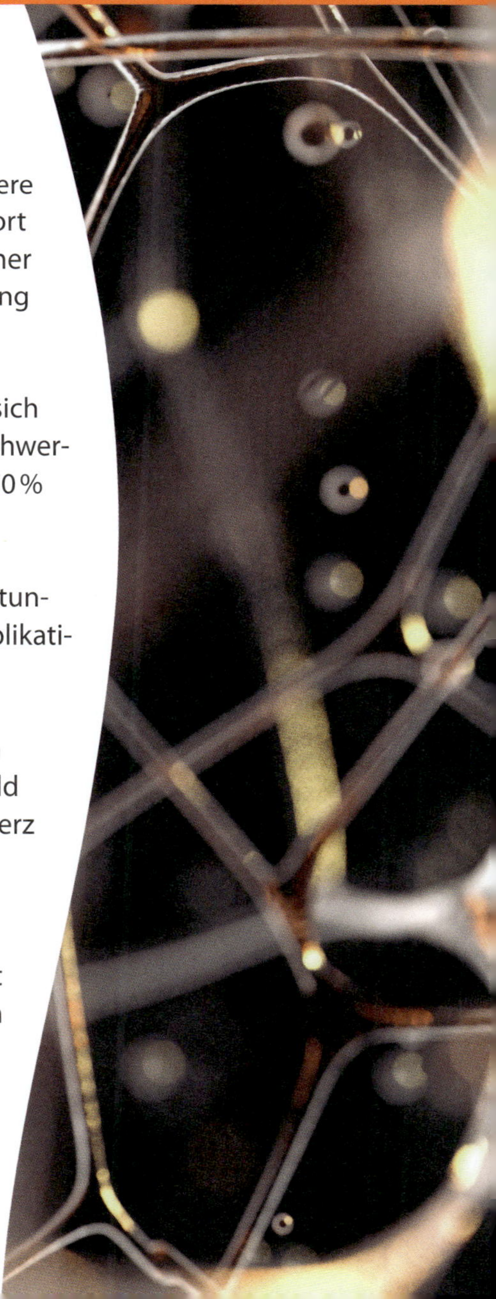

Divertikel sind Ausbuchtungen in der Darmwand, die sich besonders oft an der Darmschleimhaut im Dickdarm bilden. Ein bevorzugter Ort ist der untere gebogene Teil des Dickdarms, denn dort herrscht im Inneren ein besonders hoher Druck. Folgende Formen der Erkrankung gibt es:

- **Divertikulose:** Im Darm befinden sich viele Divertikel, die aber keine Beschwerden verursachen. Das ist bei etwa 70 % aller Betroffenen der Fall.
- **Divertikelkrankheit:** Die Ausbuchtungen rufen Beschwerden oder Komplikationen hervor.
- **Divertikulitis:** Die Ausbuchtungen entzünden sich. Das Beschwerdebild zeigt sich als diffuser leichter Schmerz im linken Unterbauch.

Divertikel treten besonders im Alter auf: In der westlichen Bevölkerung hat bereits die Hälfte der über 60-Jährigen Divertikulose. Die Ursache ist neben Bewegungsmangel auch die im Alter nachlassende Widerstandskraft der

Darmwand. Die Diagnose erfolgt durch eine **körperliche Untersuchung,** bei der der Bauch abgetastet wird. Dabei werden oft bereits Auffälligkeiten bemerkt. Besteht eine Divertikulitis, sind im **Laborbefund** die Entzündungsparameter, die weißen Blutkörperchen und die Blutsenkungsgeschwindigkeit, erhöht. Eine **Ultraschalluntersuchung** des Darmes zeigt zuverlässig, ob eine Divertikulitis vorliegt.

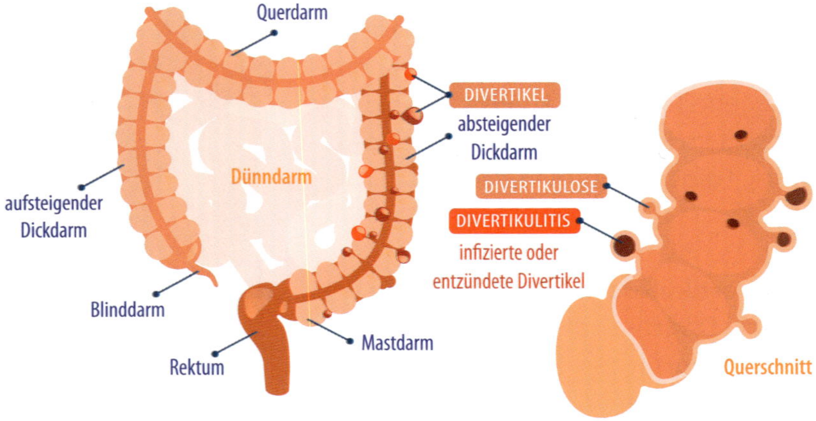

Vorbeugen ist besser als Heilen

Wer zu Divertikeln neigt, dem hilft eine ballaststoffreiche Ernährung. Sie fördert die Verdauung und sorgt für einen weichen Stuhl, denn der Druck im Endabschnitt des Dickdarms vermindert sich. Ein wichtiger Aspekt ist auch gründliches Kauen und langsames Essen. Je breiiger die Konsistenz ist, desto leichter fällt dem Darm die Weiterverarbeitung.

Zur Stärkung der Darmwand eignet sich Kieselsäure, denn sie enthält das lebenswichtige Spurenelement Silicium, den wichtigsten Baustein für die Zellen des Bindegewebes. Der Mineralstoff vernetzt die Strukturelemente des Bindegewebes und ist somit für dessen Elastizität unersetzlich. Silicium unterstützt als Spurenelement das Knochenwachstum und kräftigt Haut und Nägel. Es wird als Nahrungsergänzungsmittel in unterschiedlichen Formen angeboten. Am besten geeignet ist vegetabilisiertes Silicium, das sich in Pflanzen wie Schachtelhalm oder Bambus befindet. Es hat eine geringe Molekulargröße und wird daher optimal vom Stoffwechsel aufgenommen. Matrix Active von NewLife nutrition enthält neben der Kieselsäure aus Bambussprossenextrakt noch die wichtigen Co-Faktoren Mangan, Vitamin C, Vitamin K2 und Glucosamin. Es stabilisert und reinigt damit umfassend das Bindegewebe.

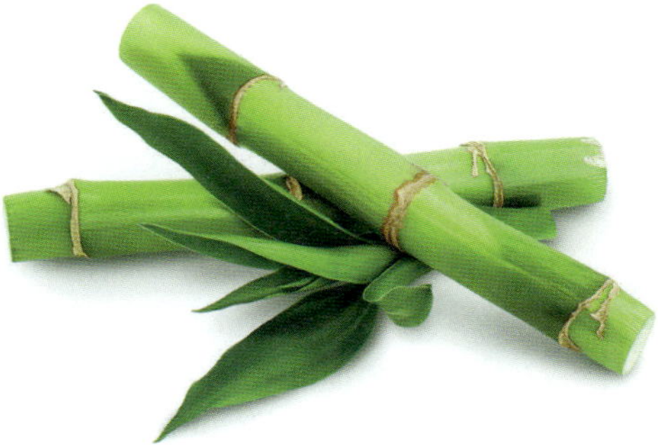

Tumoren im Darm

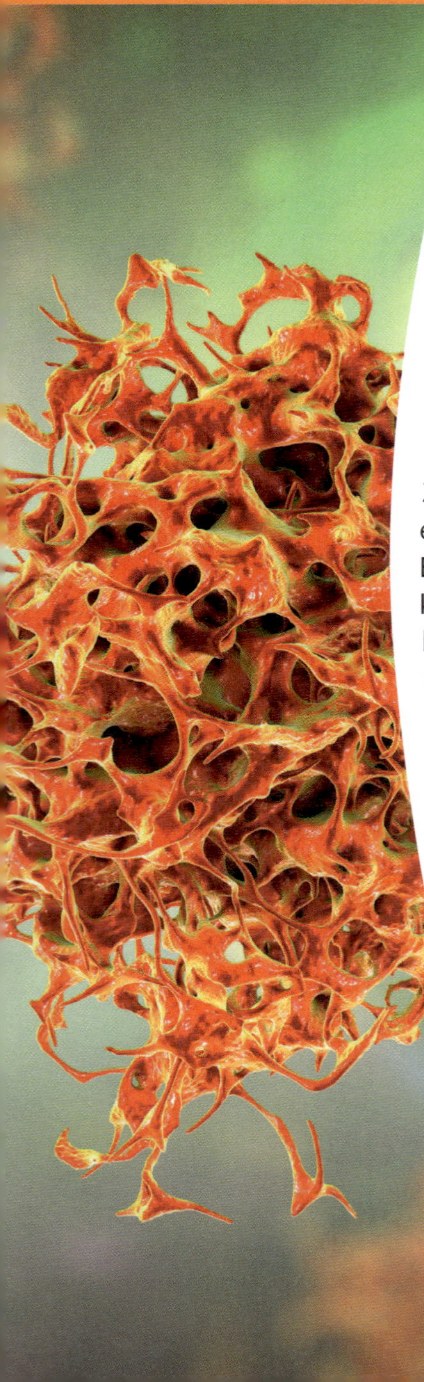

Neben Brust- und Prostatakrebs zählt Darmkrebs in Deutschland sowohl bei Männern als auch bei Frauen zu den häufigsten Krebsarten. In den einzelnen Verdauungsorganen können unterschiedliche Tumorformen auftreten. Am häufigsten entsteht ein Karzinom im unteren Abschnitt des Dickdarms, dem Rektum. Tumoren in Speiseröhre, Magen oder Dünndarm sind dagegen deutlich seltener.

Zu den allgemeinen Risikofaktoren gehören eine kohlenhydratreiche und fleischbetonte Ernährung, Übergewicht, regelmäßiger Alkoholkonsum und Bewegungsmangel. Auch bestimmte Medikamente spielen eine Rolle. Protonenpumpenhemmer, die bei Sodbrennen oft über längere Zeit eingenommen werden, verändern das Darmmilieu und fördern durch den entstehenden alkalischen pH-Wert die Vermehrung ungünstiger Keime. Studien zeigen, dass ein solcher Zustand entzündliche Prozesse verstärken und langfristig das Risiko für Dickdarmkrebs erhöhen kann. Für viele Menschen mit Sodbrennen sind Bitterstoffe eine natürliche und nachhaltige Alternative, die das Beschwerdebild bessert, ohne den Darm zusätzlich zu belasten.

Menschen mit den entsprechenden Risikofaktoren wird ab dem 50. Lebensjahr zur Vorsorge eine rektale Untersuchung und eine Dickdarmspiegelung (Koloskopie) empfohlen. Polypen und Adenome im Darm gelten als ungefährlich, können jedoch Vorstufen eines Dickdarmkarzinoms sein. Während einer Koloskopie werden sie mit einer Zange oder Schlinge abgetragen. Der Eingriff erfolgt unter Narkose und wird in der Regel gut vertragen. Komplikationen wie Blutungen oder eine Verletzung der Darmwand mit Darmperforation werden selten beobachtet, können jedoch im Einzelfall schwerwiegend sein. Eine sorgfältige Abwägung des Nutzens und der individuellen Risikolage ist daher sinnvoll.
Zur Früherkennung eignen sich auch spezielle Stuhluntersuchungen im Fachlabor. Dabei können neben bösartigen Tumoren und Polypen ebenfalls akute oder chronisch entzündliche Geschehen im Darm erkannt werden. Dafür sollten die folgenden Laborparameter untersucht werden:

Calprotectin ist ein Bestandteil der Abwehrzellen. Ist der Wert im Stuhl erhöht, besteht ein entzündliches Geschehen im Darm.
Alpha-1-Antitrypsin wird überwiegend in der Leber hergestellt. Erhöhte Werte im Stuhl entstehen bei Darmbarrierestörungen und Entzündungen der Darmwand.
Hämoglobin-Haptoglobin-Komplex weist menschliches Blut nach. Dieser Komplex reagiert sowohl auf altes als auch auf frisches Blut im Stuhl. Er ist einer der sichersten und stabilsten Parameter für den Nachweis von Blutungen im Darm.
Lactoferrin ist neben Calprotectin ein Marker für Entzündungen im Magen-Darm-Trakt. Erhöhte Werte bestehen bei Morbus Crohn, Colitis ulcerosa, Darmtumoren und Divertikulitis. Lactoferrin und Calprotectin sind bei einem Reizdarmsyndrom nicht erhöht.
Tumor-M2-Pyruvatkinase ist bei Tumoren unabhängig vom nicht sichtbaren (okkulten) Blut im Stuhl erhöht. Sollte der Laborwert über der Norm liegen, ist eine anschließende Darmspiegelung geboten.

Blutwert			Gemessener Wert		Referenzbereich	Gemessener Wert im Referenzbereich
STUHLLABOR						
Calprotectin i. St.	ST	+	72.5	µg/g	< 50.0	
Alpha 1-Antitrypsin i.St.	ST	+	418	µg/g	< 268	
pH-Wert i. St.	ST	+	7.2		6.0-7.0	
IgA i. St.		+	2536	µg/g	510-2040	
Zonulin im Stuhl	ST	+	106.3	ng/ml	43.0-79.0	

Beispiel einer Vorsorgeuntersuchung auf Darmtumore an der Stuhlprobe

Eine Vorsorgeuntersuchung anhand einer Stuhlprobe ist unabhängig vom Alter bereits dann empfehlenswert, wenn im Rahmen einer Vital- und Stoffwechselanalyse Hinweise auf einen alkalischen Darm vorliegen. Neben einem Mangel an Vitamin B12 ist der wichtigste Marker ein erhöhter Harnstoffspiegel im Blut. Harnstoff ist das Hauptendprodukt des Eiweißstoffwechsels. Durch den bakteriellen Abbau von nicht verarbeiteten Eiweißen im Dickdarm entsteht Ammoniak. Diese basische und giftige Substanz erhöht das Risiko, an Darmkrebs zu erkranken.

Blutwert		Gemessener Wert		Referenzbereich	Gemessener Wert im Referenzbereich
Vitamin B12	-	207	pg/ml	400-970	
Harnstoff		41	mg/dl	13-43	

Früh erkannt, ist Darmkrebs heilbar

Steht die Diagnose Darmkrebs zweifelsfrei fest, sollten in einem ausführlichen Gespräch zwischen Ärztin bzw. Arzt und Patient bzw. Patientin das genaue Ergebnis der Untersuchungen und die individuellen Therapiemöglichkeiten erörtert werden. Je früher ein Tumor erkannt wird, desto positiver ist die Prognose in Richtung Genesung.

Um die Zusammenhänge und Wechselwirkungen im lebenden Organismus besser erfassen zu können, nutze ich im Rahmen der Diagnose eine umfangreiche Vital- und Stoffwechselanalyse. Ich interpretiere sie nach klinischen, naturheilkundlichen und ganzheitlichen Gesichtspunkten und ergänze ihre Deutung mit dem Denkmodell des vierpoligen Würfels von Max Lüscher als kategorialem Ordnungssystem (kOS).
Lüscher hat intensiv nach einer Möglichkeit gesucht, das komplexe Seelenleben eines Menschen abzubilden. 1953 stellte er erstmalig sein vierpoliges System der Regulations-Psychologie, den Lüscher-Würfel, als kategoriales Denkmodell vor. Es besteht aus 4 Kategorien des Denkens, mit denen man Emotionen und Verhaltensweisen definieren kann: Rezeptiv – direktiv, konstant – variabel, integrativ – separativ.
Ausgehend von dem Gedankengang, dass die Psyche einen Einfluss auf die Regulationsprozesse im Körper nimmt, erkannte später Dr. Bodo Köhler, dass das von Lüscher entwickelte kategoriale Ordnungs- und Bezugssystem kosmische Gesetze und Lebensprozesse vereint. Daraufhin ordnete er die bahnbrechenden Erkenntnisse zur Stoffwechselregulation nach Prof. Dr. Jürgen Schole und Dr. Wolfgang Lutz den jeweiligen Polen des Würfels zu: den Säuren-Basen-Haushalt, die Mineralstoffe, die Funktionskreise der TCM sowie die Geschlechtshormone. Bei der vierpoligen Zuordnung von Erkrankungen in das kategoriale Ordnungssystem steht nicht der Krankheitsname im Vordergrund, sondern die jeweils individuelle Ausprägung, die Ursache, der Verlauf und der Charakter des Geschehens.

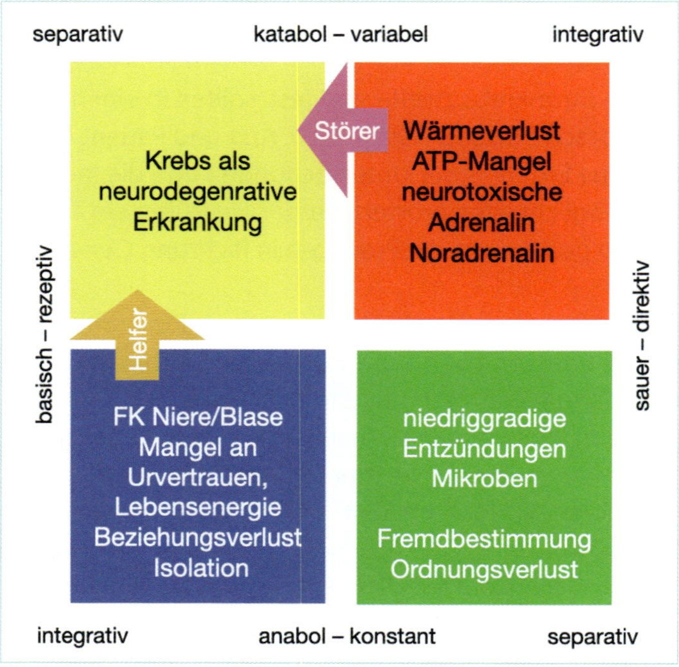

Krebsgeschehen im gelben Bereich

Bei ganzheitlicher Betrachtung der Krankheit Krebs wird deutlich, wie komplex der Weg sein kann, an dessen Ende eine schwere Krankheit steht. Oft ist es ein Weg, der bereits in der Kindheit begann. Ähnlich wie bei Autoimmunerkrankungen ist es wichtig, dort die Gründe für die Fehlentwicklung zu suchen.

Bei einer Krebserkrankung zeigen sich in der Biografie Themen wie Zurückweisung mit Liebesentzug, Ausschluss aus einer Gruppe und fehlende soziale Integration. Das kann die Familie, den Beruf oder die Gesellschaft betreffen. Aufgrund der Sehnsucht, diese Dinge zu kompensieren, werden faule Kompromisse eingegangen, die zu Authentizitätsverlust (grünes Feld im kOS) führen können. Wie bei Autoimmunerkrankungen sollte hinterfragt werden, was nicht mehr integriert wird. Das wirkungsvollste Heilmittel für die Integrationsachse ist die Liebe.

In der Regulationsmedizin und der TCM wird das Krebsgeschehen als Kältekrankheit beschrieben. Der Wärmeverlust entsteht durch einen Mangel an Energie (Adenosintriphosphat) und folglich eine nachlassende Energiezirkulation. Für Wärme und Kraft sind die Schilddrüse und die Nebennieren zuständig. Eine Erschöpfung der Nebennieren führt auf Dauer zu einem Ausfall der Energielieferanten Adrenalin und Noradrenalin. Das hat bereits vor knapp 40 Jahren Dr. Waltraut Fryda in ihrem Buch »Adrenalinmangel als Ursache der Krebsentstehung« beschrieben.

Im kategorialen Ordnungssystem wird deutlich, dass auch die Nieren einen Anteil an Krebserkrankungen haben. Der Mangel an Urvertrauen, fehlende Lebensenergie und der Verlust an Beziehungen schwächen den Funktionskreis Niere/Blase, der eine enge Beziehung zum Gehirn hat. Der Verlust der Kontrolle des Gehirns über den Zellstoffwechsel und die mangelnde Integration der neu gebildeten Zellen sind wesentliche Aspekte im Krebsgeschehen. Auch wenn die meisten Tumore im Darm durch eine Operation entfernt werden können, bleibt die Dynamik, die zum Krebswachstum geführt hat, bestehen. Darum ist es wichtig, nach der Operation eine ganzheitliche Therapie zu beginnen.

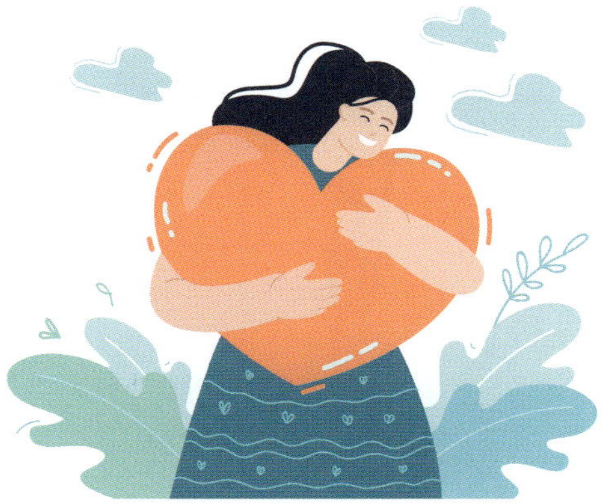

Ernährung ist und bleibt auch bei dieser Erkrankung ein wichtiger Baustein. Es gibt keine »Krebsdiät«, die für alle Betroffenen passend ist. Die mediterrane Küche mit wenig Fleisch und Obst, dafür mehr Fisch und Gemüse ist eine gute Grundlage für eine gesunde Ernährung. Beilagen wie Kartoffeln, Reis und Nudeln sollten nur selten und in Maßen auf den Teller kommen. Fertigprodukte, Weizen, Kuhmilch und Kuhmilchprodukte sind grundsätzlich zu meiden.
Die beste Ernährungsempfehlung ist immer individuell auf den Patienten oder die Patientin und seine bzw. ihre Bedürfnisse abgestimmt. Die Basis dabei ist die genetische und epigenetische Stoffwechselprägung. Mehr dazu finden Sie im folgenden Kapitel »Was dem Bauch guttut«.

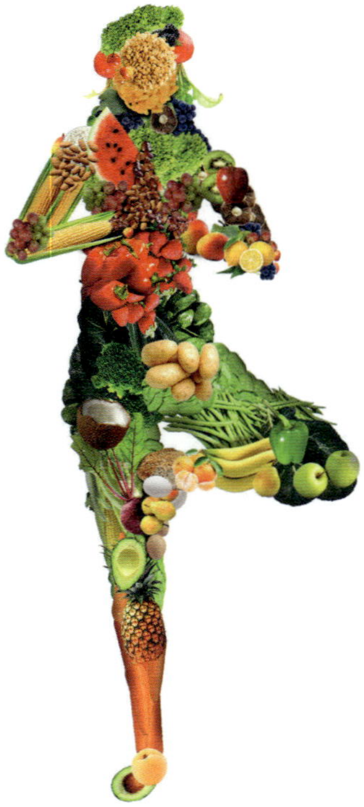

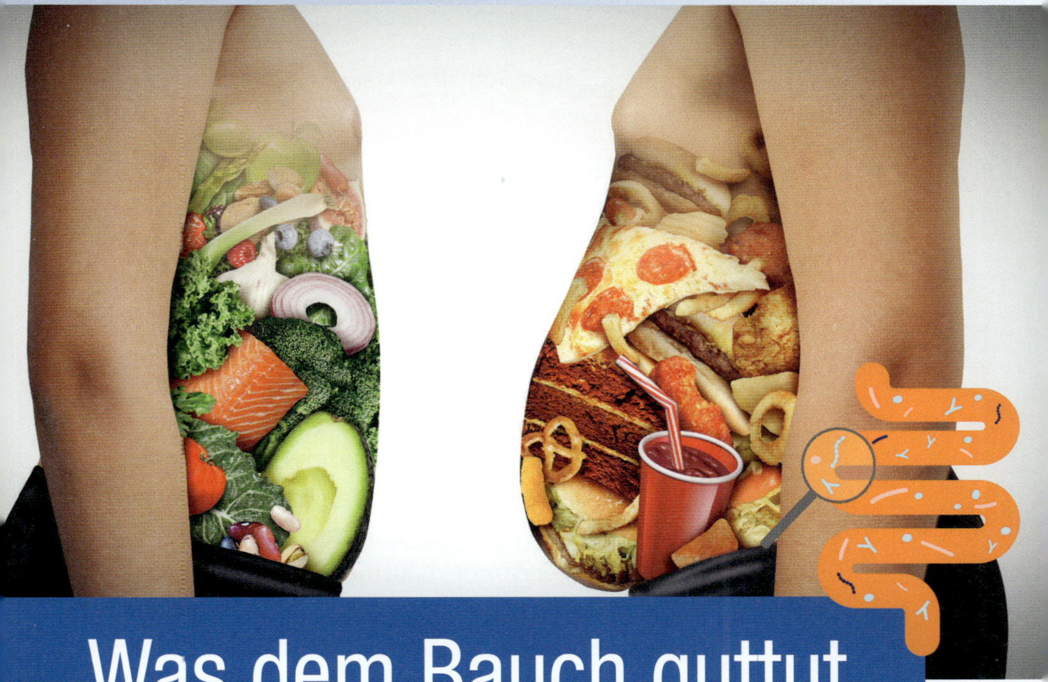

Was dem Bauch guttut

Fühlt der Darm sich schlecht behandelt, lässt er es uns spüren. Er ist ein riesiges, aber auch ein sehr empfindliches Organ, das Aufmerksamkeit und Wertschätzung verdient. Es gibt vielerlei Möglichkeiten, ihn zu verwöhnen.

Ernährung – unsere Lebensmittel

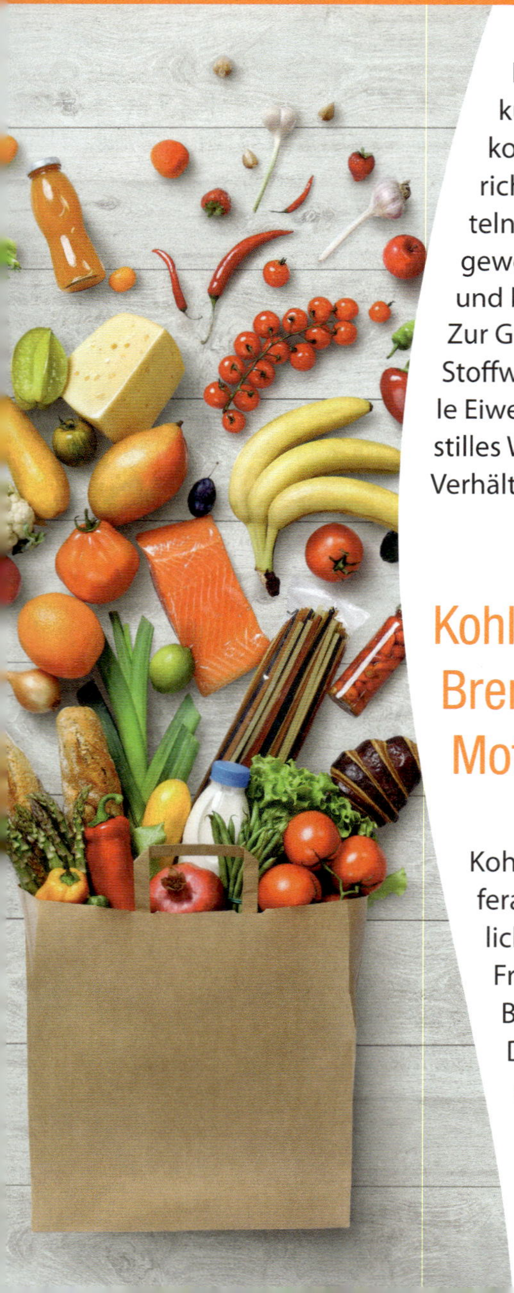

Die beste Medizin bei allen Erkrankungen im Magen-Darm-Bereich kommt aus der Speisekammer. Die richtige Auswahl von Lebensmitteln und die passenden Ernährungsgewohnheiten wirken häufig schneller und besser als Tabletten oder Tropfen. Zur Gesunderhaltung benötigt unser Stoffwechsel gute Kohlenhydrate, wertvolle Eiweiße, gesunde Fette und Öle sowie stilles Wasser in einem ausgewogenen Verhältnis.

Kohlenhydrate – schneller Brennstoff für unseren Motor

Kohlenhydrate sind wichtige Energielieferanten und kommen aus unterschiedlichen Quellen. Die bekanntesten sind Früchte, Gemüse, Getreide (Nudeln, Brot und Backwaren) und Zucker. Durch den Stoffwechsel werden sie aus der Nahrung in Traubenzu-

cker (Glukose), Fruchtzucker (Fruktose) und Galaktose (Milch- oder Schleimzucker) umgewandelt. Die zentrale Aufgabe der Kohlenhydrate ist die Bereitstellung von Energie für unsere Muskeln und unser Gehirn.
Es gibt gesunde und ungesunde Kohlenhydrate: Jene, die schnell in Glukose umgewandelt werden können, zählen zu den schlechten. In der Literatur wird fast ausschließlich der Kristallzucker als Lieferant ungünstiger Kohlenhydrate erwähnt, aus Sicht der Stoffwechselmedizin allerdings sind es auch Weizen, Mais und Kartoffeln. Diese enthalten die pflanzliche Stärke Amylopektin, die enzymatisch schnell von der Alpha-Amylase der Bauchspeicheldrüse abgebaut werden kann. Das führt immer zu einem rapiden Anstieg des Blutzuckerspiegels und in der Folge zu einem hohen Insulinspiegel.
Da Fruchtzucker in der Leber direkt in Fettsäuren umgewandelt wird, sollte auch der Obstanteil im Speiseplan gering gehalten werden. Die einzigen gesunden Kohlenhydrate befinden sich im Gemüse.

Eiweiß – unser sättigender Fitmacher

Eiweiße (Proteine) sind die Bausteine des Lebens. Sie bestehen aus einzelnen Aminosäuren, die vom Organismus teilweise nicht selbst gebildet werden können. Daher müssen sie über die Nahrung zugeführt werden. Der Stoffwechsel benötigt Proteine, um Hormone herzustellen, Zellen zu reparieren oder zu erneuern und das Immunsystem aufzubauen. Je nach Herkunft werden tierische und pflanzliche Eiweiße unterschieden. Die Mischung aus beiden Quellen kann Mangelerscheinungen vorbeugen.

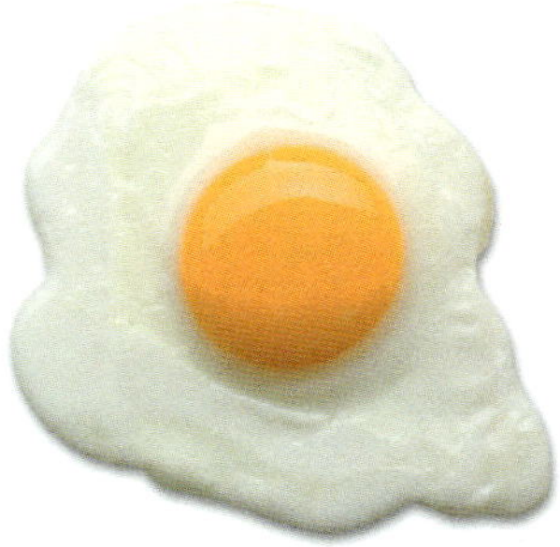

Fett – ein lebenswichtiger Energielieferant und Baustoff

Unter den Nährstoffen hat Fett zweifellos den schlechtesten Ruf, dabei ist es ein hervorragender Energielieferant und zentraler Baustoff für die Zellregeneration. Natürliche Fette bestehen aus Triglyceriden, die aus je einem Molekül Glycerin und drei verschiedenen Fettsäuren zusammengesetzt sind. Unterschieden wird zwischen gesättigten und ungesättigten Fettsäuren.

Gesättigte Fettsäuren sind bei Zimmertemperatur fest. Sie stecken in tierischen Produkten wie Fleisch, Wurst, Käse, Sahne, Butter und Schmalz, sind aber auch in Backwaren und Süßigkeiten verarbeitet. Da der Körper sie selbst herstellen kann, ist eine Zufuhr über die Nahrung nur bedingt notwendig.

Eine besondere Rolle spielen die **mittelkettigen Fettsäuren** (MCT): Sie bilden den Hauptbestandteil von Kokosöl und werden direkt zur Energiegewinnung herangezogen. Kokosöl wirkt darüber hinaus entzündungshemmend und zeigt positive Effekte in der Behandlung von viralen Infekten, Diabetes mellitus, Arteriosklerose und Autoimmunerkrankungen.

Ungesättigte Fettsäuren sind bei Zimmertemperatur flüssig. Sie sind lebenswichtige Nährstoffe, die über die Nahrung aufgenommen werden müssen. Gute Quellen sind Öle, Walnüsse, Leinsamen, Avocado und Fisch, vor allem Lachs. Die wichtigsten Fettsäuren sind die Alpha-Linolensäuren, die zur Gruppe der Omega-3-Fettsäuren gehören, und die Omega-6-Fettsäuren. Entscheidend ist das Verhältnis der beiden. Da in den meisten

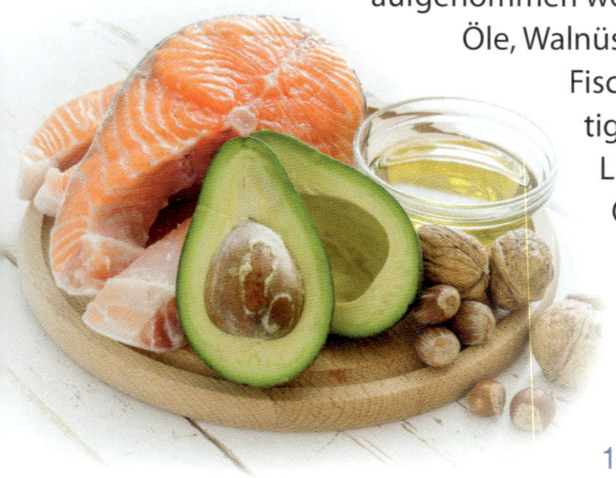

Pflanzen ausreichend Omega-6-Fettsäuren enthalten sind, konsumieren wir etwa 10-mal mehr Omega-6- als Omega-3-Fettsäuren. Während Omega-3-Fettsäuren entzündungshemmende Eigenschaften haben, wirken die Omega-6-Fettsäuren entzündungsfördernd. Aus diesem Grund ist es für den Stoffwechsel wichtig, häufiger die guten Omega-3-Lieferanten wie Leinöl, Hanföl und Walnussöl sowie die Kaltwasserfische Lachs, Makrele und Hering in den Speiseplan aufzunehmen.

Mikronährstoffe – kleine Mengen mit großer Wirkung

Bereits in kleinsten Mengen erfüllen sie in unserem Stoffwechsel eine Reihe lebenswichtiger Aufgaben: die Mikronährstoffe. Dazu zählen Vitamine, Mineralien und Spurenelemente.

Vitamine – unsichtbar, aber lebensnotwendig

Man sieht sie nicht, man schmeckt sie nicht – doch Vitamine sind lebensnotwendig. Schon in kleinen Dosen entfalten sie beachtliche Wirkungen: Als zentrale Substanzen des menschlichen Stoffwechsels stärken sie das Immunsystem und die Nerven. Da der Körper sie nicht selbst herstellen kann, muss er sie mit der Nahrung aufnehmen. Dabei gibt es 2 Ausnahmen: Vitamin D, das im Organismus mithilfe von Sonnenlicht entsteht, und Vitamin K, das von Bakterien im Darm gebildet wird.
Neben diesen beiden gibt es noch sogenannte Provitamine. Das sind Vitaminvorstufen, die der Organismus in die entsprechenden Vitamine umwandelt. Ein Beispiel dafür ist Beta-Carotin, das im Körper zu Vitamin A umgebaut wird. Die wichtigsten Vitaminquellen sind neben Gemüse und Obst auch Milchprodukte, Fisch, Fleisch

und Eier. Pflanzliche Öle und Nüsse gelten ebenfalls als wertvolle Vitaminlieferanten.
Bei einer ausgewogenen Ernährung werden dem Organismus ausreichend Vitamine zugeführt. Vitaminpräparate sollten nur bei wirklichen Mangelerscheinungen als Nahrungsergänzung eingenommen werden, eine vorbeugende Einnahme ist nicht sinnvoll und manchmal sogar schädlich. Vor allem bei den fettlöslichen Vitaminen A, D, E und K ist Vorsicht geboten, da der Körper sie speichern kann und es so zu Überdosierungen und dadurch zu gesundheitlichen Problemen kommen kann. Wasserlösliche Vitamine wie Vitamin B und C scheidet der Körper zwar mit dem Urin wieder aus, dennoch sollten diese nur bei medizinischem Bedarf und dann in natürlicher Form eingenommen werden.

Mineralien und Spurenelemente – Turbo für den Stoffwechsel

Mineralien werden je nach Menge auch Spurenelemente genannt. Der Körper kann sie nicht selbst herstellen, daher müssen sie mit der täglichen Nahrung aufgenommen werden. Zu den wichtigsten Mineralien im Stoffwechsel gehören Magnesium, Calcium, Phosphor, Kalium und Natrium, zu den wichtigsten Spurenelementen zählen Chrom, Eisen, Fluor, Mangan, Jod, Kupfer, Zink und Selen. Spurenelemente benötigt der Stoffwechsel nur in geringen Mengen. Daher sollten sie nur auf Anweisung eines Heilpraktikers oder einer Ärztin durch Nahrungsergänzungsmittel »zugefüttert« werden.

Unter den Mineralien nimmt **Magnesium** eine zentrale Rolle ein. Es ist an mehr als 300 Stoffwechselvorgängen beteiligt und eines der wichtigsten Mineralstoffe für die Herzgesundheit und das Nervensystem. Gemeinsam mit Calcium und Phosphor ist es für die Mineralisierung der Knochen und Zähne verantwortlich und kommt in fast allen pflanzlichen Lebensmitteln vor. Mangelerscheinungen zeigen sich durch Muskelkrämpfe, innere Unruhe, Konzentrationsschwäche, Schwindel und Energielosigkeit.

Calcium sorgt für Stabilität und Festigkeit im Körper. Mangelerscheinungen führen zu Störungen im Knochenbildungsprozess (Osteomalazie), trockener Haut, Muskelkrämpfen und Herzproblemen. Ein Calciumüberschuss kann Bluthochdruck begünstigen und zu Störungen im Zellstoffwechsel führen.

Kalium ist fast ausschließlich im Inneren unserer Körperzellen vorhanden. Es ist dort für die Energiegewinnung verantwortlich.

Natrium steuert den Wasserhaushalt, sorgt für eine optimale Zusammensetzung der Blutflüssigkeit und ist an der Regulation des Blutdrucks beteiligt. Gemeinsam mit Calcium regelt es das Säure-Basen-Gleichgewicht im Körper. Natrium ist in nahezu allen Lebensmitteln vorhanden. Häufig haben industriell hergestellte Nahrungsmittel einen sehr hohen Salz- und damit Natriumgehalt, der zu Belastungen des Stoffwechsels führen kann.

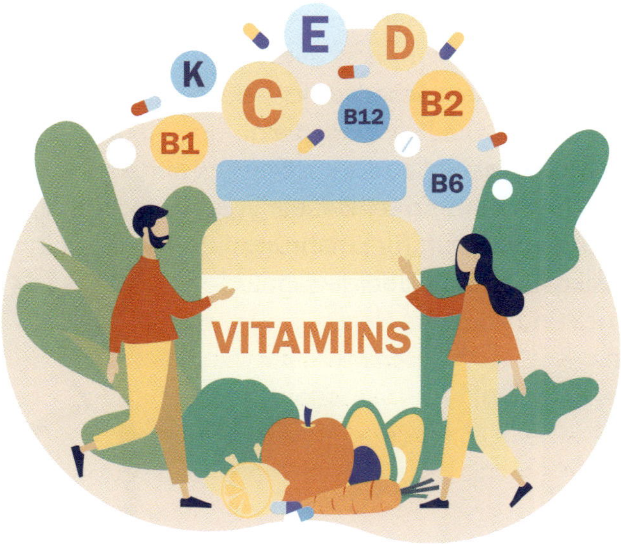

Ballaststoffe – Work-out für den Darm

Bei dem Begriff »Ballaststoffe« denkt man schnell an Last und Schwere, dabei ist genau das Gegenteil der Fall: Die unverdaulichen pflanzlichen Fasern bringen Schwung in den Darm, sorgen für eine gute Verdauung und dienen den gesundheitsfördernden Bakterien als Nahrung. Sie stecken vor allem in Obst, Gemüse, Hülsenfrüchten und Getreide. Ballaststoffe werden im Dickdarm von Darmbakterien verstoffwechselt. Hierbei wird zwischen folgenden Gruppen unterschieden:

Wasserlösliche Ballaststoffe können von Darmbakterien zerlegt werden und dienen ihnen als Nahrung. Bei der Verdauung entstehen zahlreiche Gase, die Blähungen verursachen.
Wasserunlösliche Ballaststoffe können nicht von Bakterien verstoffwechselt werden – der Körper scheidet sie unverdaut wieder aus. In Verbindung mit Flüssigkeit machen sie den Stuhl weich und sorgen dafür, dass er mehr Volumen hat und der Darm regelmäßig und zügig entleert werden kann.

Ballaststoffe können auch Schadstoffe binden und durch ihr Quellvermögen ein schnelles Sättigungsgefühl auslösen. Eine ballaststoffreiche Ernährung senkt laut der Deutschen Gesellschaft für Ernährung (DGE) das Risiko für starkes Übergewicht, Bluthochdruck und koronare Herzkrankheiten.

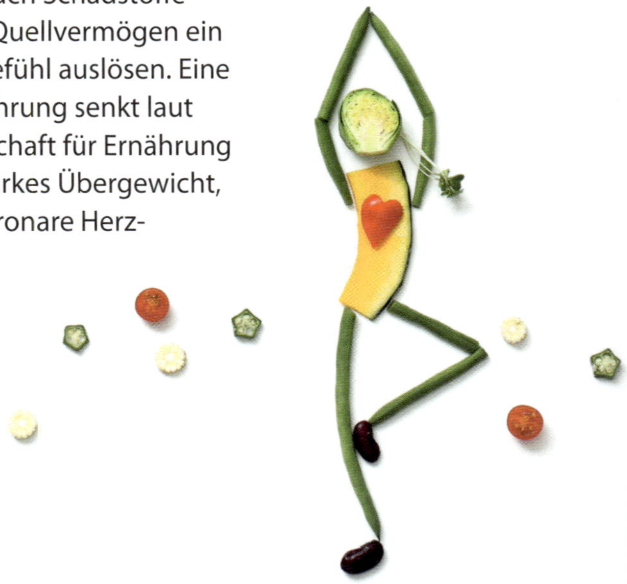

Die Lebenskraft in unseren Nahrungsmitteln

Wenn über die Qualität von Lebensmitteln gesprochen wird, stehen meist Vitamine, Mineralstoffe und Spurenelemente im Vordergrund. Doch der lebendige Wert eines Lebensmittels erschöpft sich nicht in seinen Inhaltsstoffen. Ein wichtiger Teil seiner Kraft zeigt sich im Elektronenreichtum. Elektronen sind negativ geladene Teilchen, die wie natürliche Antioxidantien wirken und entscheidend daran beteiligt sind, wie viel Energie ein Lebensmittel dem Organismus tatsächlich liefern kann.
Der Mensch funktioniert nicht nur über stoffliche Prozesse, sondern auch über fein abgestimmte elektrische Signale: Nerven, Muskeln und selbst der Herzschlag basieren darauf. Der Darm spielt in diesem System eine zentrale Rolle, weil er die Schnittstelle zwischen Nahrung und Körper bildet. Wie viel Lebensenergie aus einem Lebensmittel tatsächlich im Organismus ankommt, hängt wesentlich davon ab, wie elektronenreich es ist – und wie gut die Darmschleimhaut in der Lage ist, diese Energie aufzunehmen.

Der Agrarwissenschaftler Dr. Manfred Hoffmann zeigte in seinen elektrochemischen Untersuchungen, dass das Elektronenangebot immer die »Biografie« eines Lebensmittels spiegelt: Sortenwahl, Bodenqualität und Reifegrad bei der Ernte bestimmen, wie viele Elektronen Pflanzen speichern können. In großen Messreihen wurde deutlich, dass Lebensmittel umso elektronenreicher sind, je natürlicher sie wachsen und je schonender sie verarbeitet werden. Diese Qualität ist für den Darm besonders wichtig, denn elektronenreiche Nahrung unterstützt seine Regeneration, wirkt ausgleichend auf das Milieu und fördert einen stabilen Stoffwechsel.

Elektronen können jedoch durch äußere Einflüsse verloren gehen. Hitze, lange Lagerzeiten, starke Verarbeitung und elektromagnetische Felder moderner Küchenmaschinen reduzieren die feinen Elektronenstrukturen erheblich.

Elektronenhaltige Nahrungsmittel – was ist zu beachten?

Die Auswahl und die Zubereitung der Nahrungsmittel sind wesentliche Bausteine einer gesunden Ernährung:

- Wählen Sie vollreife, regionale Ware nach saisonalem Angebot. Unreifes Obst und Gemüse enthält lediglich einen Bruchteil der bioaktiven Stoffe, denn durch Lagerung und Transport werden viele Elektronen zerstört.
- Kaufen Sie ausschließlich frische Ware, und lagern Sie diese nur kurze Zeit.
- Bevorzugen Sie Produkte aus biologischem Anbau, und erkundigen Sie sich nach den Prinzipien des Herstellers.
- Bereiten Sie Ihre Speisen schonend zu: Dampfgaren hat elektrochemisch die besten Werte ergeben.
- Verzehren Sie Speisen frisch gekocht – nach dem Kochvorgang verlieren sie den Großteil ihres elektrochemischen Potenzials.
- Einfrieren ist die beste Konservierungsart, da dabei die bioaktiven Pflanzenstoffe erhalten bleiben.

Lebensmittel, die auf diese Weise ausgewählt und zubereitet werden, liefern dem Körper nicht nur Nährstoffe, sondern auch jene feinen elektrischen Impulse, die den Darm aufbauen, seine Barrierefunktion stärken und den gesamten Stoffwechsel spürbar entlasten.

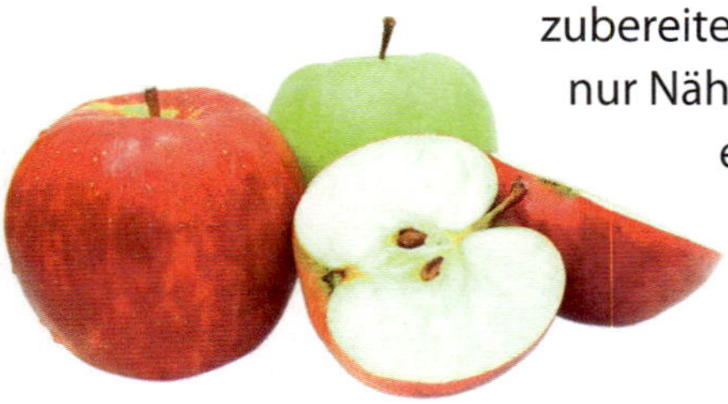

Nahrungsmittel für einen gesunden Darm

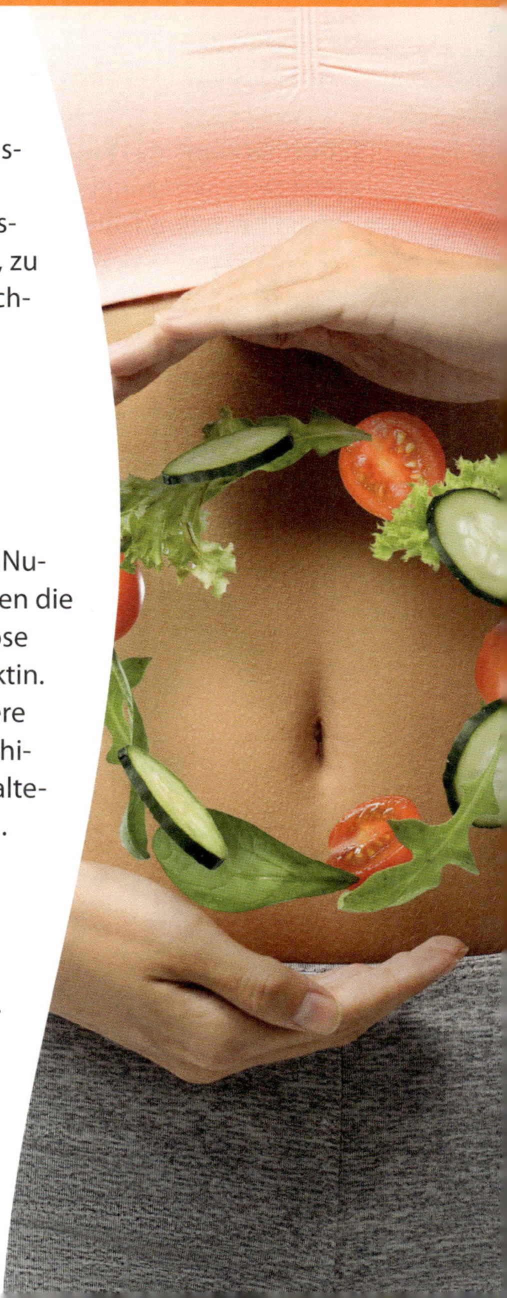

Grundsätzlich bevorzugt der Darm eine ausgewogene Ernährung, denn sie befähigt ihn, gesund und leistungsfähig zu bleiben. Bei Magen-Darm-Beschwerden ist es wichtig, Nahrungsmittel, die den Stoffwechsel belasten, zu reduzieren oder ganz darauf zu verzichten.

Stoffwechselbelastende Nahrungsmittel für den Darm

- Weizen und Weizenprodukte (z. B. Nudeln, Pizza, Brot, Kuchen) beinhalten die vom Stoffwechsel schnell in Glukose umzuwandelnde Stärke Amylopektin. Vollkornweizen (gilt auch für andere Getreidesorten) schädigt darüber hinaus durch die in der Schale enthaltenen Antinährstoffe die Darmwand.

- Kuhmilch und Kuhmilchprodukte sind für die Blutgruppen 0 und A nicht geeignet, da diesen die Enzyme fehlen, um das Eiweiß der Kuhmilch (Casein) zu verarbeiten.

- Kartoffeln und Mais sind Dickmacher und belasten die Darmbarriere. Auch sie enthalten die schnell zu verstoffwechselnde Stärke Amylopektin. Kartoffeln schädigen zudem durch die in der Knolle enthaltenen Saponine die Darmwand.

- Fertiggerichte enthalten viele Inhalts- und Zusatzstoffe, die für den Stoffwechsel und das Immunsystem »Fremdstoffe« sind.

- Natriumnitrit, das häufig als Pökelsalz in Aufschnitt, Dauerwurst, Hot Dogs und anderen Fleisch- und Wurstwaren enthalten ist, kann Herzerkrankungen und Krebs verursachen.

- Tierische Eiweiße sind prinzipiell für einen gesunden Stoffwechsel wichtig, insbesondere für Menschen mit der Blutgruppe 0. Bei Magen-Darm-Erkrankungen sollten sie allerdings nur in geringen Mengen verzehrt werden.

- Süßigkeiten in jeglicher Form, dazu gehören auch Softdrinks mit künstlichen Süßstoffen oder Zuckeraustauschstoffen, führen bei regelmäßigem Konsum zu schweren Störungen im Stoffwechsel und im Lymphsystem.

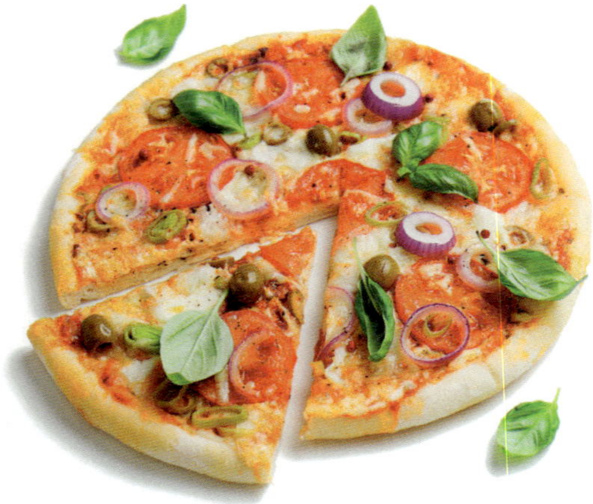

Stoffwechselunterstützende Nahrungsmittel für den Darm

- Gemüse enthält die wichtigsten Nähr- und Aufbaustoffe, die der Stoffwechsel benötigt. Besonders gesund ist grünes Blattgemüse, denn es ist eine wertvolle Quelle von Ballaststoffen, Mineralien und sekundären Pflanzenstoffen.

- Topinambur und Pastinaken sind durch ihre schwer verdaulichen Pflanzenanteile eine kostbare Nahrungsquelle der gesundheitsfördernden Darmbakterien.

- Milchsauer vergorenes Gemüse wie Sauerkraut und Kimchi ist eine ideale Quelle von Milchsäurebakterien, über die sich der Darm freut. (Hinweis: Nicht bei einer bestehenden Histaminose verzehren!)

- Beeren sind ballaststoffreich und enthalten zudem sehr viele Vitamine, Mineralien und antientzündliche Pflanzenstoffe.

- Hülsenfrüchte liefern unverdauliche Ballaststoffe als »Futter« für die guten Darmbakterien. Für alle Blutgruppen eignen sich grüne Bohnen und Erbsen sowie Zuckerschoten. Bei anderen Hülsenfrüchten sollte geprüft werden, ob sie zur genetischen Stoffwechselprägung passen.

- Zwiebelgewächse verursachen Blähungen, liefern aber auch schwer verdauliche Präbiotika für die guten Darmbakterien.

- Damit die Ballaststoffe im Dickdarm quellen und sich ihr Volumen vergrößern kann, sind etwa 1,5 bis 2 Liter Flüssigkeit täglich in Form von Wasser oder ungesüßtem Kräutertee nötig.

Hafer – Superfood für den Darm

Schon im Mittelalter war die positive Auswirkung von Hafer auf den Blutzuckerspiegel bekannt. Auch in der TCM ist er seit Langem ein bewährtes Heilmittel. In einigen deutschen Kliniken wird das gesunde Korn bei Diabetes und bei Belastungen der Leber erfolgreich eingesetzt.

Hafer ist reich an Kohlenhydraten, lässt aber nachweislich den Blutzuckerspiegel nur leicht ansteigen. Bei Menschen mit einer Insulinresistenz oder Diabetes mellitus Typ 2 können zweitägige Haferkuren den Blutzuckerspiegel für einen längeren Zeitraum harmonisieren.
Das im Hafer enthaltene Beta-Glucan ist eines der pflanzlichen Nahrungsbestandteile, die sich bei der Behandlung der nichtalkoholischen Fettleber (NAFLD) am meisten bewährt haben. Dabei handelt es sich um eine Fettleber, deren Ursache nicht in übermäßigem Alkoholkonsum liegt, sondern die durch kohlenhydratreiche Ernährung und sitzende Tätigkeiten im Berufsalltag entstanden ist. Entsprechend nehmen Fälle von Fettleber in den letzten Jahren enorm zu.
Durch seinen hohen Gehalt an Ballaststoffen reguliert und aktiviert Hafer den Magen-Darm-Trakt und unterstützt die Gewichtsoptimierung. Er liefert über einen langen Zeitraum Energie, ohne ein Hungergefühl aufkommen zu lassen, sorgt für eine schnelle Sättigung und dient den guten Darmbakterien als »Futter«.
Der Zinkanteil im Hafer und die antientzündlichen Stoffe (Avenanthramide) helfen, freie Radikale zu neutralisieren und laufenden Entzündungsprozessen entgegenzuwirken.

Ziel einer Haferkur ist es, die Insulinresistenz der Körperzellen zu verbessern und in der Folge auch den Insulinbedarf signifikant zu senken. Als Standard haben sich 2 bis 3 aufeinanderfolgende Hafertage etabliert.

Der Ablauf sieht folgendermaßen aus:

- Nehmen Sie pro Tag 3 Hauptmahlzeiten aus je 75 g Haferflocken zu sich.
- Lassen Sie die Haferflocken in jeweils 300 bis 500 ml Wasser, ungesüßtem Haferdrink oder Gemüsebrühe kurz aufkochen und ca. 5 Minuten mit geschlossenem Deckel quellen.
- Je nach Geschmack können Sie Ihr Hafergericht mit wenigen Zutaten wie 50 g Obst, 100 g Lauch, Champignons, Zwiebeln, Knoblauch, Kräutern oder Gewürzen verfeinern.

Die Beigabe von Gemüse und Früchten dient lediglich der geschmacklichen Abwechslung. Der Speiseplan ist mit etwa 1000 kcal sehr energiereduziert, dafür jedoch ballaststoffbetont. Daher ist es wichtig, die angegebenen Mengen einzuhalten. Zwischenmahlzeiten sind während der Kur nicht erlaubt. Eine ausreichende kalorienfreie Flüssigkeitszufuhr von etwa 2 Litern pro Tag ist wichtig.
Um einen lang anhaltenden Effekt zu erzielen, kann die Haferkur regelmäßig wiederholt oder ein wöchentlicher Hafertag eingelegt werden.

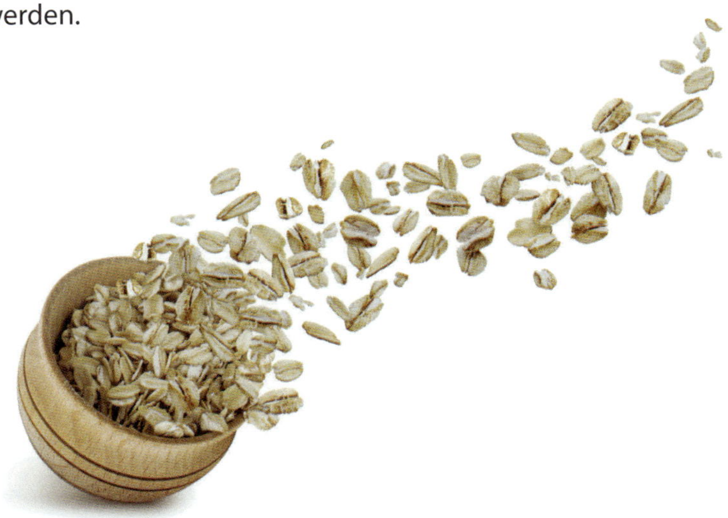

Individuelle Ernährung

Es gibt kaum ein Thema, zu dem es so unterschiedliche Meinungen gibt, wie die Ernährung. Unstrittig ist, dass die richtige Ernährung für die Gesundheit entscheidend ist. Welche Kost aber die beste ist, darüber sind sich die Fachleute uneinig.
Auf der Suche nach der optimalen Ernährungsform wurde bisher eine wichtige Tatsache übersehen: Der Nahrungsbedarf ist nicht für jeden Menschen gleich. Studien zeigen, dass ein und dieselbe Speise ganz unterschiedlich auf den Körper und den Stoffwechsel zweier Menschen wirkt. Der eine bleibt dünn, egal, wie viel er isst, der andere kämpft mit den Kilos. Bei dem einen steigen Cholesterin und Blutdruck nach dem Verzehr von Bratkartoffeln und Spiegelei rapide an, bei dem anderen nicht. Sogar die Nährstoffe sowie Vitamine, Mineralstoffe und Spurenelemente werden unterschiedlich genutzt. Allein die individuelle Darmflora hat einen wesentlichen Einfluss auf die Nährstoffverwertung. Das ist auch der Grund, warum die klassischen Ernährungsmythen ins Leere laufen. Paleo-, Trennkost-, Low-Carb-, vegane oder Rohkostdiät funktionieren im Einzelfall, aber eben nicht für jeden.

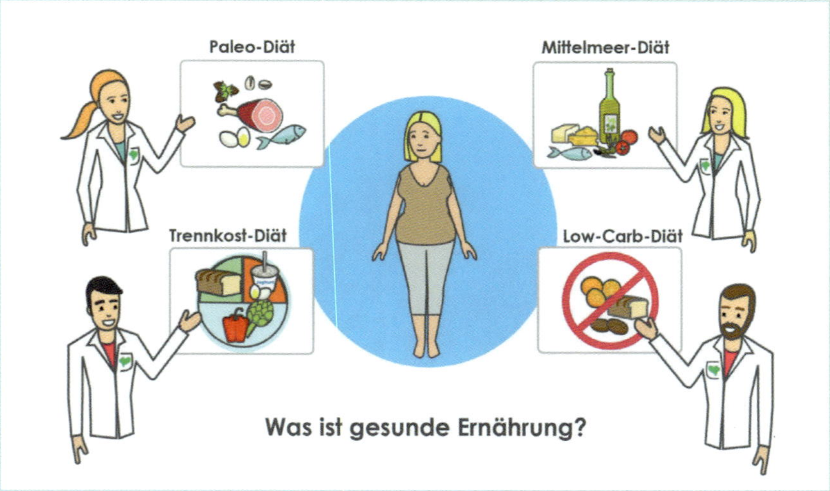

Jeder is(s)t anders

Beim Thema Ernährung wird der Fokus fast immer auf die Nahrungsmittel gelegt. Neben der komplexen Biologie unserer Lebensmittel wird aber unsere eigene Biologie ignoriert, vor allem die menschliche Vielfalt findet viel zu selten die nötige Beachtung. Das ist ein Fehler, denn wir Menschen unterscheiden uns nicht nur äußerlich, sondern auch in der Physiologie und Körperchemie unserer inneren Organe, Enzyme und Drüsentätigkeit.
Jeder Mensch ist einzigartig und benötigt daher für seine Gesundheit und Vitalität die Nahrungsmittel, die seinem Stoffwechsel optimal entsprechen. Ähnlich wie ein Auto nur mit einem bestimmten Treibstoff fährt, ist es für die Körperzelle wichtig, die passenden Nährstoffe zu erhalten.

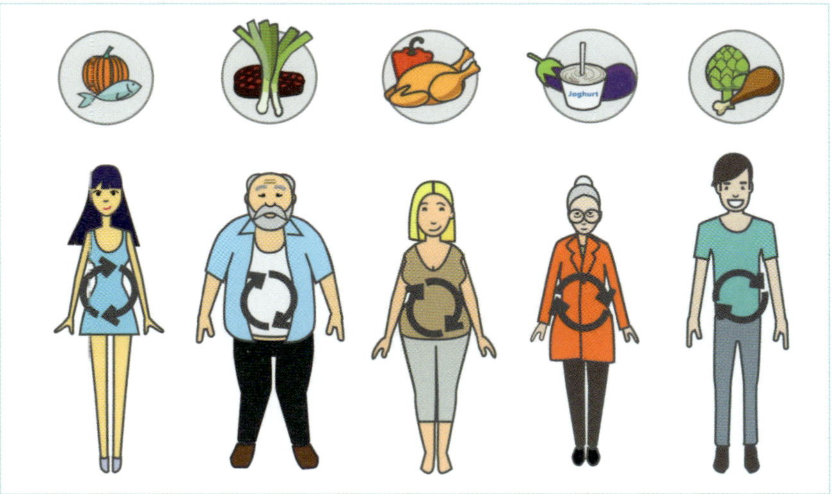

Gesunde Ernährung ist somit immer individuelle Ernährung. Das zeigt auch die junge Wissenschaft der Wirksensorik: Nicht Eiweiß, Fett und Kohlenhydrate stehen im Vordergrund, sondern die seelisch-leibliche Lebensmittelwirkung, die stark variieren kann. Was dem einen guttut, löst bei dem anderen Unwohlsein aus.

Aufgrund meiner 40-jährigen Praxiserfahrung mit Tausenden von Patienten und Patientinnen und der Behandlung von Stoffwechselstörungen durch die Ernährung bin ich zu der Erkenntnis gekommen, dass die biologische Individualität im Fokus der Ernährungslehre stehen muss. Die Nahrungsmittel, die optimal zum persönlichen Stoffwechsel passen, sind diejenigen, für deren Verstoffwechslung wenig Insulin benötigt wird und die die **genetische und epigenetische Stoffwechselprägung** berücksichtigen. Aus dieser Erkenntnis ist vor mehr als 20 Jahren das Stoffwechselprogramm »gesund + aktiv« entstanden.

Genetische Stoffwechselprägung – Blutgruppen

Das Blut kann aufgrund verschiedener Merkmale in Gruppen eingeteilt werden, etwa 30 Blutgruppensysteme sind heute bekannt. Für den medizinischen Alltag sind viele von ihnen unbedeutend, sie können aber bei bestimmten Erkrankungen wichtig sein. Rote Blutkörperchen sind an ihrer Oberfläche zu unterscheiden, denn auf ihr befinden sich charakteristische genetische Strukturen, die diejenigen eines Menschen von denen eines anderen differenzieren. Diese unterschiedlichen Eiweiß- und Zuckerverbindungen werden als Blutgruppe definiert. Die wichtigsten Blutgruppen sind A, B, AB und 0. Zusätzlich werden noch die Rhesusfaktoren positiv (Rh+) oder negativ (Rh–) bestimmt.
In der Intensivmedizin sind die Blutgruppenmerkmale und die Rhesusfaktoren sehr wichtig: Die Verträglichkeit von Spender- und Empfängerblut muss bei Bluttransfusionen anhand dieser Merkmale geprüft werden.
In den letzten Jahren wurde an verschiedenen Unikliniken und Forschungszentren festgestellt, dass die genetischen Blutgruppenmerkmale auch im Zusammenhang mit Erkrankungen stehen.

Schon seit dem Ausbruch der Pest in Nord- und Südamerika und bestimmter Malariaformen in Afrika ist bekannt, dass die Empfänglichkeit für Krankheitserreger durch einzelne Blutgruppenmerkmale gefördert oder verhindert werden kann. Einzelne Studien in China, Nordamerika und Europa ergaben auch, dass mit Covid-19 infizierte Menschen häufig die Blutgruppe A haben, Träger der Blutgruppe 0 hingegen wesentlich seltener daran erkranken.
Auch wenn noch viel Forschungsarbeit erforderlich ist, gewinnt die Blutgruppe in der Medizin immer mehr an Bedeutung.

Die Verbindung zwischen Blutgruppen und Nahrungsmittelverträglichkeit hat der amerikanische Arzt James D'Adamo bereits in den 1970er-Jahren erkannt. Sein Sohn Peter D'Adamo untermauerte die empirisch entdeckten Zusammenhänge wissenschaftlich und beschrieb diese später in seinen Büchern über das »Blutgruppenkonzept«.

Nicht nur die 4 ausgewiesenen Blutgruppen A, B, AB und 0 sind in der Ernährungsmedizin im Hinblick auf den Stoffwechsel wichtig, sondern auch die beiden Mischblutgruppen A0 und B0.

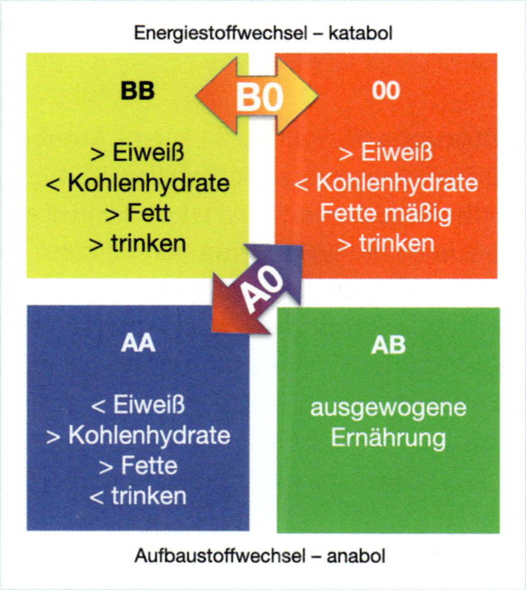

Zuordnung der Blutgruppen im Stoffwechsel

Prof. Dr. Jürgen Schole und Dr. Wolfgang Lutz unterteilen in ihren Arbeiten den Stoffwechsel in Energiestoffwechsel (katabol) und Aufbaustoffwechsel (anabol). Tagsüber ist der Energiestoffwechsel dominant, weil wir körperlich aktiv sind und daher viel Energie benötigen. Der Aufbaustoffwechsel, der für Regeneration, Erholung und Stabilisierung des Immunsystems wichtig ist, hat nachts seine aktive Phase. Beide Stoffwechselanteile sollten in einem ausgewogenen Verhältnis zueinander stehen.
Die Zuordnung der Blutgruppen geschieht gemäß den Stoffwechselprägungen, die in der Stoffwechselmedizin den Enzymen und deren Aktivität im Darm entsprechen.

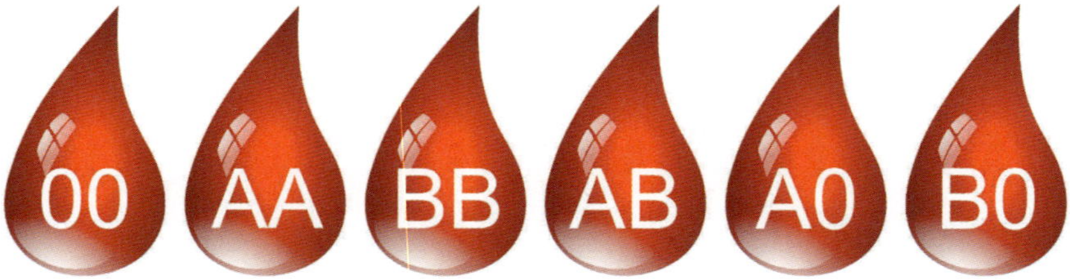

Blutgruppe 00 (rein Null) hat eine **katabole** Stoffwechselprägung. Die Ernährung sollte reichlich Eiweiß, mäßig Fette und ballaststoffreiche Kohlenhydrate enthalten. Schnell aufschließbare Kohlenhydrate in Form von Getreide sind für diese Blutgruppe nicht geeignet. Menschen dieser genetischen Prägung besitzen ausreichend Enzyme, um auch rotes Fleisch zu verarbeiten. Bei einer überwiegend vegetarischen Ernährungsweise ist darauf zu achten, dass ab und an Lebensmittel mit tierischem Eiweiß verzehrt werden. Eine dauerhaft vegane Ernährungsweise ist für den Stoffwechsel dieser Blutgruppe nicht geeignet, da es dabei leicht zu Mangelerscheinungen kommen kann.

Blutgruppe BB (rein B) hat ebenfalls eine **katabole** Stoffwechselprägung. Die Empfehlung lautet: reichlich Fette, viel Eiweiß und wenig Kohlenhydrate. Ähnlich wie bei Blutgruppe 0 stehen ausreichend Enzyme für die Verarbeitung tierischer Eiweiße zur Verfügung, die im Speiseplan enthalten sein sollten. Eine rein vegane Ernährungsweise kann zu Mangelerscheinungen führen.

Blutgruppe AA (rein A) hat eine **anabole** Stoffwechselprägung. Die Nahrung sollte sich aus möglichst wenig tierischem Eiweiß, aus reichlich guten und ballaststoffreichen Kohlenhydraten sowie gesunden Fetten und Ölen zusammensetzen. Aufgrund der geringen Menge an Verdauungsenzymen für tierische Eiweiße (alkalische Phosphatase im Dünndarm) kann rotes Fleisch nicht gut verarbeitet werden. Verträglicher ist weißes Fleisch von Huhn, Pute oder Fisch. Träger dieses Genmerkmals haben einen Stoffwechsel, der optimal an eine vegetarische Kost angepasst ist.

Blutgruppe AB wird als eigenständige Blutgruppe gewertet, kann jedoch auch als Mischung von A und B gelten. Sie hat eine leicht **anabole** Stoffwechselprägung. Eine ausgewogene Ernährungsweise mit gleichen Anteilen von Eiweiß, Kohlenhydraten und Fetten ist förderlich. Prinzipiell ist vegetarische Kost für den Stoffwechsel der Blutgruppe AB geeignet.

Blutgruppe B0 ist eine Mischung aus Blutgruppe B und 0. Der Stoffwechsel ist **katabol** geprägt. Die Ernährungsempfehlung entspricht im Wesentlichen der für Blutgruppe 0 – mit einer Ernährungsweise, die optimalerweise tierische Eiweiße beinhaltet.

Blutgruppe A0 ist eine Mischung aus Blutgruppe A und 0. Wir finden dieses genetische Merkmal bei etwa 20 % aller Träger der Blutgruppe A. Die Stoffwechselprägung ist leicht **anabol.** Im Gegensatz zur reinen Blutgruppe A ist die Versorgung mit tierischem Eiweiß für die Betroffenen grundsätzlich wichtig. Ausreichend gute Kohlenhydrate und gemäßigt gesunde Fette runden den Speiseplan ab.

Stoffwechselverbrennungstyp

Dr. Georg Watson (Universität Südkalifornien) war in den 1970er-Jahren der Erste, der die Verbrennungsgeschwindigkeit von Kohlenhydraten zu unterschiedlichen Stoffwechseltypen in Beziehung setzte. Er unterschied dabei 3 Verbrennungstypen:

Dem **Schnellverbrenner** bekommt eine eiweiß- und fettreiche Kost gut. Kohlenhydrate dagegen verwertet er zu schnell, und es kommt zu einer starken und schnellen Insulinreaktion. Der Blutzuckerspiegel schwankt beim Schnellverbrenner stark. Infolge einer Gegenreaktion des Körpers, bei der Eiweiß in Glukose umgewandelt wird (Glukoneogenese), kommt es zum Anstieg des Harnsäurespiegels im Blut. Regelmäßiges und dem Stoffwechsel angepasstes Essen ist für diesen Stoffwechseltyp günstig.

Für den **Langsamverbrenner** ist besonders Pflanzenkost geeignet. Seine Schwäche liegt in der Verdauung und Verwertung von Eiweißen und Fetten. Nach einer fett- und fleischreichen Mahlzeit fühlt er sich zwar müde und träge, jedoch nicht satt. Der Langsamverbrenner neigt zu einem hohen Blutzuckerspiegel und chronischem Übergewicht. Körperliche Aktivitäten und der Verzicht auf Zwischenmahlzeiten sind für seinen Stoffwechsel förderlich.

Der **Mischverbrenner** ist genetisch auf eine ausgewogene Kost ausgerichtet. Eiweiße, Fette und Kohlenhydrate sind für ihn gleichermaßen ideale Nährstoffquellen. Körperlich fühlt er sich mit einer abwechslungsreichen Ernährung am besten.

Dr. Watson arbeitete die Stoffwechselverbrennungstypen durch umfangreiche Fragebögen heraus. Im Rahmen des Stoffwechselprogramms von »gesund + aktiv« wird der Typ durch die Kombination verschiedener Laborwerte und deren Verhältnis zueinander ermittelt.

Aus den 6 unterschiedlichen Blutgruppen und den 3 Stoffwechselverbrennungstypen ergeben sich 18 abgegrenzte genetische Stoffwechselprägungen, die sich in ihrer Enzym- und Stoffwechselaktivität unterscheiden.
Für die Ermittlung der Nahrungsmittel, die optimal zum Stoffwechsel passen, reicht diese Klassifizierung jedoch nicht aus – insbesondere dann nicht, wenn Erkrankungen vorliegen. Darum ist als weitere Unterteilung die epigenetische Stoffwechselprägung wichtig.

Epigenetische Stoffwechselprägung

Die genetische Stoffwechselprägung ist vergleichbar mit der Hardware eines Computers. Dieser benötigt Programme, die ihn steuern – das übernimmt die Epigenetik. Sie wird durch Ernährung, Lebensstil, Erkrankungen und Umwelteinflüsse bestimmt. Die daraus resultierenden Störungen werden im Rahmen einer umfangreichen Vital- und Stoffwechselanalyse, bestehend aus mindestens 42 einzelnen Laborwerten, analysiert.

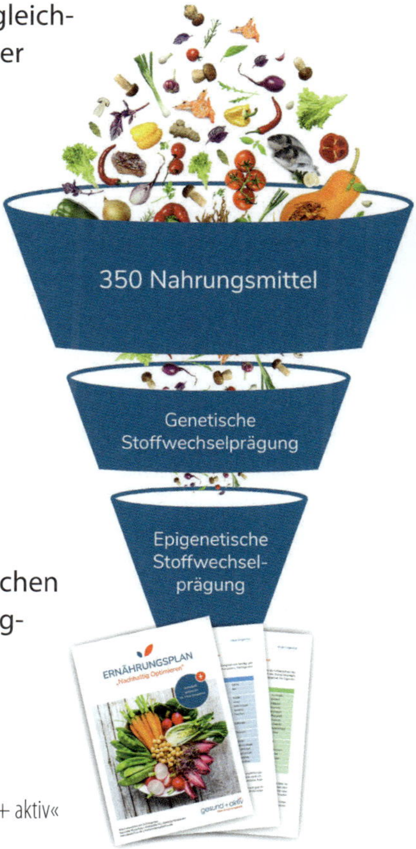

Der personalisierte Ernährungsplan

Die Analyse der genetischen und epigenetischen Stoffwechselprägung führt durch ein umfangreiches Filterverfahren der Nahrungsmittel zum personalisierten Ernährungsplan.

Das Filterverfahren von »gesund + aktiv«

In der ersten Stufe des Stoffwechselprogramms von »gesund + aktiv« wird ein Warenkorb an Lebensmitteln zusammengestellt, der aus Fleisch, Geflügel, Fisch, Hülsenfrüchten, Nüssen, Kernen, Milchprodukten, Milchersatzprodukten, Gemüse, Obst, Getreide, Ölen und Fetten besteht. Nicht enthalten sind Nahrungsmittel, die zu keiner genetischen Stoffwechselprägung passen, wie Schweinefleisch, Weizen und Gemüse mit Kohlenhydraten, die den Blutzuckerspiegel schnell ansteigen lassen.
In der zweiten Stufe werden die Nahrungsmittel herausgefiltert, die zur individuellen genetischen Stoffwechselprägung passen. In der dritten Stufe erfolgt dann eine erneute Aussortierung der Lebensmittel, die aufgrund der epigenetischen Stoffwechselprägung aktuell nicht auf dem Speiseplan stehen sollten.
Das Endergebnis ist ein maßgeschneiderter persönlicher Ernährungsplan, der die Nahrungsmittel enthält, die dem Stoffwechsel guttun. Dazu gibt es Informationen zum persönlichen Stoffwechsel, Mengenlisten zur Orientierung und praktische Umsetzungstipps.

Das »gesund + aktiv«-Stoffwechselprogramm ist keine Diät, sondern ein medizinisches Ernährungskonzept. Darum wird es ausschließlich von darin ausgebildeten und zertifizierten Heilpraktikern, Heilpraktikerinnen, Ärztinnen und Ärzten angeboten. Sie helfen bei der Umsetzung der Ernährungsumstellung und stehen mit Rat und Tat zur Seite. Einen zertifizierten »gesund + aktiv«-Therapeuten bzw. eine zertifizierte »gesund + aktiv«-Therapeutin in Ihrer Nähe finden Sie unter www.gesund-aktiv.com.

Hohe Mahlzeitenfrequenz – ein Luxusproblem?

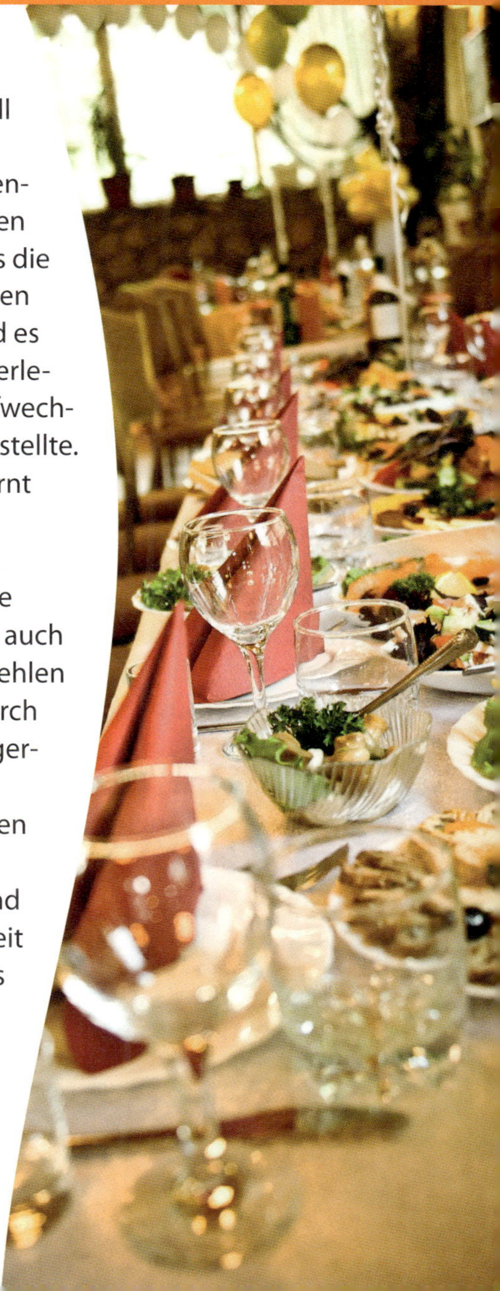

Aus dem Blickwinkel der Quantität essen wir heutzutage zu viel, zu schnell und zu oft. Über Jahrtausende haben sich die Menschen mit den entsprechenden Nahrungsmitteln aus ihrer nächsten Umgebung versorgt und mit dem, was die Jahreszeit anbot. Es gab Zeiten, in denen viel Nahrung zur Verfügung stand, und es gab Zeiten der Hungersnot. Um zu überleben, war es wichtig, dass sich der Stoffwechsel auf diese extremen Situationen einstellte. Das hat er im Laufe der Evolution gelernt und kann es noch bis heute.

In der heute üblichen Ernährungsweise bleibt nicht nur die »Hungersnot« aus, auch die Pausen zwischen den Mahlzeiten fehlen größtenteils. Sie sind wichtig, denn durch sie kann der Stoffwechsel alle eingelagerten Energiereserven und Aufbaustoffe verarbeiten. Der Zugriff auf die Reserven ist allerdings nur möglich, wenn der Insulinspiegel gering ist. Dieser Zustand tritt etwa 2 Stunden nach einer Mahlzeit ein. Wird dann zu schnell wieder etwas gegessen, bleibt der Stoffwechsel kontinuierlich im Speichermodus, was zu Fetteinlagerungen und Gewichtszunahme führen kann.

Auch den Körperzellen fehlt dadurch der Impuls, ihre nicht vollständig abgebauten Stoffwechselzwischenprodukte zu recyceln. Die Folge ist »Restmüll« in der Körperzelle.

3 oder 5 Mahlzeiten – was ist richtig?

Die Antwort darauf ist einfach: Wer sich mit 3 Mahlzeiten am Tag wohlfühlt, bei wem es zum Alltag passt, für den ist das die richtige Frequenz. Das Gleiche gilt auch für 5 Mahlzeiten – es gibt hier keine allgemeingültigen Empfehlungen. Wichtig ist, auf das Hunger- und Sättigungsgefühl zu achten und dem Körper zu vertrauen. Er signalisiert uns, wann es Zeit ist, etwas zu essen, und wann nicht. Auf Zwischenmahlzeiten sollte auf jeden Fall verzichtet werden. Kommt der kleine Hunger zwischendurch, können Sie beispielsweise ein paar Nüsse essen.

3 Mahlzeiten pro Tag entsprechen unserer natürlichen Ernährungsweise. Der Stoffwechsel hat zwischen Frühstück, Mittag- und Abendessen ausreichend Zeit, sich zu regenerieren und Fette abzubauen. Wer große Portionen benötigt, sollte auf jeden Fall auf 3 Mahlzeiten setzen.

5 Mahlzeiten am Tag kann für Menschen richtig sein, die sich viel bewegen und nur kleine Mahlzeiten zu sich nehmen oder deren Stoffwechsel immer wieder angeregt werden muss. Um einen dauerhaft hohen Insulinspiegel zu vermeiden, ist bei 5 Mahlzeiten am Tag eine ballaststoffreiche Ernährung empfehlenswert.

Fasten – ein Reset des Stoffwechsels

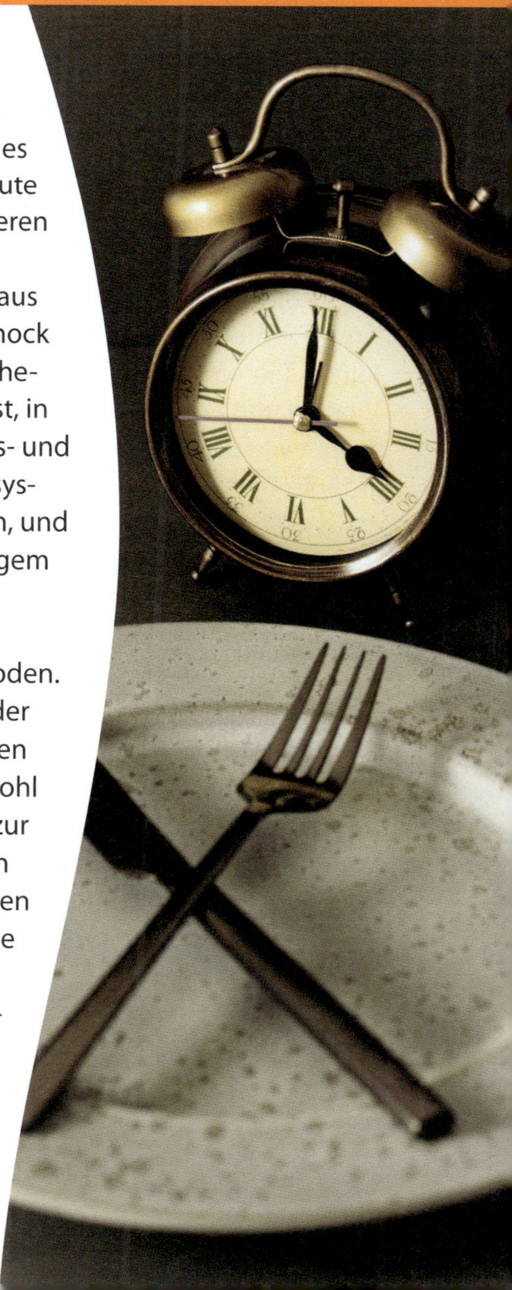

Genau genommen, wird in der Geschichte schon seit langer Zeit gefastet: früher gezwungenermaßen, weil es keine ausreichende Nahrung gab, heute freiwillig, um den Körper zu regenerieren und zu entgiften.
Fasten ist mehr als nicht essen, es ist aus medizinischer Sicht ein heilsamer Schock für den Körper. Ganze Kaskaden biochemischer Reaktionen werden ausgelöst, in den Körperzellen wird ein Reinigungs- und Aufräumsystem gestartet, das Abfallsystem des Körpers läuft auf Hochtouren, und Körper und Geist werden von unnötigem Ballast befreit.

Es gibt unterschiedliche Fastenmethoden. Der Arzt Otto Buchinger war Begründer des Heilfastens, einer der bekanntesten und ältesten Methoden. Sie wird sowohl zur Gesundheitsprävention als auch zur Therapie bei bestimmten Krankheiten angewendet. Im Gegensatz zur völligen Abstinenz wird dem Körper dabei eine geringe Menge Energie in Form von Gemüsebrühe oder Obst- und Gemüsesäften zugeführt. Um den erfolgreichen Einsatz des Heilfastens zu gewährleisten, wird es nur unter Aufsicht von zertifizierten Ärzten oder Therapeutinnen durchgeführt.

Intervallfasten – eine leicht umsetzbare Methode

Intervallfasten ist eine spezielle Form des Fastens, bei der sich die Essensphasen mit Fastenphasen zyklisch abwechseln. Es ermöglicht die Autophagie, eine Selbstreinigung der Körperzellen, und vermeidet niedriggradige Entzündungen, die in Verbindung mit der Nahrungsaufnahme stehen.
Das Intervallfasten ist in der Handhabung zeitsparend und leicht umzusetzen und in seiner Auswirkung auf die Gesundheit einzigartig. Viele meiner Patientinnen und Patienten berichteten schon nach kurzer Zeit von einer deutlichen Besserung der Beschwerden, mehr Vitalität und erholsamerem Schlaf.
Es gibt verschiedene Methoden des Intervallfastens. Bewährt haben sich die 16:8- und die 5:2-Methode.

Beim **16:8-Intervallfasten** wird jeden Tag 16 Stunden lang gefastet und während der verbleibenden 8 Stunden normal gegessen. In der Fastenphase, zum Beispiel von 16 Uhr bis 8 Uhr des folgenden Tages, sollte keine Nahrung aufgenommen werden. So entsteht ein Zeitfenster, in dem sich die Körperzellen regenerieren können. Das klassische 16:8-Fasten eignet sich vor allem für Männer. Frauen profitieren eher von einem 14:10-Rhythmus, weil ihr Hormonhaushalt anders reagiert und die Glykogenspeicher schneller geleert werden. Während der Essensphase sollten nur Lebensmittel gewählt werden, die der Stoffwechsel gut verarbeiten kann.

Beim **5 : 2-Intervallfasten** wird an 5 Tagen der Woche »normal« gegessen und 2 Tage lang nur mit geringer Kalorienaufnahme »gefastet«. Die beiden Fastentage müssen nicht aufeinanderfolgend sein, sondern können frei gewählt werden. An diesen beiden Tagen sollten Frauen nicht mehr als 500 kcal und Männer nicht mehr als 600 kcal zu sich nehmen, aber für ausreichend Flüssigkeit sorgen. Ich habe in der Praxis gute Erfahrungen damit gemacht, wenn an den Fastentagen ausschließlich Eiweißshakes getrunken werden, die nicht tierischen Ursprungs sind und keinen Soja enthalten (z. B. Protein von NewLife nutrition). Alternativ zum Eiweißshake kann an den beiden Fastentagen eine Haferkur (S. 150) durchgeführt werden.

Für Menschen, die zu Migräne neigen, kann das Intervallfasten allerdings eine nachteilige Wirkung haben. Längere Essenspausen führen zu stärkeren Schwankungen des Blutzuckerspiegels. Das Gehirn reagiert empfindlich auf solche Energiefluktuationen, weshalb ein ausgeprägter Nahrungsentzug Migränewege aktivieren kann. Der Stoffwechsel gerät in einen leichten Stresszustand, der die Anfälligkeit für Attacken erhöht. Falls Sie von Migräne betroffen sind, ist eine gleichmäßige, verlässliche Energiezufuhr wahrscheinlich besser verträglich als längere Fastenintervalle.

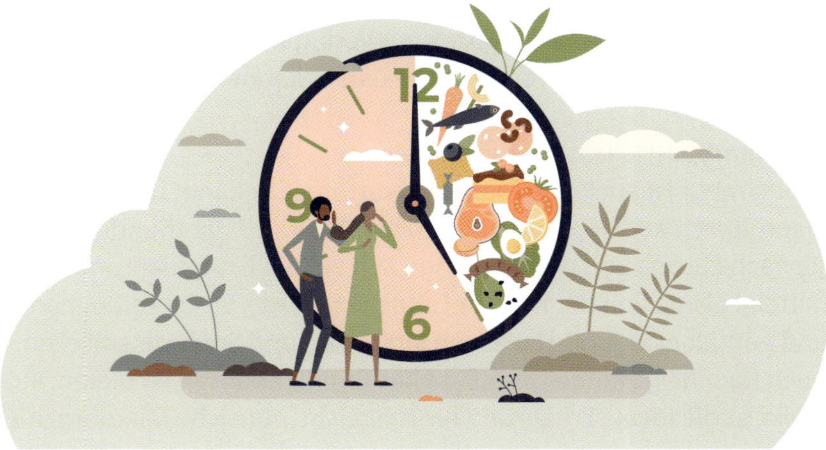

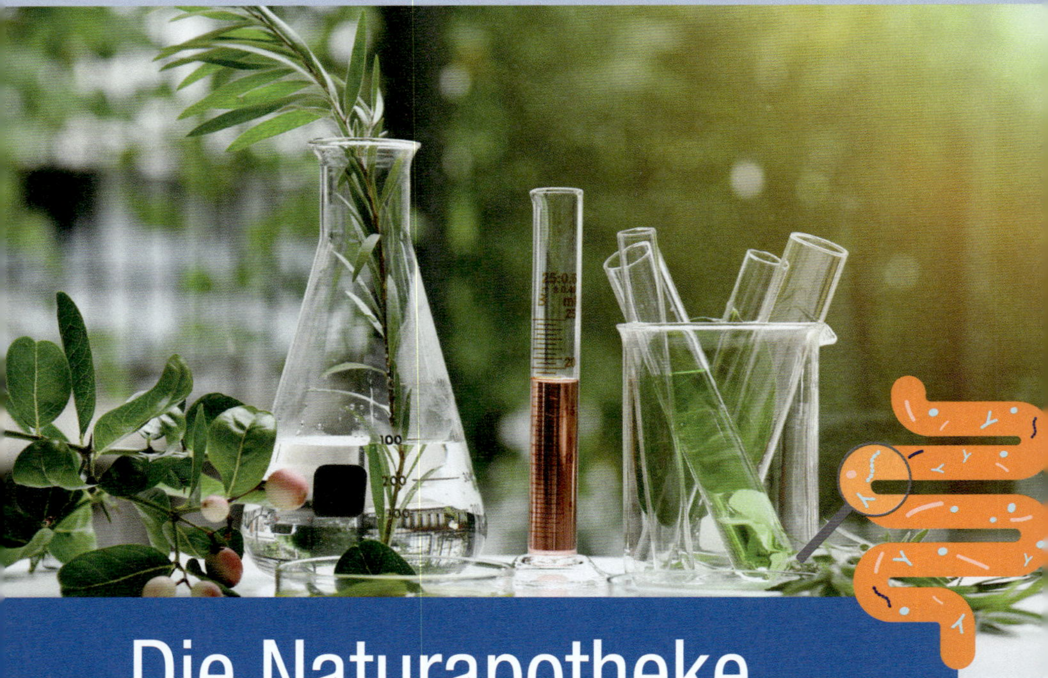

Die Naturapotheke für den Darm

Die Natur stellt viele Heilpflanzen zur Verfügung, die dem Darm guttun. Die meisten davon sind alte und bekannte Hausmittel:

Topinambur (Helianthus tuberosus)
Topinambur ist auch als »Diabetikerkartoffel« bekannt und stammt ursprünglich aus Nord- und Mittelamerika. Im 17. Jahrhundert kam sie nach Europa und gehörte lange Zeit zu den Grundnahrungsmitteln, bis sie von der Kartoffel abgelöst wurde. Sie ist kalorienarm und enthält eine große Fülle von Vitaminen und Spurenelementen. Auch für eine gesunde Darmflora hat Topinambur viel zu bieten: Ihr Inulin ist die ideale Ernährung für zahlreiche nützliche Mikroorganis-

men im Darm, die krank machende Bakterien bekämpfen. Topinambur fördert die Verdauung und schützt unter anderem vor Verstopfung. Im Internet finden Sie viele Rezepte mit dieser gesunden Knolle.

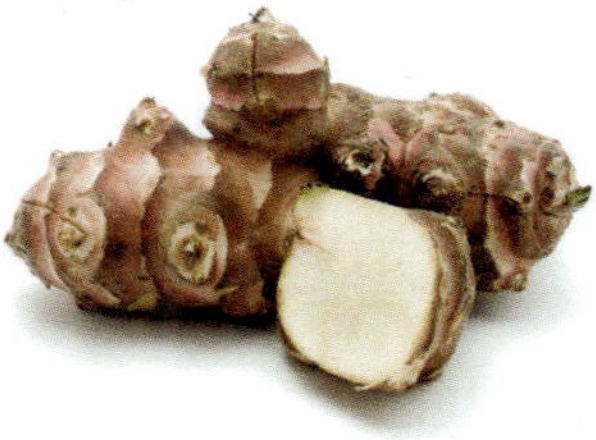

Kurkuma (Curcuma longa)
Kurkuma, auch Gelbwurz genannt, ist vor allem als Gewürz bekannt. Es ist ein wesentlicher Bestandteil des Currys, dem es seine gelbe Farbe verleiht. Kurkuma regt die Verdauungssäfte an und beugt so Verstopfung vor. Darmträgheit oder ein Völlegefühl nach dem Essen lassen sich laut WHO durch die tägliche Gabe von 3 g Kurkumapulver mildern oder vermeiden. Neuere Studien konnten die entzündungshemmende Wirkung von Kurkuma auf die Darminnenwände belegen. Die Schübe von Colitis ulcerosa (chronisch entzündliche Darmerkrankung) können durch hohe Dosen von Kurkumaextrakt günstig beeinflusst werden. Das Gewürz aktiviert und unterstützt die Leberfunktion bei einer Schwäche oder Überlastung des Organs durch Medikamente, Alkohol oder Stoffwechselgifte. Wer an Gallensteinen oder schweren Lebererkrankungen (außer Leberschwäche) leidet, sollte Kurkuma nicht einnehmen.
Als eigenständige Kochzutat kann Kurkuma jedoch kaum als Allheilmittel wirken. Der sekundäre Pflanzenstoff von Kurkuma, das Curcumin, ist fettlöslich und wird vom Darm nur in geringen Mengen aufgenommen. Über die Nahrung oder Tees ist kein gesundheitlicher Effekt möglich. Es gibt viele Firmen, die Kurkuma als Nahrungsergänzungsmittel anbieten. Die Bioverfügbarkeit kann durch die Beigabe von Vitamin C verbessert werden (z. B. Metabolic Active von NewLife nutrition oder Kurkuma 2400 von Be-Life).

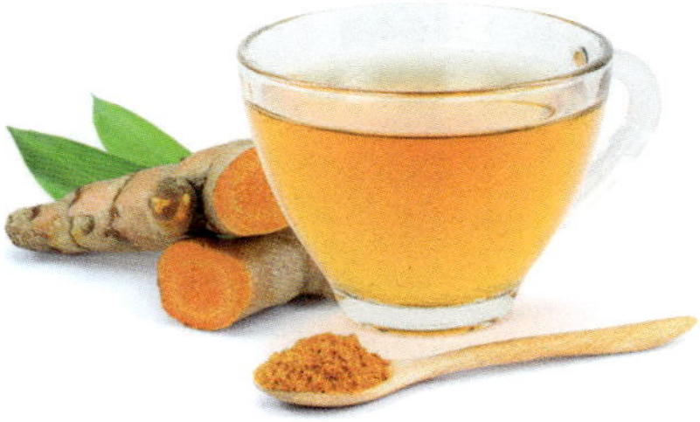

Pfefferminze (Mentha x piperita)
Pfefferminze ist eine wichtige Heil- und Gewürzpflanze und kann als Tee, in Cocktails, Sirup oder Eis verwendet werden. In vielen Ländern wird die Pfefferminze auch für herzhafte Gerichte oder im Kuchen verwendet. Besonders beliebt ist ihre Verwendung als Pfefferminztee bei Magen-Darm-Beschwerden, denn sie regt die Produktion von Gallensaft an und beruhigt Magen, Darm und Psyche. Die Minze wirkt entzündungshemmend, antibakteriell, fördert die Verdauung und hilft gegen Übelkeit, Krämpfe und Blähungen.

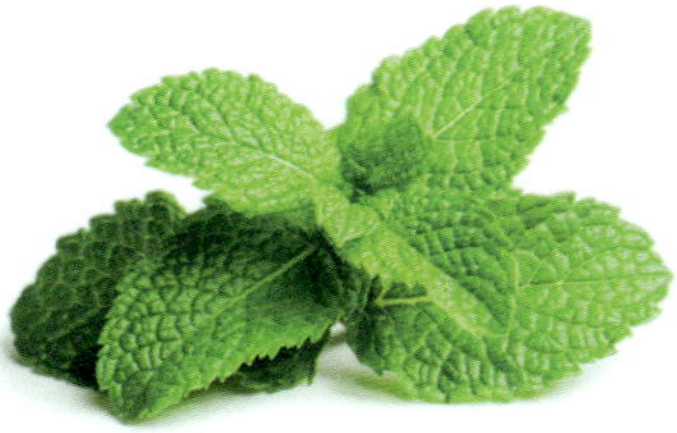

Kümmel (Carum carvi)
Kümmel ist eines der ältesten Gewürze. Er reinigt den Darm, hemmt Fäulnisprozesse und schützt vor Pilzbefall. Seine Wirkung soll noch stärker als die des Antipilzmittels Nystatin sein. Die Samen stoppen Gärung, reduzieren Blähungen und regen die Produktion von Magensaft und Bauchspeicheldrüsensekret an.
Viele Rezepte traditioneller Gerichte beinhalten Kümmel. Das ätherische Öl des Samens macht deftige, fettige Speisen und schwer verdaulichen Kohl verträglicher. Gleiches gilt für Hülsenfrüchte, Sauerkraut oder einige Käsesorten.
Kümmel kann auch als Öl oder Tee angewendet werden. Für einen Kümmeltee zerstoßen Sie 1 bis 2 TL Kümmelkörner (keinen Kreuzkümmel) leicht und übergießen sie mit 250 ml heißem Wasser. Lassen Sie den Tee etwa 15 Minuten abgedeckt stehen, und seihen Sie ihn dann ab. Wahlweise kann der Tee mit Fenchel- oder Anissamen in seiner gesundheitlichen Wirkung verstärkt und im Geschmack verfeinert werden. Ein altbewährtes Hausmittel bei Blähungen oder Dreimonatskoliken von Säuglingen ist Kümmelöl. Dazu können Sie den Bauch des Babys mit etwas Öl einreiben. Ergänzt werden kann die

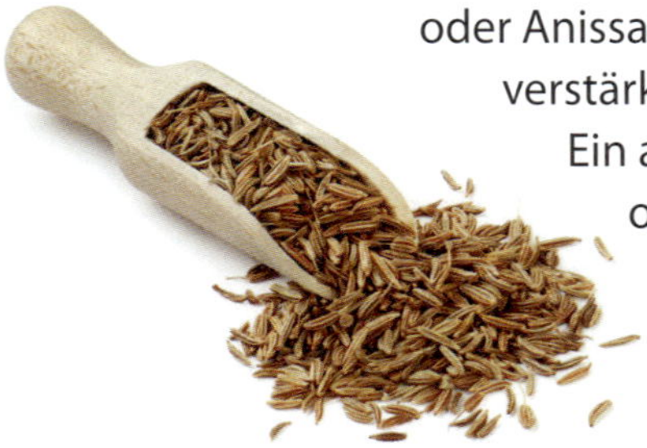

Behandlung ab 3 Monaten mit Carum carvi compositum Säuglingszäpfchen (Wala).

Leinsamen/Leinöl (Linum usitatissimum)
Leinsamen sind die Samen der Flachspflanze. Ihr nussiger Geschmack macht sie zu einer beliebten Zutat in Gebäck und Müsli. Die Körner können jedoch noch viel mehr als nur gut schmecken. Leinsamen regen die Darmtätigkeit an, da sie sich im Magen auf das 4- bis 8-Fache ihres Volumens ausdehnen. Das bringt den Darm in Bewegung, fördert die Verdauung und hält länger satt. Die Schleimstoffe im Leinsamen helfen bei Entzündungen und Verstopfungen. Eine weitere entzündungshemmende Wirkung entfaltet der hohe Anteil an Omega-3-Fettsäuren.

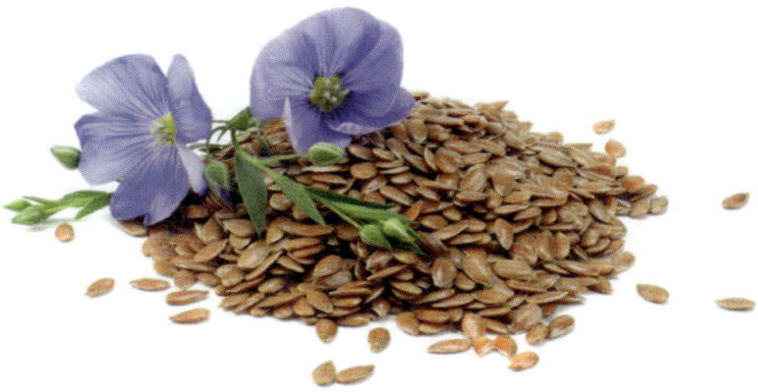

Fenchel (Foeniculum vulgare)
Fenchel ist ein weltweit bekanntes Gewürz und eine vielseitige Heilpflanze. Es gibt zwei Fenchelarten: Bitter- und Süßfenchel. Medizinisch kommt vor allem bitterer Fenchel zum Einsatz. Das ätherische Öl der Samen löst festsitzenden Schleim aus den Bronchien und fördert zugleich dessen Abtransport aus den Atemwegen. Daher können Fenchelsamen Erkältungsbeschwerden wie Husten und Schnupfen lindern. Im Magen-Darm-Trakt wirkt das Öl verdauungsfördernd, weshalb Süßfenchel als Tee gegen Blähungen und Völlegefühl hilft. Er wird häufig mit den ähnlich wirkenden Kräutern Anis und Kümmel kombiniert. In der Küche besticht Fenchel durch seinen einmaligen Geschmack, ist vielseitig einsetzbar und kann kreativ kombiniert werden. Die Knolle ist kalorienarm und enthält eine Reihe von wichtigen Mikronährstoffen wie Calcium, Kalium, Magnesium und Eisen. In ihr verbergen sich auch die Vitamine A, C und Folsäure.

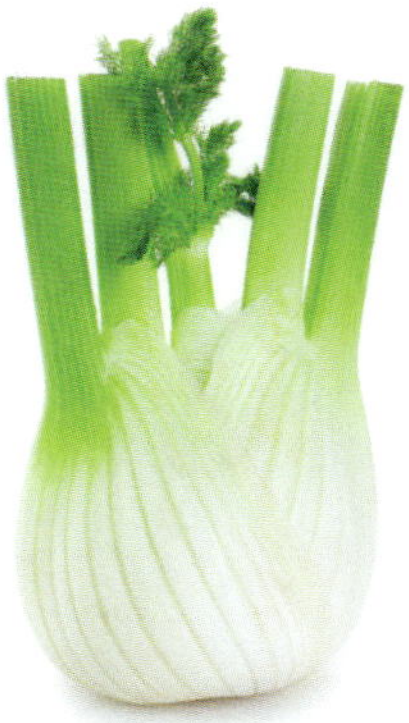

Anis (Pimpinella anisum)

Wie der Fenchel gehört Anis zur Familie der Doldenblütler. Als Gewürz dienen die Anissamen zum Verfeinern von Süßspeisen, Backwaren und Spirituosen. Als Heilkraut werden sie ähnlich dem Fenchel bei Bauchbeschwerden, Blähungen und Husten in Form von Tee angewendet.

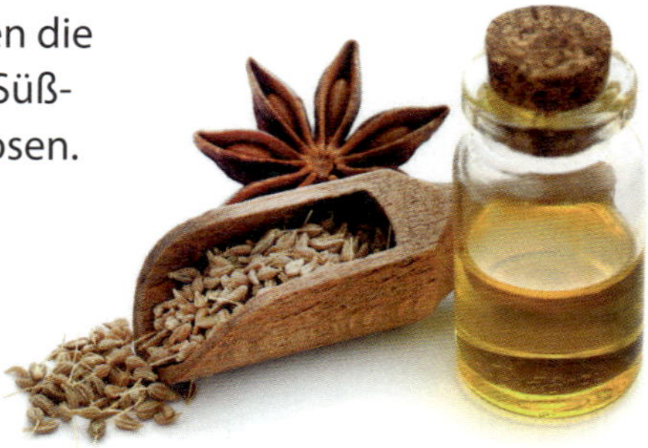

Bitterstoffe – Gesundes für jeden Tag

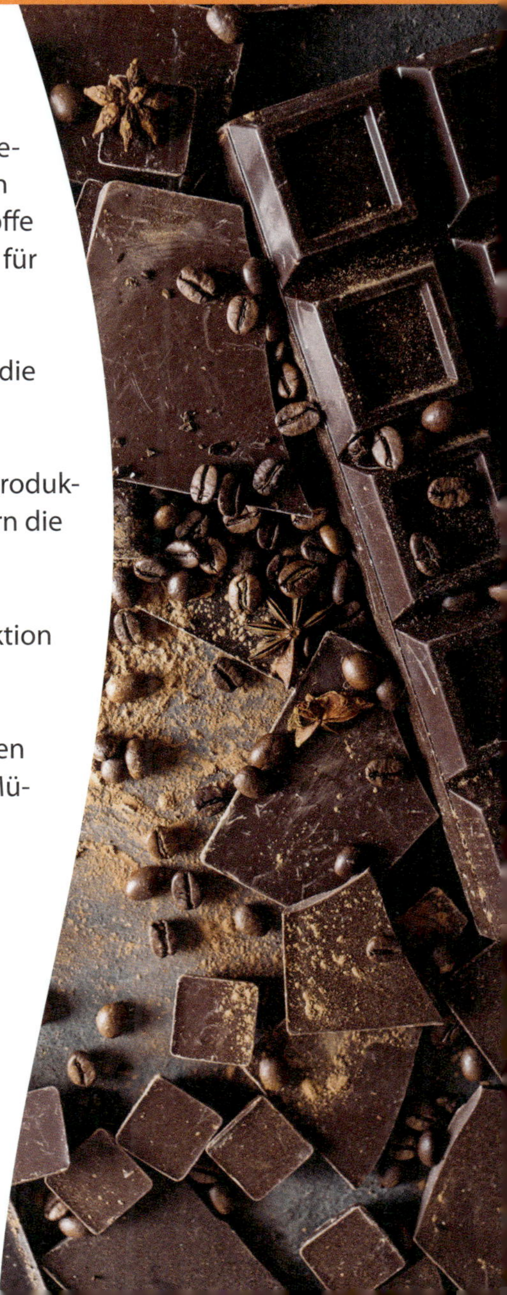

Bitterstoffe zählen zu den Antinährstoffen, mit denen sich die Pflanzen gegen Fressfeinde schützen. Weder Tiere noch die meisten Menschen mögen den Geschmack. Doch viele dieser Stoffe sind für den Menschen, insbesondere für die Verdauung, sehr gesund:

- Sie fördern den Speichelfluss und die Magensaftproduktion.
- In der Leber unterstützen sie die Produktion der Gallensäfte und erleichtern die Fettverdauung.
- Sie beeinflussen die Insulinproduktion und kurbeln die Darmtätigkeit an.
- Sie stärken die Abwehrkräfte, helfen bei Fieber, Depressionen, Stress, Müdigkeit und Erschöpfung.
- Sie regulieren das Hungergefühl und den Appetit, besonders den Heißhunger auf Süßes. Das ist ein wichtiger Aspekt, wenn Sie Ihr Gewicht reduzieren wollen.

Die natürlichen Quellen von Bitterstoffen sind Obst und Gemüse. Bitter zu essen, ist heutzutage nicht unbedingt einfach. In den letzten Jahrzehnten wurden vielen Obst- und Gemüsesorten die Bitterstoffe herausgezüchtet. Aromatisch und süß entspricht eher den modernen Geschmackswünschen als bitter und herb. Die Bitterstoffe in einer Kapsel an der Zunge vorbeizuschleusen, bringt jedoch nichts: Bitteres muss geschmeckt werden, um die Verdauungsprozesse in Gang zu setzen. Konnten Sie bislang Speisen mit Bitternote wenig abgewinnen, sollten Sie immer wieder versuchen, Bitteres zu essen. Die Abneigung dagegen legt sich mit der Zeit.
Befüllen Sie Ihren Warenkorb häufiger mit diesen Bitterstofflieferanten: Artischocke, Spinat, Rosenkohl, Chicorée, Mangold, Grünkohl, Radicchio, Löwenzahn, Rucola, Grapefruit, Ingwer, Kurkuma und Wermut.
Auch grünes Olivenöl oder Keimlinge von Brokkoli, Kohlrabi, Rettich, Rucola und Senf beinhalten Bitterstoffe. Zu den herb-bitteren Getränken zählen Kaffee aus dunkel gerösteten Kaffeebohnen, grüner Tee, Bier (durch den Hopfen) und bittere Spirituosen. Nicht zu vergessen: Ein kleines Stück Bitterschokolade mit einem hohen Kakaoanteil kann sich positiv auf die Gesundheit auswirken!

Bitterstoffe aus der Hausapotheke

Pflanzen, die Bitterstoffe enthalten, werden in der Hausapotheke und Naturheilkunde in Form von Tee oder als Pflanzenauszug in Tropfenform verabreicht. Dazu gehören der gelbe Enzian (Gentiana lutea), Tausendgüldenkraut (Centaurium erythraea), der seltene und geschützte Fieberklee (Menyanthes trifoliata), die Schafgarbe (Achillea millefolium), die Wegwarte (Cichorium intybus), Wermut (Artemisia absinthium) und mit etwas geringerem Bitterstoffanteil Hopfen (Humulus lupulus), Löwenzahn (Taraxacum) und Engelwurz (Angelica archangelica).

Pflanzenauszüge und deren Wirkung auf Körper, Geist und Seele

In der Naturheilkunde wird eine Pflanze nicht allein aufgrund ihrer Wirkstoffe verabreicht – sie wird als Ganzes betrachtet. Die Signatur der Pflanze, das bedeutet ihre Form, Farbe und ihr Wesen, wird in ihrer körperlich-seelischen Doppelwirkung betrachtet und diesen Auswirkungen entsprechend verordnet.

Wermut (Absinthium Urtinktur von Ceres)

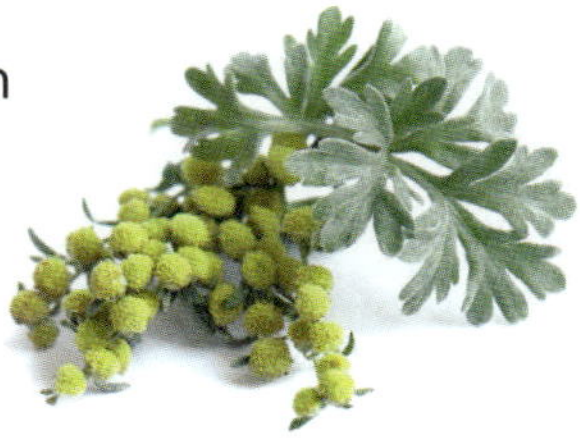

Wermut weckt das Interesse am Leben und an Aktivität und fördert die emotionale, energetische Durchdringung der Stoffwechselfunktionen. Menschen, denen es an Neugier mangelt, deren positive Anteilnahme am Leben schwach ist, sind dazu zu wenig in der Lage und werden atonisch. Ihre Verdauungsorgane sind geschwächt, und es können allgemeine Erschöpfungszustände bis hin zu Depressionen auftreten. Hier ist Wermut ein starkes Energetikum für Psyche und Körper: Durch die Erwärmung und Tonisierung des erschlafften Magens fördert er die Verdauungsfunktionen.

Engelwurz (Angelica archangelica Urtinktur von Ceres)

Angelica archangelica umhüllt, schützt wie ein Kokon vor äußeren Einflüssen und hilft, die Struktur in sich wiederzufinden und die eigene innere Stimme wahrzunehmen. Auf körperlicher Ebene unterstützt Angelica die Verdauung und lindert Appetitlosigkeit, Magen-Darm-Krämpfe, Völlegefühl und Blähungen.

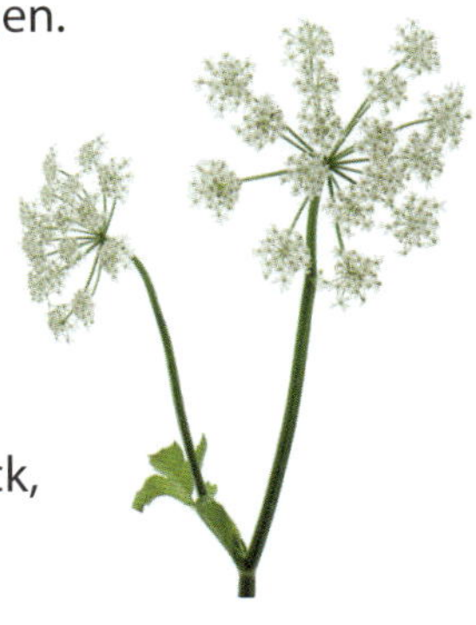

Kinder und Jugendliche, die noch in ihrer Entwicklung sind und sich daher noch nicht vollkommen sicher mit sich selbst und ihrem Inneren fühlen, wodurch sie der Außenwelt ausgeliefert sind, werden durch Angelica in ihrem Individualisierungsprozess unterstützt. Ziehen sich Menschen aus Leib und Leben zurück, wenn Ängstlichkeit und Unentschlossenheit in Lebensangst und Depression münden, oder bei innerer Kälte und Kontaktarmut kann Angelica stützend und energetisierend wirken.

Wegwarte (Cichorium intybus Urtinktur von Ceres)
Die Wegwarte wächst häufig an Wegkreuzungen – dort wartet sie darauf, uns den Weg zu weisen, den Weg zu uns selbst. Cichorium hilft, die eigenen Fähigkeiten zu erkennen, den Weg der eigenen Bestimmung zu finden und ihn zu gehen. Auf körperlicher Ebene unterstützt die Wegwarte den Gallenfluss und die Entgiftung über die Leber. Bei funktionellen Oberbauchbeschwerden, Appetitlosigkeit und verdauungsbedingten Kopfschmerzen hat sich die Wegwarte bestens bewährt.
Alternativ zu der empfohlenen Urtinktur nutze ich häufig das Mittel Cichorium Plumbo cultum RH D3 von Weleda. Während ihrer Wachstumszeit wird die Wegwarte für dieses Mittel mehrfach mit bleihaltigem Wasser begossen. Das nimmt sie in sich auf und wandelt es um (vegetabilisiert das Blei). Diese Verfahrensweise geht auf Rudolf Steiner zurück. Indikationen dieses Mittels sind Sinnesüberempfindlichkeit, Suchttendenzen, Allergieneigung sowie Verdauungs- und Abwehrschwäche. Cichorium Plumbo cultum RH D3 verstärkt die Milztätigkeit im Sinne einer Abschirmung des Organismus gegen die Außenwelt. Ich verordne es bei mangelndem Schutz vor äußeren Einflüssen. Anwendung findet dieses Mittel ebenfalls bei Nahrungsmittelallergien und Überempfindlichkeit gegenüber chemischen Substanzen sowie zur Verstärkung der Verdauungstätigkeit der Oberbauchorgane.

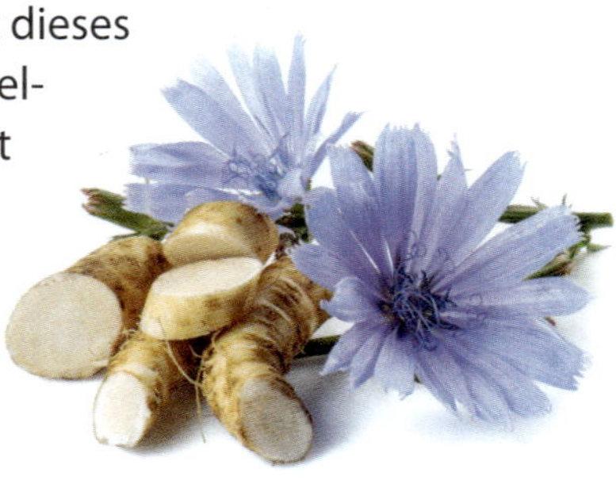

Artischocke (Cynara scolymus Urtinktur von Ceres)
Die Artischocke fördert das Gleichgewicht zwischen Ausschweifung und Selbstbeschränkung. Durch ihre Bitterstoffe stärkt sie die Verdauungsvorgänge und stimuliert die Umsetzung von Fetten. Die Artischocke kann begleitend zur Gewichtsreduzierung und bei Heißhungeranfällen eingesetzt werden. Sie schützt die Leber und fördert ihre Regeneration.

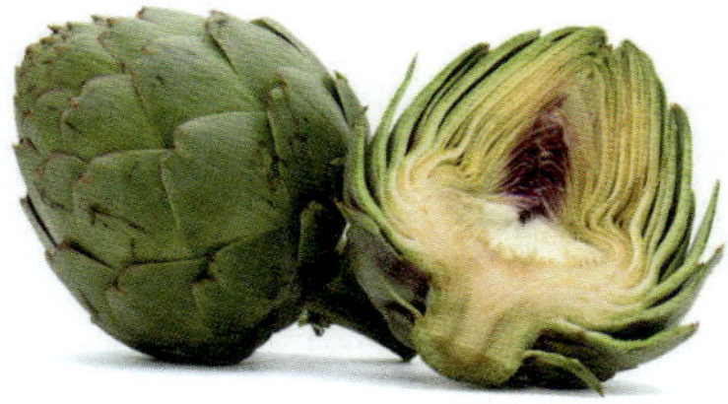

Löwenzahn (Taraxacum Urtinktur von Ceres)
Löwenzahn ist eine sehr starke Pflanze. Sie schenkt die Kraft, die wir benötigen, um uns im Leben zu behaupten. Gleichzeitig unterstützt sie die Wandlungskräfte, steigert die Kreativität und fördert die Erneuerung.
Löwenzahn unterstützt auf körperlicher Ebene die Arbeitsleistung der Leber, regt die Magensaftbildung an, wirkt krampflösend und entzündungshemmend. Außerdem kurbelt er den Stoffwechsel und die Entgiftung an und hilft, eingelagerte Fremdstoffe zu mobilisieren und auszuleiten. Auf seelisch-geistiger Ebene bringt er gestaute Energien wie Sorgen, Trauer oder Ängste, die die Lebenskraft schwächen, wieder in Fluss.

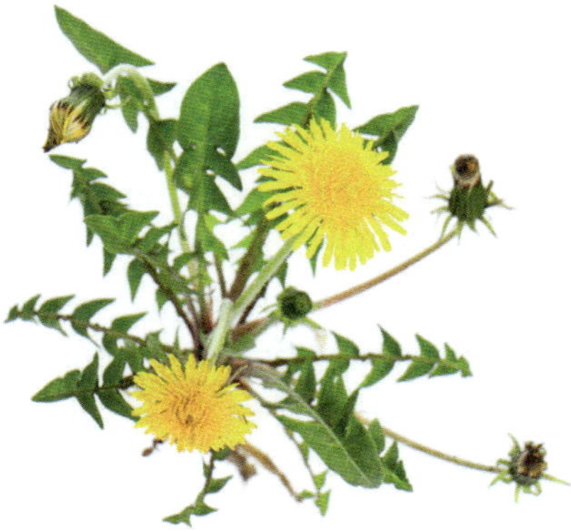

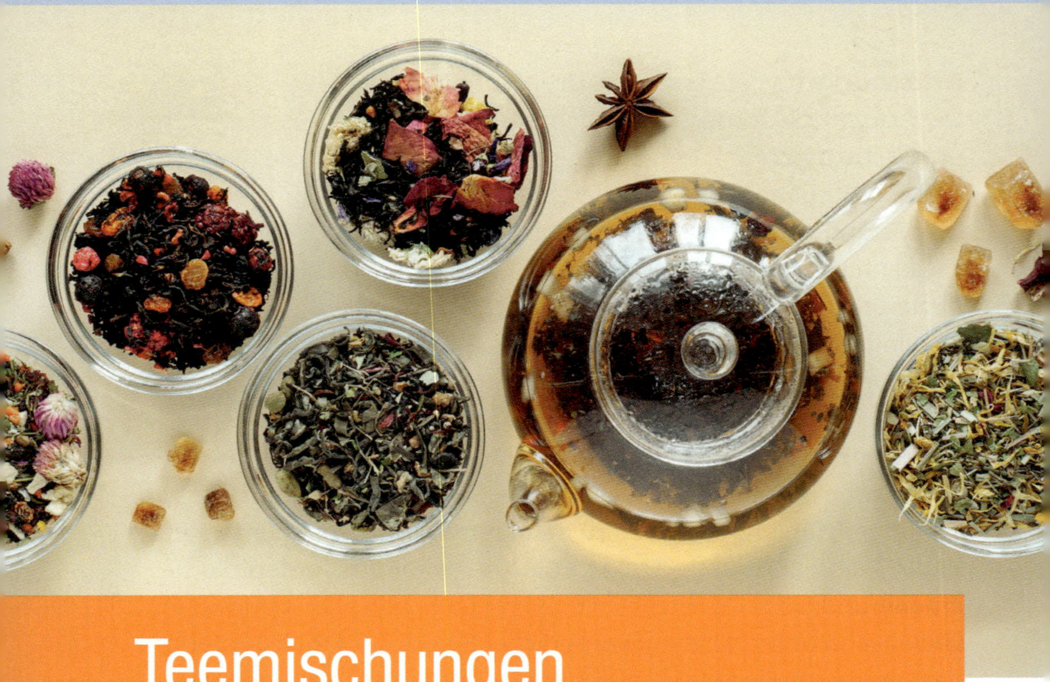

Teemischungen, die dem Darm guttun

In der Naturheilkunde und der Hausapotheke haben Kräutertees eine lange Tradition. Genutzt werden getrocknete Pflanzenteile, die in heißem Wasser ihre gesundheitsfördernden Eigenschaften entfalten. Die Kräuterfrau und Heilpraktikerin Daniela Wolff aus Hamburg hat mir ihre beiden Lieblingsteerezepte für den Darm zur Verfügung gestellt.

Der Aufräumer – ein Bauchtee zur Unterstützung der Verdauung

Zutaten

30 g Schafgarbe
25 g Fenchel
25 g Kümmel
15 g Löwenzahn
15 g Krauseminze
15 g Bohnenkraut
5 g Wermut
15 g Kamille

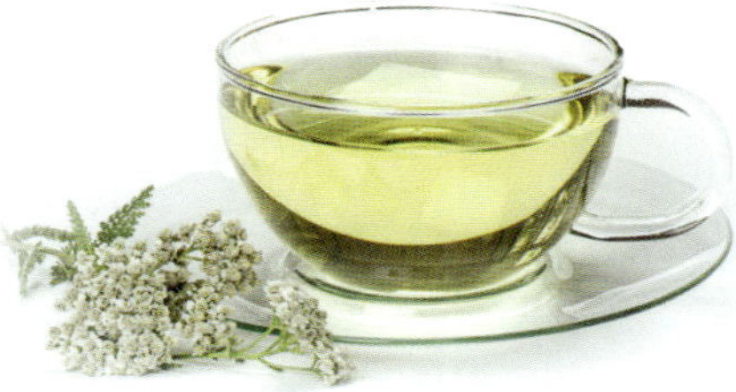

Anwendung:

1 TL der Kräutermischung pro Tasse kurz mörsern (um Fenchel und Kümmel zu zerstoßen), dann mit kochend heißem Wasser übergießen und 5 bis 10 Minuten ziehen lassen.

Der Darmtee – entzündungshemmend und krampflösend

Zutaten:

20 g Schafgarbe
20 g Odermennig
20 g Melisse
20 g Kamille
30 g Engelwurz (Wurzel)
20 g Wegwarte (Wurzel)

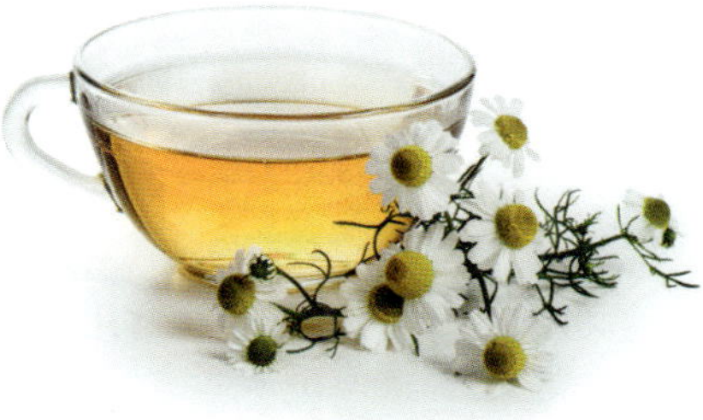

Anwendung:

1 TL der Kräutermischung pro Tasse mit kochend heißem Wasser übergießen und 5 bis 10 Minuten ziehen lassen.

Hefe – eines der ältesten Heilmittel

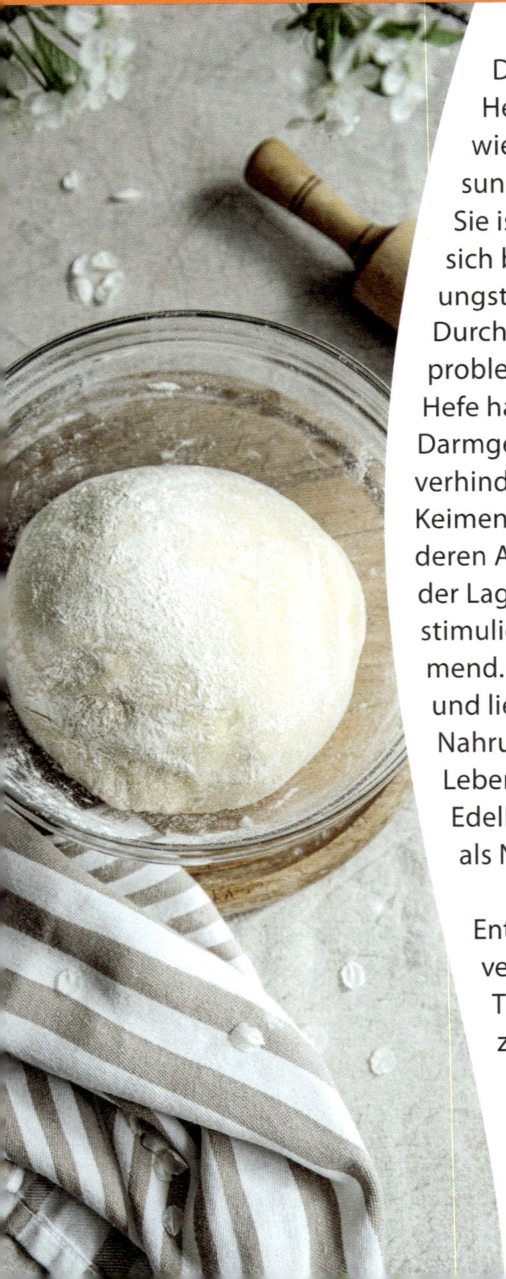

Die meisten Menschen verbinden Hefe mit kalorienreichen Backwaren wie Pizza oder Kuchen. Dass Hefe gesund ist, wissen allerdings nur wenige. Sie ist ein uraltes Heilmittel und wirkt sich besonders positiv auf den Verdauungstrakt aus. Sie wird insbesondere bei Durchfall und allgemeinen Verdauungsproblemen empfohlen.

Hefe hat gleich mehrere Vorteile für die Darmgesundheit: Sie bindet Bakteriengifte, verhindert das Festsetzen von schädlichen Keimen an der Darmwand und fördert deren Ausscheidung. Hefepilze sind in der Lage, die Abwehrzellen im Darm zu stimulieren, und wirken entzündungshemmend. Ihre Zellwände sind unverdaulich und liefern so für die gesunden Bakterien Nahrung. Daher gilt Hefe als präbiotisches Lebensmittel. Zur Einnahme wird hier Edelhefe, also nicht mehr gärfähige Hefe, als Nahrungsergänzung verwendet.

Enthalten ist Hefe in verschiedenen verarbeiteten Lebensmitteln und in Trockenfrüchten. Als Nahrungsergänzungsmittel ist medizinische Trockenhefe in Form von Tabletten, Pulver, Flocken oder auch als Hefegetränk erhältlich.

Hefe beinhaltet zahlreiche Inhaltsstoffe, die der Gesundheit dienlich sein können, z. B. die Vitamine B1, B2 und B6 sowie die Mineralstoffe Kalium, Natrium, Calcium, Magnesium, Eisen und Zink. Hefe ist nicht nur für den Darm, den Stoffwechsel und das Immunsystem gut, sie macht auch schöne Haare, Haut und Nägel, da sie Biotin und Folsäure enthält.

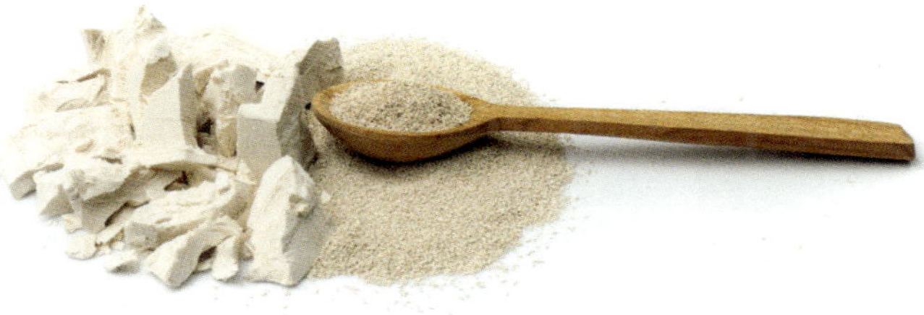

Apfelessig – Genuss- und Wundermittel

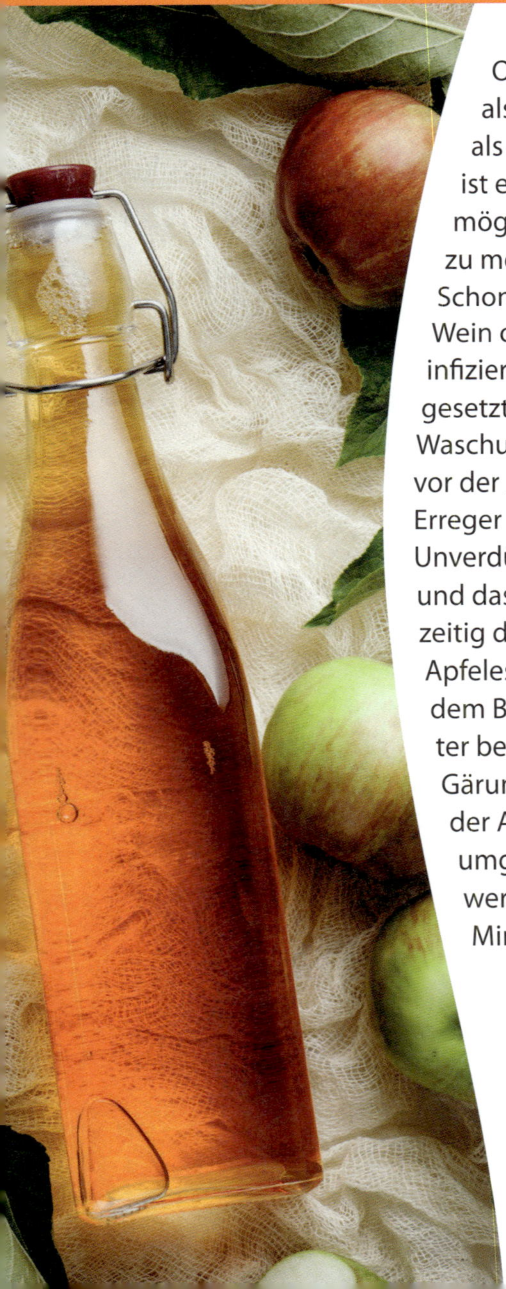

Ob als Bestandteil des Salatdressings, als Koch- oder Backzutat oder sogar als ergiebiger Haushaltsreiniger: Essig ist ein Produkt mit vielen Anwendungsmöglichkeiten. Er wird seit jeher auch zu medizinischen Zwecken verwendet. Schon die alten Römer nutzten Essig aus Wein oder Apfelmost, um Wunden zu desinfizieren, und im Mittelalter wurde er eingesetzt, um die Pest zu bekämpfen – eine Waschung mit Apfelessig sollte Gesunde vor der Ansteckung mit dem todbringenden Erreger schützen.

Unverdünnter Apfelessig lindert den Juckreiz und das Brennen bei Insektenstichen, gleichzeitig desinfiziert er die Wunde.

Apfelessig wird aus Apfelresten gewonnen, dem Bakterien der Gattung Acetobacter beigefügt werden. Diese setzen den Gärungsprozess in Gang, in dessen Verlauf der Alkohol in Essigsäure und Wasser umgewandelt wird. Dadurch entstehen wertvolle Vitamine, Spurenelemente, Mineralstoffe und Enzyme.

Zur inneren Anwendung darf Apfelessig nur in kleinen Mengen und immer mit Wasser oder Saft verdünnt getrunken werden (niemals pur!), damit die Säure die Schleimhäute im Verdauungstrakt nicht reizt. Diabetiker sollten vorsichtig mit Apfelessig sein, da er den Blutzuckerspiegel beeinflussen kann.

Apfelessig hat viele positive Auswirkungen auf den Darm: Er kann schädliche Darmbakterien abtöten, die Ausbreitung von Darmpilzen verhindern und typische Verdauungsbeschwerden wie Blähungen oder Verstopfung lindern.
Außerdem kann Apfelessig beim Abnehmen helfen, die Behandlung einer Kalkschulter unterstützen, Hauterkrankungen wie Rosacea, Akne und Neurodermitis lindern, den Kreislauf und den Stoffwechsel anregen und vieles mehr. Um alle positiven Eigenschaften auszukosten, sollten Sie täglich mindestens 2 EL davon einnehmen. Wer den säuerlichen Geschmack mag, kann Apfelessig nutzen, um leckere und gesunde Drinks zu mixen. Mineralwasser bekommt beispielsweise mit einem Schuss davon ein tolles Aroma, und Apfelschorle wird mit Apfelessig noch erfrischender.

Unter Gesundheitsbewussten ist besonders der morgendliche Apfeltrunk beliebt: 1 bis 2 TL Apfelessig auf 250 ml Wasser oder Ingwertee (frische Ingwerscheiben mit heißem Wasser übergießen und abkühlen lassen), wahlweise mit einem Löffel Honig gesüßt. Das regt den Stoffwechsel und die Fettverbrennung an.

Pro- und Präbiotika – Gutes für die Darmflora

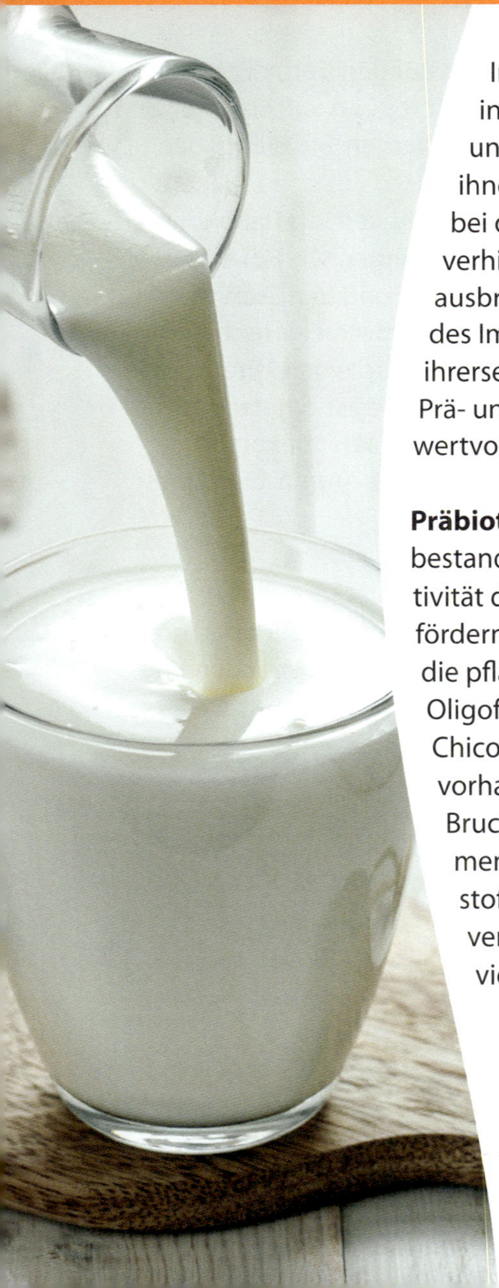

Im menschlichen Darm leben, wie Sie inzwischen wissen, Tausende Stämme unterschiedlicher Bakterien. Viele von ihnen sind sehr nützlich, denn sie helfen bei der Verwertung von Nahrung. Sie verhindern, dass sich Krankheitserreger ausbreiten, tragen zum Funktionieren des Immunsystems bei und produzieren ihrerseits Vitamine und gesunde Fettsäuren. Prä- und Probiotika sorgen dafür, dass diese wertvollen Mitbewohner gesund bleiben.

Präbiotika sind unverdauliche Lebensmittelbestandteile, die das Wachstum und die Aktivität der gesunden Bakterien im Dickdarm fördern. Die 2 wichtigsten Präbiotika sind die pflanzlichen Kohlenhydrate Inulin und Oligofruktose. Inulin ist natürlicherweise in Chicorée, Schwarzwurzel und Topinambur vorhanden. Oligofruktose setzt sich aus Bruchstücken des Fruchtzuckers zusammen. Es zählt zu den löslichen Ballaststoffen, die der Körper nur unvollständig verdauen kann, und befindet sich in vielen Gemüse- und Getreidearten.

Beide Kohlenhydrate zählen zu den bestmöglichen präbiotischen Stoffen, weil sie den Blutzuckerspiegel kaum beeinflussen.

Probiotika sind Lebensmittel, die lebensfähige Mikroorganismen enthalten. Dazu gehören Sauerkraut, Rote Bete und Sauermilchprodukte. Probiotika haben einen positiven Einfluss auf das Gleichgewicht der Darmflora und tragen dazu bei, die Darmbarriere zu stärken und Krankheitserreger abzuwehren. Voraussetzung für eine gesundheitsfördernde Wirkung von Probiotika ist, dass die verwendeten Bakterien und Hefen dort ankommen, wo sie gebraucht werden. Das bedeutet, sie müssen in ausreichender Menge in Lebens- oder Arzneimitteln vorkommen, die Passage durch Magen- und Dünndarm überstehen und sich gegen die im Dickdarm vorherrschenden Bakterien durchsetzen. Bei gesunden Menschen reicht in der Regel eine ausgewogene Ernährung mit viel Gemüse aus, um das Mikrobiom im Gleichgewicht zu halten.

Lebensmittel mit präbiotischen und probiotischen Eigenschaften

Fermentierte Nahrungsmittel liefern günstige Bakterien und sorgen für neues Leben im Darm. Die folgenden Nahrungsmittel harmonisieren die Zusammensetzung unserer Mitbewohner und stärken das Immunsystem:

- Artischocke ist reich an präbiotischem Inulin. Durch den hohen Ballaststoffanteil fördert sie die Verdauung.
- Zwiebel, Knoblauch und schwarzer Pfeffer helfen dem Immunsystem auf die Sprünge. Sie gehören zur Lieblingsnahrung der Darmbakterien.
- Porree ist reich an entzündungshemmenden Antioxidantien und hat, wie alle Lauchgewächse, eine präbiotische Wirkung.

- Schwarzwurzel beinhaltet viele Vitamine und Mineralstoffe und gehört zu den Leckerbissen für die gesunden Darmbakterien.

- Pastinake und Topinambur sind gute Inulinquellen und reich an Oligofruktose. Beides ist Kraftfutter für eine gesunde Darmflora.

- Sauermilchprodukte wie Buttermilch, Kefir und Joghurt enthalten von Natur aus Milchsäurebakterien. Ungezuckerter Naturjoghurt ist dabei gesünder als die fertigen Trink- oder Fruchtjoghurts.

- Herzhafter Kräuterquark mit Knoblauch, Zwiebel und Schnittlauch ist eine clevere Kombination aus Pro- und Präbiotika.

- Sauerkraut, das oft belächelte deutsche Grundnahrungsmittel, ist reich an Vitaminen, Mineralstoffen und probiotischen Kulturen aus der Milchsäuregärung. Es ist ein Freudenfest für den Darm. Menschen mit einer Histaminunverträglichkeit sollten Sauerkraut nicht essen.

- Rote Bete steckt voller gesunder Nährstoffe und Vitamine. Der enthaltene Stoff Betain entlastet die Leber und unterstützt die Toxinausscheidung. Rote Bete ist reich an Ballaststoffen, die für ein lang anhaltendes Sättigungsgefühl sorgen, die Darmaktivität unterstützen und den guten Darmbakterien als Futter dienen.

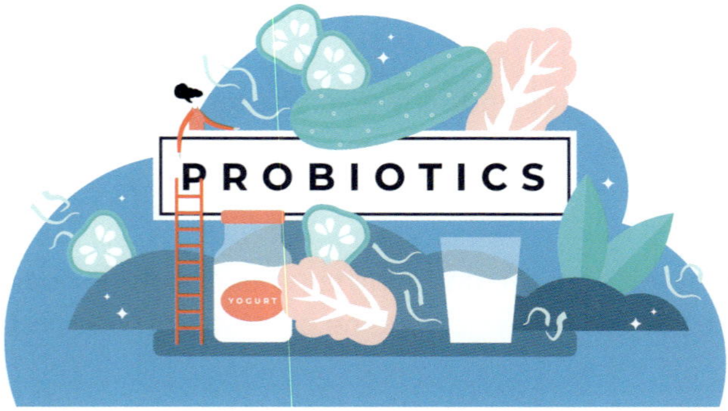

Nahrungsergänzungsmittel für die Darmgesundheit

Geraten die Darmbakterien aus dem Gleichgewicht und bestehen gleichzeitig neurologische oder chronisch entzündliche Erkrankungen, können neben einer Ernährungsumstellung zusätzlich Nahrungsergänzungsmittel die Darmgesundheit unterstützen. Bevor die guten Darmbakterien »zugefüttert« werden, ist eine Entgiftung und Regeneration des Darms unumgänglich. Hier ist eine Auswahl an Kräutern, Aminosäuren und natürlichen Enzymen, die dabei helfen können:

- Die Aminosäure L-Glutamin fördert die Regeneration der Darmschleimhaut und unterstützt die Darmbarrierefunktion.

- Natürliches Vitamin C aus der Hagebutte stärkt das Immunsystem bei niedriggradigen Entzündungen, die durch einen löchrigen Darm entstanden sind.

- Akazienfasern haben nachgewiesene präbiotische Eigenschaften und stärken die Darmbarriere. Durch den hohen Anteil an Ballaststoffen wird der Darm aktiviert und gereinigt.

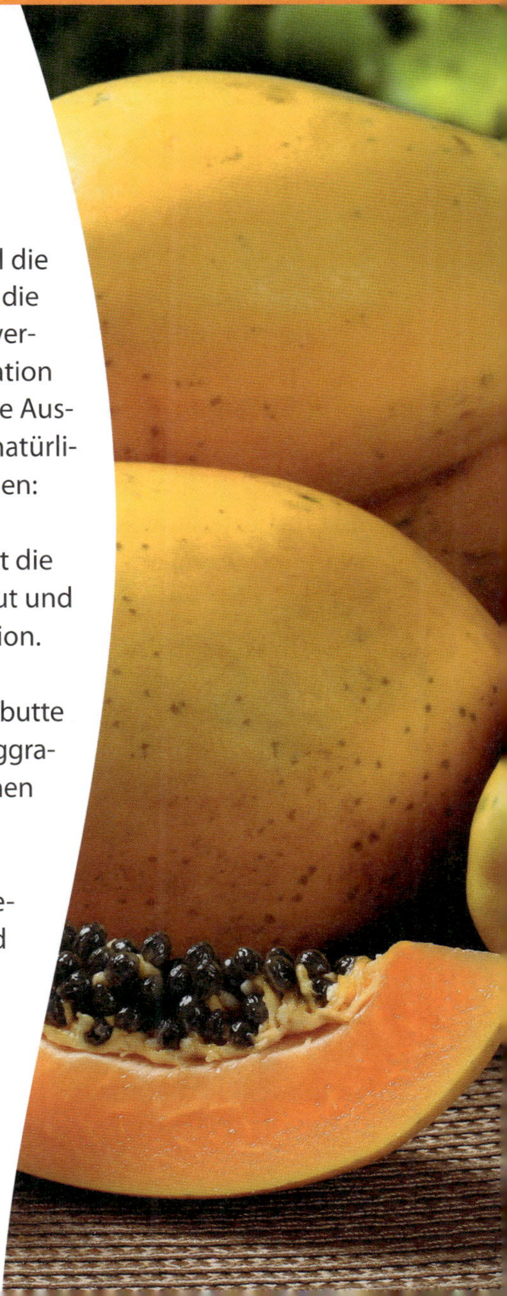

- Bromelain und Papain sind natürliche eiweißspaltende Enzyme aus der Papaya. Sie unterstützen die Verdauung und haben antibakterielle und entzündungshemmende Eigenschaften.

- Natürliches 5-HTP aus der Schwarzbohne (Griffonia) ist die Vorstufe des Glückshormons Serotonin. Es sorgt für einen besseren Schlaf, reguliert den Appetit und macht gute Laune.

- Kokosblütenzucker dient dem Aufbau der gesunden Darmbakterien.

- Extrakte aus Grünem Tee, Kümmel, Fenchel, Brennnessel, Mariendistel, Löwenzahn, Leinsamen und Bockshornklee sowie Zink unterstützen die Entgiftung über Leber, Galle und Darm.

Die aufgeführten Substanzen sind in Colo Active von NewLife nutrition enthalten. Nachdem Sie etwa 4 Wochen die Regeneration und Entgiftung des Darms damit gefördert haben, kommt ein Symbiotikum, bestehend aus Prä- und Probiotika, zur Unterstützung der gesunden Darmflora dazu.
Um im Darm eine nachweisbare Wirkung zu erzielen, muss das Nahrungsergänzungsmittel mit Probiotika die richtige Zusammensetzung von Darmbakterien und eine ausreichende Anzahl lebender Mikroorganismen enthalten. Folgende Bakterienstämme sollten auf jeden Fall im Produkt enthalten sein:

Bifidobacterium longum wandelt Zucker über einen komplizierten Stoffwechselweg in Milchsäure um, wodurch der pH-Wert im Darm herabgesetzt wird. In diesem Milieu können sich viele krankheitserregende Bakterien, Pilze und Einzeller nicht vermehren. Darüber hinaus bildet das Bakterium wichtige Vitamine, die direkt über den Darm in den Blutkreislauf aufgenommen werden.

Lactobacillus rhamnosus unterstützt das Verdauungssystem und hemmt das Wachstum von Krankheitserregern im Urogenitalsystem. Er hilft außerdem bei verschiedenen Durchfallerkrankungen. Die vom Bakterium produzierte Milchsäure hemmt das Wachstum krankheitserregender Mikroorganismen und macht das zellschädigende Stoffwechselprodukt Wasserstoffperoxid unschädlich.

Lactobacillus salivarius sorgt für Gesundheit im Mundraum. Durch Forschungen wurde belegt, dass dieser einzigartige Stamm die Anzahl von Plaque verursachenden Bakterien im Mund massiv senkt, den Atem auf natürliche Weise erfrischt und die Zahnfleischempfindlichkeit reduziert. Im Vergleich zu anderen Probiotika vermehrt sich Lactobacillus salivarius sehr schnell. Er kann sogar bei der Verstoffwechslung von Proteinen helfen.

Lactobacillus acidophilus zeichnet sich durch eine starke entzündungshemmende Wirkung aus und mildert gezielt Darmbeschwerden aufgrund einer Laktoseintoleranz.

Lactobacillus plantarum hat eine gute Beständigkeit gegen niedrige pH-Werte. Er besitzt antibakterielle und antioxidative Eigenschaften. Das Bakterium ist besonders zur Stärkung des Immunsystems wichtig. In einer klinischen Studie wurde er an Covid-19-Patienten mit milden bis moderaten Symptomen getestet. Nach 30 Tagen waren fast doppelt so viele Behandelte symptomfrei wie in der Placebogruppe. Die Bildung der Antikörper vom Typ IgG wurde verdoppelt, die Symptomdauer verringerte sich, und die Viruslast nahm deutlich schneller ab.

Diese und weitere Bakterienstämme sind neben dem Inulin aus der Zichorie in Intest Balance (NewLife nutrition) enthalten. Es gibt viele Anbieter von Probiotika in unterschiedlicher Zusammensetzung. Achten Sie beim Kauf auf den Zusatz eines Präbiotikums und die richtige Auswahl der Bakterienstämme.

Darmreinigung mit Einläufen

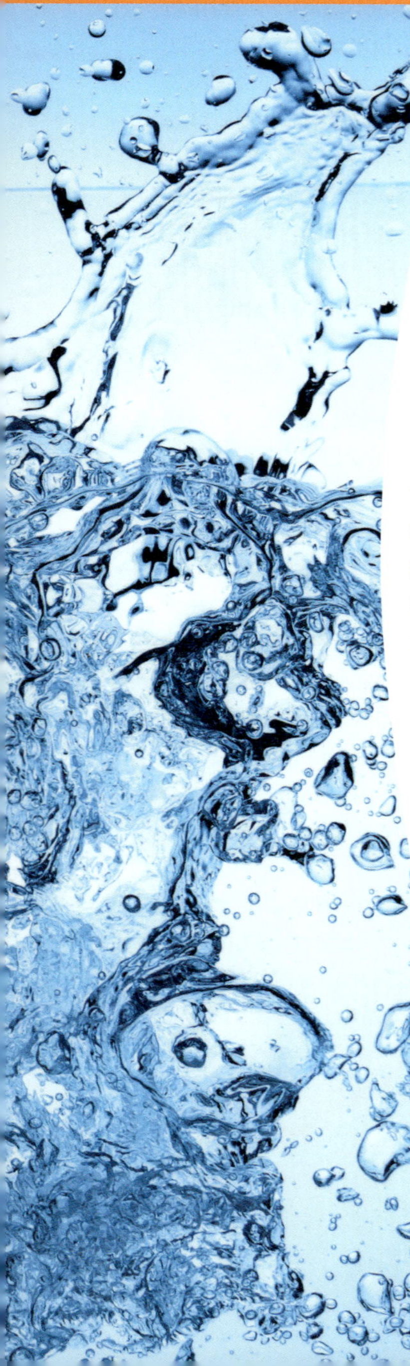

Schon seit dem Mittelalter werden Darmeinläufe bei verschiedenen Erkrankungen eingesetzt: Bei fiebrigen Erkältungen, Kopfschmerzen oder Verstopfung bringen sie kurzfristig Erleichterung, bei chronischen Beschwerden müssen sie regelmäßig wiederholt werden.

Durchgeführt werden Darmeinläufe mit einem Irrigator, der in der Apotheke oder im Drogeriemarkt erhältlich ist. Für den Einlauf werden 1 bis 2 Liter körperwarmes Wasser in den Flüssigkeitsbehälter gefüllt und erhöht aufgehängt. Das Darmröhrchen wird mit Creme oder Öl eingefettet, und das Wasser wird abgelassen, bis keine Luft mehr im Schlauch ist. Danach führen Sie das Röhrchen in den Darm ein und drehen den Hahn auf. Das Wasser sollte so lange in den Darm fließen, bis es unangenehm wird. Danach entfernen Sie das Röhrchen und massieren sich gründlich den Bauch. Nach etwa 5 bis 10 Minuten scheiden Sie den Darminhalt in die Toilette aus. Bei geringer Flüssigkeitsaufnahme des Darms kann das Prozedere wiederholt werden.
Das Wasser für den Einlauf kann mit verschiedenen Kräutern und Zusätzen angereichert werden.

Kaffeeeinlauf

Während des Ersten Weltkriegs wurde zufällig die schmerzlindernde Wirkung von Kaffeeeinläufen entdeckt. Ärzte und Krankenschwestern verabreichten den verwundeten Soldaten aufgrund fehlender Schmerzmittel und Morphin einfache Wassereinläufe mit Kaffee. Die Soldaten berichteten über eine enorme Entlastung und Schmerzlinderung durch diese Anwendungen. In den 1920er-Jahren nutzte der deutsche Arzt Max Gerson diese Erkenntnisse für die Behandlung von Tuberkulose. Der Kaffeeeinlauf kann mit einem Irrigator oder einer Klyso-Pumpe durchgeführt werden. Genutzt wird grüner Kaffeeextrakt als Pulver oder frisch gemahlen. Herkömmlicher Kaffee ist aufgrund der reizenden Röststoffe nicht zu empfehlen.

Die Wirkung des Kaffeeeinlaufs bezieht sich weniger auf den Darm und mehr auf den Stoffwechsel der Leber. Die Gallentätigkeit und die Bildung der Glutathion-S-Transferase, die für die Entfernung von Giftstoffen zuständig ist, werden durch den Kaffee angeregt.
Die Einläufe mit dem Irrigator oder der Klyso-Pumpe können eigenständig zu Hause durchgeführt werden. Intensiver wirken die in der Praxis bei einer Ärztin oder einem Heilpraktiker durchgeführten Colon-Hydro-Therapieanwendungen.

Colon-Hydro-Therapie – Darmspülungen

Die Colon-Hydro-Therapie (CHT) ist eine intensive Durchspülung des gesamten Dickdarms. Dabei liegt der Patient bzw. die Patientin entspannt und zugedeckt auf dem Rücken. In den Enddarm wird ein kurzes, steriles Kunststoffröhrchen (Spekulum) eingeführt, in das der Wassereinlauf wie auch der Wasserauslauf integriert sind.
Mit einem speziellen Gerät wird Wasser in unterschiedlichen Temperaturen sanft durch das Kunststoffröhrchen in den Darm geleitet, wodurch es zur Anregung der Darmperistaltik kommt. Der gelöste Inhalt des Dickdarms wird durch einen Abflussschlauch geruchlos

und sauber in die Kanalisation abgeleitet. In den meisten Geräten befindet sich ein Sichtfenster, sodass die Patientin oder der Patient sehen kann, was ihren bzw. seinen Darm verlässt. Die wiederholten Darmeinläufe werden mit intensiven Bauchmassagen begleitet.

In der Literatur wird häufig beschrieben, dass durch diese Therapie Stuhlreste an den Darmwänden gelöst und alte Schlacken und Verhärtungen, Pilze und krank machende Keime ausgespült werden. Nach meiner Erfahrung liegt die Wirkung der Colon-Hydro-Therapie in der Mobilisation des Lymphsystems im Bauchraum. Durch die verstärkte Darmperistaltik und die Massagen werden während der Behandlung die im gesamten Darmbereich befindlichen kleinen Lymphknoten (Peyer'sche Plaques), in denen sich der Großteil des erworbenen Immunsystems befindet, stimuliert und bereinigt.
In meiner aktiven Zeit als Leiter eines Naturheilzentrums gehörte die Colon-Hydro-Therapie zu einer meiner effektivsten Behandlungsmethoden, die ich bei verschiedenen Erkrankungen sehr erfolgreich angewandt habe. Da die Bakterienflora durch die Wasserzufuhr irritiert wird, wurde diese im Rahmen der CHT mit Symbiotika unterstützt.

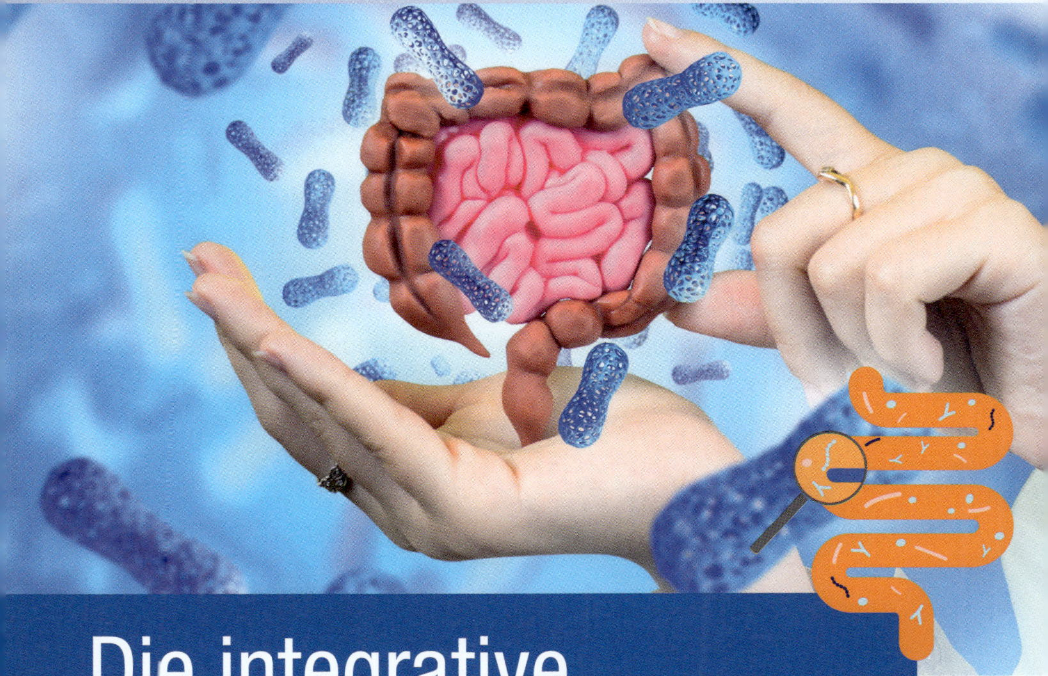

Die integrative Darmkur

Der Darm steht im Zentrum vieler körperlicher und neuraler Prozesse. Sowohl eine gestörte Darmbarriere als auch ein unausgeglichenes Darmmilieu können Beschwerden im gesamten Organismus auslösen. Die folgende Darmkur kombiniert beide Problemfelder und stützt sich auf 4 Module, die gezielt die Schleimhaut, das Darmmilieu, die Verdauung und die Darm-Hirn-Achse regulieren.
Sie wird mindestens 28 Tage lang durchgeführt. Dieser Zeitraum entspricht dem natürlichen Regenerationsrhythmus der Darmschleimhaut und schafft die Grundlage dafür, dass sich Barriere, Milieu und vegetative Steuerung stabilisieren.

Diese Form der Behandlung hat sich über viele Jahre in der Praxis bewährt. Sie verbindet die individuelle Ernährung des Stoffwechselprogramms »gesund + aktiv« (S. 152) mit spezifischen Mikronährstoffkombinationen von »NewLife nutrition«. Durch das Zusammenspiel von Nahrung, Stoffwechselregulation und gezielter Unterstützung einzelner Funktionsbereiche entsteht ein Ansatz, der sich sowohl bei Darmbarrierestörungen als auch bei Verdauungsproblemen sinnvoll einsetzen lässt. Die folgenden 4 Module bilden den Kern dieser integrativen Anwendung.

Aufbau

Modul 1: Den Darm beruhigen und schützen

Die Mikronährstoffkombination von **Colo Active** bildet die Grundlage dieser Darmkur. Die enthaltenen Akazienfasern liefern sanfte Ballaststoffe, die den Stuhl regulieren und gleichzeitig als Nährboden für nützliche Darmbakterien wirken. Hinzu kommen Kräuter, die Leber, Gallenblase und Bauchspeicheldrüse anregen und damit den Verdauungsfluss harmonisieren. Aronia enthält Vitamine und Mineralstoffe, die das innere Milieu des Dickdarms stabilisieren. Die Enzyme Bromelain und Papain unterstützen Amylase und Lipase bei der Verdauung von Eiweißen und Fetten. Dadurch wird die Schleimhaut entlastet, Verdauungsreste werden reduziert, und der Darm findet leichter in einen normalen Rhythmus zurück.
Die Kräuter in **Bitter Active** verstärken diesen Effekt, da ihre Bitterstoffe die Sekretion von Speichel, Magensäure, Pankreasenzymen und Gallensäuren anregen. Sie aktivieren den gesamten Verdauungstrakt, fördern die vollständige Aufspaltung der Nahrung und verhindern Gärungs- oder Fäulnisprozesse, die sowohl das Darmmilieu als auch die Schleimhaut irritieren können. Zusätzlich unterstützen Bitterstoffe die natürliche Abgrenzungsfähigkeit des Darms, was besonders bei Reizüberflutung oder empfindlicher Barriere hilfreich ist.

Modul 2: Die Schleimhaut regenerieren

Die Schleimhaut des Darms ist eine der regenerationsfähigsten Strukturen des Körpers. Sie erneuert sich in kurzer Zeit, benötigt dafür jedoch ausreichend Energie und geeignete Baustoffe.
Glutamin Active liefert L-Glutamin in reiner Form, die zentrale Energiequelle für die Zellen der Darmschleimhaut. Es unterstützt die Fähigkeit der Epithelzellen, Lücken zu schließen und eine stabile Barriere aufzubauen. Biotin ergänzt diese Wirkung durch seine Bedeutung für den Energiestoffwechsel der Schleimhaut. Es stärkt ihre Regenerationskraft und stabilisiert Stoffwechselprozesse. Equisetum arvense liefert pflanzliche Silicea-Strukturen, die für die Festigkeit und Widerstandskraft der Schleimhaut entscheidend sind. Die Kombination aus Glutamin, Biotin und Equisetum fördert somit eine robuste, belastbare Barriere und unterstützt die natürliche Schutzfunktion des Darms.

Modul 3: Ordnung im Darmmilieu schaffen

Ein ausbalanciertes Darmmilieu bildet die Grundlage für eine stabile Verdauung und ein gesundes Immunsystem. Wenn der Stoffwechsel im Darm aus dem Gleichgewicht gerät, können sich Fehlbesiedlungen entwickeln, die Verdauungsprozesse stören und die Schleimhaut irritieren.
Metabolic Active wirkt regulierend auf entzündliche Stoffwechselvorgänge im Darm und unterstützt damit eine gesunde Darmfunktion. Die pflanzlichen Inhaltsstoffe aus Kurkuma, Weihrauch und Terminalia bellirica beruhigen niedriggradige Entzündungen und reduzieren oxidativen Stress. Vitamin C verstärkt diese Wirkung und unterstützt die Zellen dabei, sich gegen Belastungen zu schützen. Die Kombination schafft ein Milieu, in dem sich nützliche Bakterien wohlfühlen und die Verdauung in einen gesunden Rhythmus zurückfinden kann.

Modul 4: Die Darm-Hirn-Achse beruhigen

Der Darm reagiert sensibel auf emotionale und neurale Belastungen. Dauerstress führt zu einer erhöhten Durchlässigkeit der Schleimhaut, verändert die Motilität und begünstigt ein Ungleichgewicht im Mikrobiom.

Stress Balance harmonisiert mit Ashwagandha, Rosenwurzel, Baldrian, Hopfenblüte, Vitamin B12, Magnesium und Zink die Darm-Nerven-Achse und unterstützt eine ausgleichende Aktivität des Parasympathikus. Die Pflanzenstoffe erleichtern dem Körper den Wechsel aus der Stressreaktion in einen Zustand der Regeneration und fördern innere Ruhe. Eine entspannte Darm-Hirn-Achse ist Voraussetzung dafür, dass die Schleimhaut heilen, das Mikrobiom sich ordnen und die Verdauung stabil arbeiten kann.

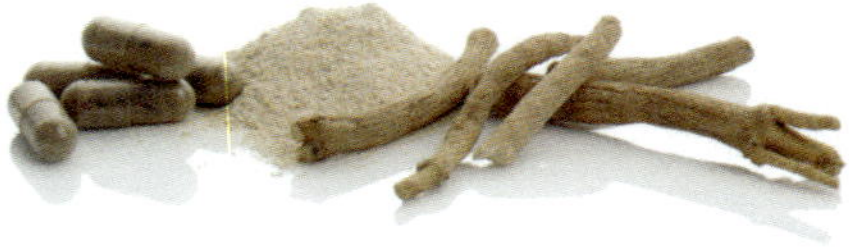

Tagesablauf

Die Darmkur folgt einem festen Ablauf, der sich gut in den Alltag einfügt. Die Reihenfolge der Einnahmen unterstützt den natürlichen Verlauf der Verdauung, die Regeneration der Schleimhaut und die Beruhigung des vegetativen Nervensystems.

Morgens

Rühren Sie **Colo Active** und **Glutamin Active** in 300 ml Flüssigkeit, Wasser oder Hafermilch, ein, und trinken Sie sie.

- In der ersten Woche genügt ½ Messlöffel Colo Active (5 g), ab der zweiten Woche erhöhen Sie die Menge auf 1 Messlöffel (10 g).
- Von Glutamin Active nehmen Sie durchgängig 1 Messlöffel (3 g).

Diese Kombination beruhigt die Schleimhaut und versorgt sie gleichzeitig mit wichtigen Bausteinen für die Regeneration.

Vormittags

Nehmen Sie 1 Kapsel **Metabolic Active.** Das unterstützt den Stoffwechsel und hilft, das Milieu zu stabilisieren.

Vor oder nach einer Mahlzeit

Geben Sie 10–20 Tropfen **Bitter Active** direkt auf die Zunge. Die Bitterstoffe aktivieren die Verdauungsdrüsen und erleichtern die Verwertung der Nahrung.

Nachmittags

Nehmen Sie 1 weitere Kapsel **Metabolic Active.** Das hält die Stoffwechselaktivität stabil und verhindert Leistungstiefs.

Abends

Um die nächtliche Regeneration von Schleimhaut, Milieu und Nervensystem zu unterstützen, nehmen Sie 2 Kapseln **Stress Balance** vor dem Abendessen ein.

Dauer

Die integrative Darmkur wirkt auf die Schleimhaut, das Darmmilieu, die Verdauungsdrüsen und die Darm-Hirn-Achse gleichzeitig und schafft damit die Voraussetzungen für eine nachhaltige Besserung. Durch den einfachen Tagesablauf lässt sie sich gut selbstständig durchführen. Sie eignet sich ebenso, wenn Sie von Darmbarrierestörungen, wie wenn Sie von Verdauungsproblemen oder einem instabilen Milieu betroffen sind.

Bei vielen Menschen zeigt sich bereits nach 2 Wochen eine spürbare Verbesserung. Entscheidend ist jedoch nicht die Zeitspanne selbst, sondern der individuelle Verlauf. Die Kur wird so lange fortgeführt, bis die Schleimhaut gestärkt ist und sich Beschwerden wie Blähungen, Nahrungsmittelreaktionen, Unverträglichkeiten oder Stuhlunregelmäßigkeiten deutlich gebessert haben.
Bei ausgeprägten oder bereits degenerativen Darmbarrierestörungen kann der Aufbau 6 Monate oder mehr in Anspruch nehmen. Die Dauer orientiert sich am Heilungsverlauf der Schleimhaut und der Stabilisierung des vegetativen Nervensystems.
Wichtig ist eine kontinuierliche Anwendung ohne häufige Unterbrechungen, da die Schleimhaut und das Mikrobiom einen gleichmäßigen Regenerationsimpuls benötigen. Die Kur kann bei Bedarf in längeren Intervallen wiederholt werden.

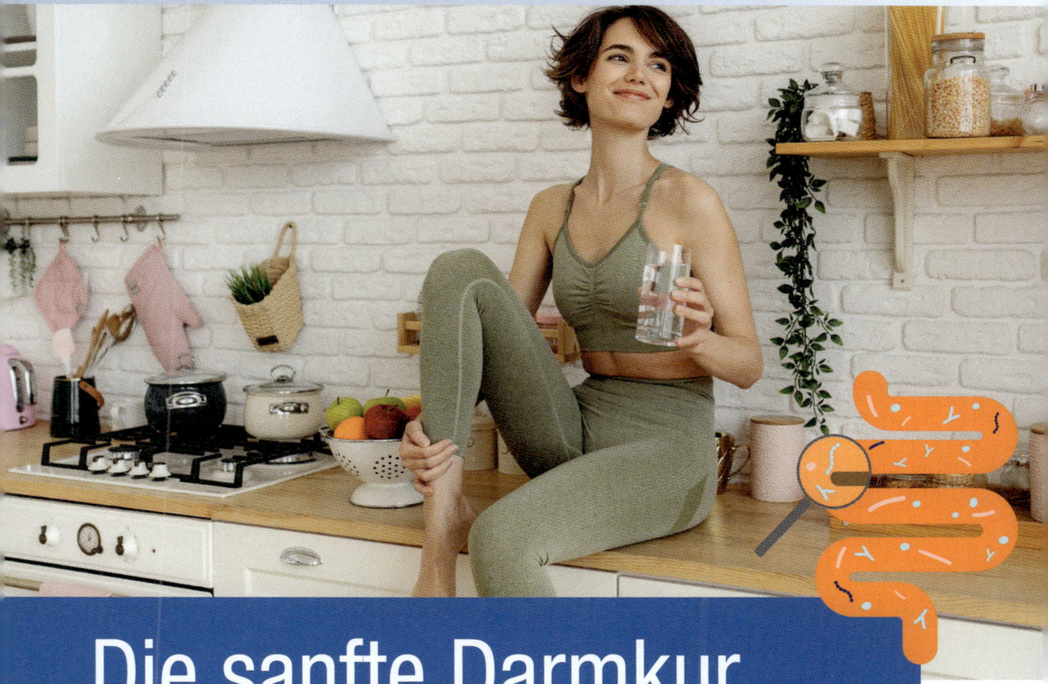

Die sanfte Darmkur mit Hausmitteln

Die folgende Darmkur zielt auf Schutz, Aktivierung, Ordnung und Ruhe ab. Sie ist leicht durchzuführen und eignet sich für Menschen, die ihren Darm beruhigen, stärken und ins Gleichgewicht bringen möchten. Sie kann ohne therapeutische Begleitung angewendet werden und unterstützt die natürliche Regeneration der Schleimhaut. Die sanfte Darmkur basiert ebenfalls auf 4 Modulen, nutzt aber ausschließlich natürliche Lebensmittel, Gewürze und pflanzliche Zubereitungen. Sie hilft der Verdauung, entlastet die Schleimhaut, beruhigt die Darm-Hirn-Achse und fördert einen gleichmäßigen Stoffwechsel. Alle Rezepte sind leicht zuzubereiten und können je nach Geschmack und Verträglichkeit angepasst werden.

Aufbau

Modul 1: Die Verdauung aktivieren

Die Verdauung benötigt besonders morgens, aber auch im Laufe des Tages immer wieder klare Impulse. Viele Beschwerden entstehen dadurch, dass Magen, Leber, Gallenblase und Bauchspeicheldrüse nicht ausreichend aktiviert werden. Dabei helfen wärmende und anregende Gewürze:

- **Ingwer** wirkt wärmend, regt Speichel, Magensaft und Enzyme an und löst Stauungen im Oberbauch.
- **Kurkuma** fördert den Gallenfluss, wirkt entzündungsberuhigend und erleichtert die Fettverdauung.
- **Zitrone** weckt das System, regt die Peristaltik und die Leberaktivität an.
- **Nelke** fördert die Verdauung und hemmt Gärungsprozesse.
- **Zimt** wärmt den Magen, stabilisiert den Blutzucker, beruhigt den Darm und unterstützt die Verdauung bei Empfindlichkeit oder innerer Unruhe.
- **Kardamom** hat einen entblähenden und krampflösenden Effekt, löst Druckgefühle im Oberbauch und bringt eine milde Wärme in das gesamte Verdauungssystem.

Anregender Morgen- und Zwischendurchdrink

Zutaten:

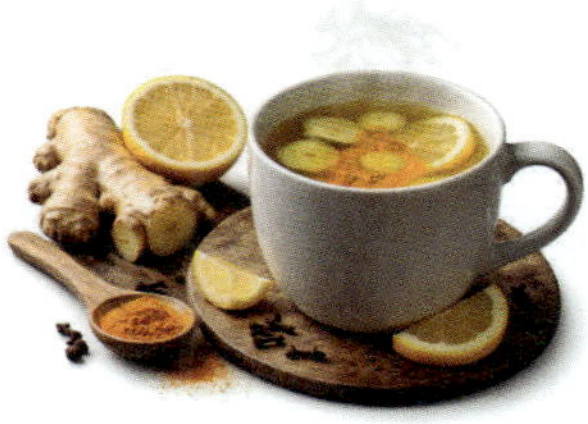

1 Stück Ingwer (2 cm)
½ TL Kurkuma
1 TL frisch gepresster Zitronensaft
1 Prise Nelkenpulver (optional)
250 ml heißes Wasser

Ingwer in dünne Scheiben schneiden oder grob reiben und in eine Tasse geben. Kurkuma und Zitronensaft hinzufügen. Wenn Sie es kräftiger mögen, ergänzen Sie etwas Nelke. Mit heißem Wasser aufgießen und 5 Minuten ziehen lassen. Anschließend warm trinken.

Der Drink weckt den Verdauungsfluss, regt die Drüsen an und bringt sanfte Wärme in den Magen. Er ist ein natürlicher Muntermacher. Wenn Sie Kurkuma nicht vertragen, nutzen Sie nur Ingwer und Zitrone. Ist Ihnen Ingwer zu scharf, nehmen Sie nur Kurkuma und Nelke.

Stoffwechseltee

Zutaten:

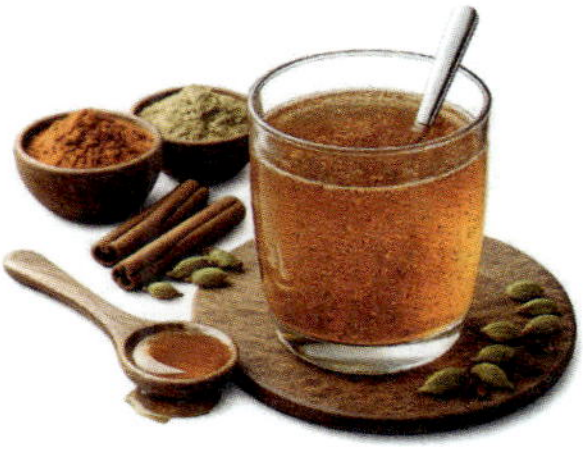

1 TL gemahlener Zimt
¼ TL gemahlener Kardamom
250 ml warmes Wasser
1 TL Honig (nach Geschmack)

Zimt und Kardamom in einem Glas mit warmem Wasser verrühren, bis sich die Gewürze vollständig auflösen. 7 Minuten ziehen lassen, damit sich die Aromen und Wirkstoffe komplett entfalten. Für eine angenehme Süße etwas Honig hinzufügen. Entweder morgens nüchtern oder nach einer Mahlzeit trinken.

Es reicht 1 Tasse des Stoffwechseltees pro Tag.

Modul 2: Die Schleimhaut beruhigen und aufbauen

Hafer und Saaten beruhigen die Schleimhaut des Darms, binden Reizstoffe und fördern einen ausgeglichenen Stuhlgang. Die enthaltenen Schleimstoffe legen sich wie ein feiner Schutzfilm über die Darmschleimhaut und helfen ihr, sich zu regenerieren:

- **Hafer** liefert Beta-Glucane, die Wasser binden, den Stuhl sanft regulieren und entzündliche Reizungen der Schleimhaut abmildern. Auf diese Weise unterstützt er ein ruhiges und stabiles Darmmilieu.

- **Leinsamen** (geschrotet) wirken schützend, regulieren den Stuhl und fördern die Schleimhautregeneration.

- **Chiasamen** bilden ein Gel, das die Schleimhaut schützt und die Verdauung in einen regelmäßigen Rhythmus bringt.

Frühstücksrezept

Hafer-Chia-Power

Zutaten:

1 EL Haferflocken
1 EL Chia- oder geschrotete Leinsamen
250 ml Hafer- oder Mandeldrink
1 Banane oder Apfel
1 TL Honig oder ½ TL Zimt (optional)

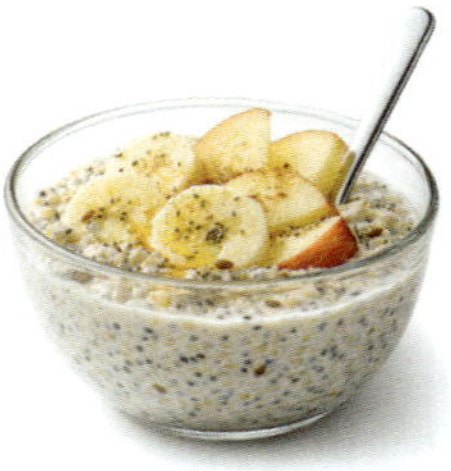

Haferflocken und Chia- oder Leinsamen im warmen oder kalten Drink 10 Minuten quellen lassen. Nach Geschmack mit Zimt oder Honig würzen und mit Obst dekorieren. Wenn Sie es cremiger mögen, pürieren Sie alles.

Falls Sie einen empfindlichen Magen haben, können Sie die Haferflocken über Nacht einweichen. Die enthaltenen Ballaststoffe können dadurch besser wirken, und die Schleimhaut wird sanft unterstützt. Der Brei ist das ideale Frühstück für eine darmfreundliche Ernährung.

Varianten:

- **Warmes Apfel-Porridge mit Kurkuma**
  Haferflocken in etwas Haferdrink langsam erwärmen, fein gewürfelte Apfelstücke und eine Prise Kurkuma hinzugeben. Sanft köcheln lassen, bis eine cremige Konsistenz entsteht.
  Wirkt beruhigend und stärkend.

- **Congee mit Banane oder Apfel**
  Eine kleine Portion Reis in reichlich Wasser so lange weich kochen, bis eine fast breiige Konsistenz entsteht. Mit etwas Haferdrink oder Wasser verlängern und warm essen. Nach Geschmack geriebenen Apfel oder zerdrückte Banane einrühren.
  Ideal bei sehr empfindlichem Darm oder nach belastenden Tagen.

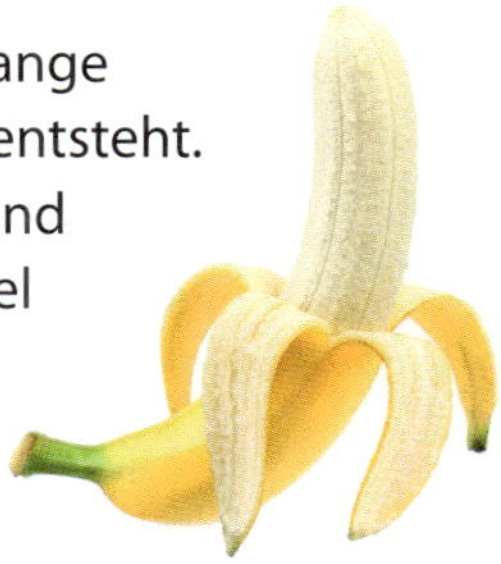

- **Leinsamen-Apfel-Müsli**
  Geschrotete Leinsamen in etwas warmem Wasser quellen lassen, dann geriebenen Apfel unterheben. Auf Wunsch mit etwas Zimt würzen.
  Wirkt ausgleichend und schleimhautberuhigend.

- **Hafer-Quark-Creme**
  Haferflocken in Wasser oder Haferdrink einrühren. Mit etwas Joghurt oder Kokosjoghurt mischen und mit weichen Früchten wie Banane oder Beeren verfeinern.
  Mild, kühlend und gut verträglich.

- **Zimt-Drink**
  Hafer- oder Mandeldrink erwärmen, etwas Zimt und fein zerdrückte Banane einrühren.
  Eine sehr sanfte Frühstücksoption für gereizte Schleimhäute. Der Drink wirkt wärmend und beruhigend.

- **Fenchel-Porridge**
  Haferflocken in Fencheltee kochen, bis sie weich und cremig sind.
  Fenchel beruhigt den Darm, besonders bei Blähungen oder Reizbarkeit.

- **Chia-Kokoscreme für warme Tage**
  Chiasamen in Kokosmilch quellen lassen. Mit fein geriebenem Apfel oder zerdrückter Banane mischen.
  Kühlt sanft und eignet sich gut für Menschen, die an warmen Tagen morgens kalte Speisen bevorzugen.

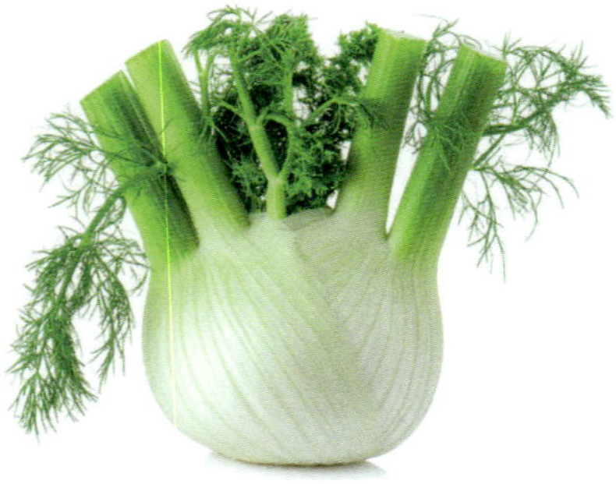

Modul 3: Das Darmmilieu ordnen

Ein geordnetes Darmmilieu entsteht durch regelmäßige, gut verdauliche Mahlzeiten. Besonders wichtig sind warme Speisen, da sie Verdauungsenergie sparen und die Drüsen entlasten. Besonders geeignete Lebensmittel sind:

- gedünstetes Gemüse
- Karotte, Kürbis, Zucchini, Fenchel, Pastinake, Petersilienwurzel, Süßkartoffel, Stangensellerie, Brokkoli (sehr weich gegart), Kohlrabi
- Basissuppen mit Hafer oder Reis
- Gewürze wie Zimt, Kardamom, Fenchel, Anis und Kreuzkümmel
- kleine Portionen Sauerkraut (nicht bei Reizdarm in der akuten Phase)

Die folgenden Rezepte sind Vorschläge für Mittag- und Abendessen. Sie sind bewusst einfach gehalten und verstehen sich als Orientierung für eine sanfte, darmfreundliche Ernährung. Sie können nach Bedarf durch Eiweißquellen ergänzt werden. Geeignet sind unter anderem Schafskäse, Fisch, Eier, Tofu, Tempeh oder Linsen – je nachdem, was Sie individuell gut vertragen. So bleibt die Kur flexibel und lässt sich an Ihre persönlichen Bedürfnisse anpassen.

Milieu-Basissuppe

Zutaten:

1 Karotte
½ Zucchini
½ Fenchel
2 EL Haferflocken oder 1 EL Reis
1 Prise Kurkuma
1 Prise Kümmel
Salz

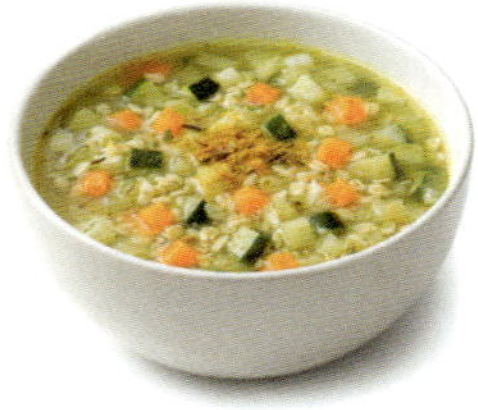

Karotte schälen und in feine Würfel schneiden. Zucchini und Fenchel waschen und klein schneiden. Das Gemüse zusammen mit Haferflocken oder Reis in einen Topf geben. 600 ml Wasser hinzufügen, etwas Salz, Kurkuma und Kümmel einrühren. Die Suppe aufkochen lassen, die Hitze reduzieren und 20 Minuten sanft köcheln lassen, bis das Gemüse weich ist und die Suppe eine leichte Bindung aufweist.
Das Gericht schmeckt mild, beruhigt das Darmmilieu und ist besonders leicht verdaulich – ideal für empfindliche Tage oder den Einstieg in eine darmfreundliche Ernährung.

Rote-Linsen-Kokossuppe

Zutaten:

1 Zwiebel
175 g rote Linsen
1 Dose fein gehackte Tomaten (400 g)
1 Dose Kokosmilch (400 g)
600 ml Gemüsebrühe
3 TL Chilipulver
2 TL Kurkuma
Sonnenblumenöl
Salz

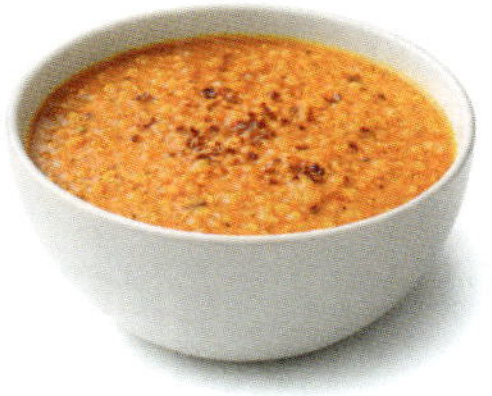

Zwiebel schälen und in feine Würfel schneiden. In etwas Sonnenblumenöl bei mittlerer Hitze glasig dünsten. Rote Linsen, Tomaten samt Saft und Kokosmilch hinzufügen und alles gut vermischen. Mit Gemüsebrühe aufgießen und alles 20 Minuten sanft köcheln lassen. Zum Schluss mit Salz, Chili und Kurkuma abschmecken.

Die Suppe entwickelt über Nacht ein besonders rundes Aroma und schmeckt am nächsten Tag sogar noch besser. Dazu passen ein Klecks Naturjoghurt und etwas frische Petersilie.
Dieses Gericht ist angenehm sättigend, aber trotzdem leicht verdaulich. Rote Linsen liefern gut verträgliche Eiweiße und lösliche Ballaststoffe, die die Schleimhaut beruhigen und das Milieu ausgleichen. Die Kokosmilch bringt eine weiche, cremige Konsistenz und enthält Fette, die der Darm leicht verarbeiten kann. Tomaten wirken antioxidativ und unterstützen die Verdauung. Kurkuma beruhigt entzündliche Prozesse, während Chili den Stoffwechsel anregt. Wer empfindlich reagiert, wählt eine milde Chilisorte oder verwendet eine kleinere Menge. Insgesamt entsteht ein warmes, mild würziges Gericht, das den Darm nicht reizt und ihn gleichzeitig nährt.

Karotten-Ingwer-Suppe mit Kokosmilch

Zutaten:

4–5 Karotten
1 Stück Süßkartoffel
1 Stück Ingwer (2 cm)
1 kleine Zwiebel (bei empfindlichem Darm weglassen)
1 TL mildes Öl (z. B. Sonnenblumen- oder Kokosöl)
½ TL Kurkuma (bei empfindlichem Darm reduzieren)
500–600 ml Wasser oder milde Gemüsebrühe
200 ml Kokosmilch
1 Prise Salz

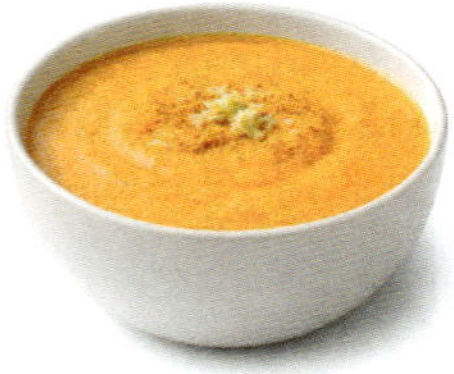

Karotten schälen und in Scheiben schneiden, Süßkartoffel würfeln und Ingwer fein hacken. Zwiebel klein schneiden. In einem Topf Öl erwärmen und Gemüse leicht andünsten, bis die Aromen aufsteigen. Anschließend Kurkuma hinzufügen und alles mit Wasser oder Gemüsebrühe bedecken. Alles 20 Minuten sanft köcheln lassen, bis das Gemüse weich geworden ist. Danach Kokosmilch einrühren und die Suppe pürieren. Mit Salz abschmecken und je nach gewünschter Konsistenz noch etwas Wasser oder Kokosmilch ergänzen.

Diese Suppe ist mild, wärmend und besonders gut bekömmlich. Karotten beruhigen die Schleimhaut und liefern lösliche Ballaststoffe, die das Darmmilieu stabilisieren. Die Süßkartoffel sorgt für eine weiche Bindung, die den Magen schont. Ingwer regt die Verdauung sanft an, ohne zu reizen, und Kurkuma wirkt entzündungsberuhigend – bei empfindlichem Darm in reduzierter Menge. Die Kokosmilch sorgt für Cremigkeit und liefert leicht verdauliche Fette. Insgesamt entsteht ein Gericht, das nährt, wärmt und gleichzeitig entlastet.

Ofengemüse

Zutaten:

2 Karotten
1 Zucchini
1 kleine Süßkartoffel oder 1 Stück Hokkaido
1 Fenchelknolle
1 EL Olivenöl
1 Prise Kurkuma
½ TL Kümmel oder Kreuzkümmel
Salz
ein paar Tropfen Zitronensaft (optional)
etwas Schafskäse (optional)

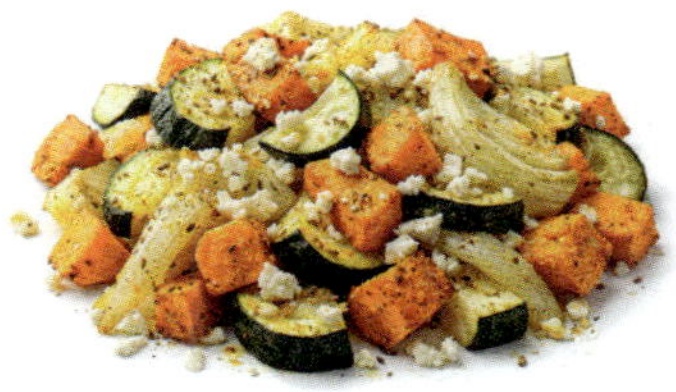

Backofen auf 180 °C vorheizen. Gemüse gründlich waschen, wenn nötig schälen und in mundgerechte Stücke schneiden. In einer Schüssel mit Olivenöl, Kurkuma, Kümmel oder Kreuzkümmel und etwas Salz mischen. Alles auf einem Blech verteilen, sodass die Stücke gleichmäßig garen. 20–30 Minuten backen, bis das Gemüse weich wird und leichte Farbe annimmt. Nach dem Herausnehmen einen Spritzer Zitronensaft darübergeben. Das macht den Geschmack interessanter und regt die Verdauung an. Schafskäse über das warme Gemüse bröseln. Das ergänzt Eiweiß, ist gut verträglich und rundet das Gericht harmonisch ab. Gleichzeitig sorgt der Käse dafür, dass die Mahlzeit länger sättigt, ohne schwer im Magen zu liegen.
Das sanfte Garen im Ofen macht das Gericht besonders bekömmlich. Karotte, Süßkartoffel und Kürbis liefern lösliche Ballaststoffe, Fenchel beruhigt und entbläht, Zucchini bringt Feuchtigkeit ins Darmmilieu. Die warmen Gewürze aktivieren den Verdauungsfluss, ohne zu reizen.

Modul 4: Die Darm-Hirn-Achse beruhigen

Abends fährt der Körper herunter. Eine warme, entspannende Mahlzeit oder ein beruhigendes Getränk unterstützt diesen Wechsel und entlastet sowohl Darm als auch Nervensystem.

Relax-Haferdrink

Zutaten:

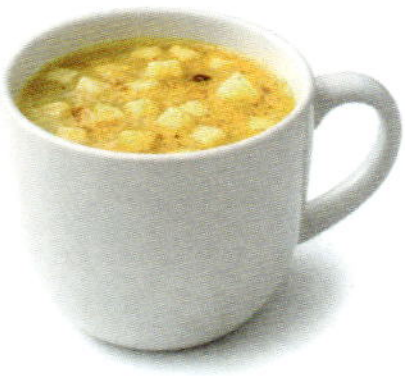

300 ml Haferdrink
½ TL Kurkuma
½ TL Zimt
½ Apfel

Haferdrink in einem kleinen Topf erwärmen. Kurkuma und Zimt einrühren und den fein gewürfelten Apfel hinzufügen. Langsam aufkochen lassen und 10 Minuten sanft köcheln lassen, bis sich die Aromen verbinden und der Apfel weich geworden ist. Den Trunk warm genießen.

Dieser Abenddrink wirkt beruhigend auf das vegetative Nervensystem und unterstützt den natürlichen Wechsel in die nächtliche Regeneration. Die Wärme entspannt die Muskulatur, Hafer wirkt ausgleichend auf das Darmmilieu und liefert sanfte Ballaststoffe, die die Schleimhaut beruhigen. Kurkuma und Zimt fördern eine leichte Verdauungsaktivität, ohne zu reizen. Insgesamt entsteht ein wohltuender Abschluss des Tages, der die Darm-Hirn-Achse harmonisiert und innere Ruhe fördert.

Varianten:

- **Fenchel-Lavendel-Milch**
  Hafer- oder Mandeldrink erwärmen, je eine Prise Fenchelsamen und Lavendel hineingeben. Kurz ziehen lassen und warm trinken. Ein mildes Getränk, das die Verdauung beruhigt und gleichzeitig die Nerven entspannt. Fenchel lindert Druckgefühle im Bauch, Lavendel wirkt vegetativ ausgleichend.

- **Goldene Abendmilch**
  Hafer- oder Mandeldrink erwärmen, eine kleine Menge Kurkuma einrühren und mit etwas Vanille oder Zimt abschmecken.
  Ideal, wenn Kurkuma gut vertragen wird. Diese Variante ist weniger würzig als die klassische »Golden Milk« und schont dadurch empfindliche Mägen.

- **Kamillen-Hafermilch**
  Eine Tasse starken Kamillentee aufbrühen, danach mit etwas warmem Haferdrink verlängern.
  Kamille wirkt beruhigend und entzündungsregulierend. Das Getränk wärmt, entspannt die Schleimhaut und erleichtert das Einschlafen.

- **Apfel-Zimt-Kräutertee**
  Ein paar Apfelscheiben mit Zimt und etwas Fenchelsamen oder Anis in heißem Wasser ziehen lassen.
  Ein leichter Tee für Menschen, die abends keine Milchalternativen vertragen. Wirkt wärmend, entblähend und harmonisiert das untere Verdauungssystem.

- **Vanille-Haferdrink**
  Haferdrink leicht erwärmen und mit einem Hauch Vanille verfeinern. Die natürliche Süße des Haferdrinks beruhigt und eignet sich besonders, wenn der Magen an diesem Tag empfindlich war. Eine sanfte Alternative für Menschen, die Kurkuma nicht vertragen.

- **Süßkartoffel-Abenddrink**
  Ein kleines Stück gekochte Süßkartoffel mit warmem Haferdrink pürieren.
  Wirkt stärkend, liefert sanfte Ballaststoffe und beruhigt die Schleimhaut. Besonders gut geeignet in Phasen, in denen der Darm Struktur und Wärme benötigt.

Tagesablauf

Die Struktur dieser Kur orientiert sich an den natürlichen Abläufen des Verdauungssystems und unterstützt den Darm über den Tag hinweg in seinen unterschiedlichen Funktionsphasen.

- **Am Morgen** erhält der Stoffwechsel einen sanften Impuls. Warme Getränke und ein schleimhautfreundliches Frühstück unterstützen den Magen in seiner Aktivität, fördern die Enzymbildung und bereiten den Darm auf die erste Verdauungsleistung des Tages vor.

- **Der Vormittag** gibt dem Darm die Möglichkeit, nach der nächtlichen Regeneration in seinem eigenen Tempo aktiv zu werden. Ausreichend Flüssigkeit und milde Kräuter unterstützen diesen Übergang und fördern eine verträgliche, ruhige Verdauung. Besonders geeignet sind sanfte Kräutertees wie Fenchel, Anis oder Kümmel bei Neigung zu Blähungen, Kamille zur Beruhigung der Schleimhaut oder Zitronenmelisse, wenn Nervosität und innere Unruhe die Verdauung beeinflussen. Auch ein milder Ingwertee in geringer Dosierung oder warmes Wasser mit etwas Zitrone kann die Verdauung anregen, ohne den Darm zu überfordern. Wichtig ist, die Getränke warm und in kleinen Schlucken zu trinken, damit der Darm sanft in die Aktivität findet.

- **Mittags** ist der Darm besonders empfänglich für wohltuende warme Mahlzeiten. Sanft gegarte Speisen entlasten die Schleimhaut und geben dem Verdauungssystem die Möglichkeit, ruhig und gleichmäßig zu arbeiten. Suppen, gedünstetes Gemüse und milde Gewürze schenken dem Körper Energie, ohne ihn zu belasten, und unterstützen eine Verdauung, die sich harmonisch bis in den Nachmittag fortsetzt.

- **Am Nachmittag** helfen milde Kräutertees aus Fenchel, Ingwer oder Zitronenmelisse, die Verdauungsaktivität zu unterstützen. Wärme, ausreichende Flüssigkeit und kurze Pausen halten das System in Bewegung, ohne es zu reizen oder zu überfordern.

- **Am frühen Abend** eignen sich warme, leicht verdauliche Gerichte wie milde Gemüsesuppen, Ofengemüse oder gedünstetes Gemüse. Diese Speisen beruhigen die Schleimhaut, sind gut verträglich und helfen dem Verdauungssystem, den Tag sanft ausklingen zu lassen.

- **Der späte Abend** bereitet den Übergang in die nächtliche Regeneration vor. Jetzt sollte nichts mehr gegessen werden, um dem Verdauungstrakt über Nacht Erholung zu ermöglichen. Ein warmes, beruhigendes Getränk entspannt die Darm-Hirn-Achse, löst innere Anspannung und unterstützt die nächtlichen Wiederaufbauprozesse des Darms.

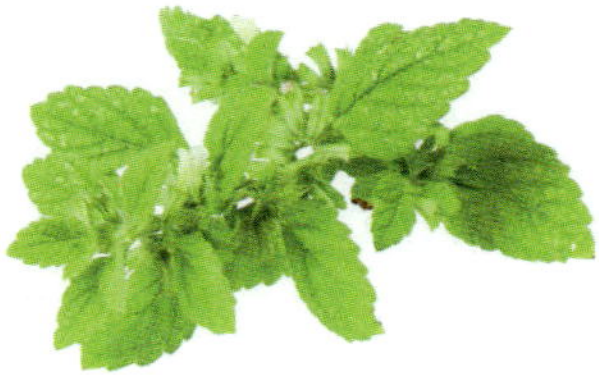

Dauer

Damit sich die Schleimhaut erholen und das Darmmilieu stabilisieren kann, empfehle ich, die Kur **7 bis 14 Tage** durchzuführen. In dieser Zeit bekommt der Darm die Möglichkeit, einen ruhigeren Rhythmus zu finden und belastende Muster hinter sich zu lassen. Viele Menschen spüren bereits nach wenigen Tagen eine erste Entlastung.

Wenn Sie merken, dass Ihnen dieser sanfte Ablauf guttut, können Sie die Kur ohne Weiteres verlängern oder nach einer Weile erneut anwenden. Entscheidend ist nicht die perfekte Umsetzung, sondern die Bereitschaft, dem eigenen Verdauungssystem für eine gewisse Zeit mehr Wärme, Struktur und Aufmerksamkeit zu schenken. Schon ein kurzer Zeitraum kann reichen, damit Ihr Darm spürbar zur Ruhe kommt und neue Kraft gewinnt.

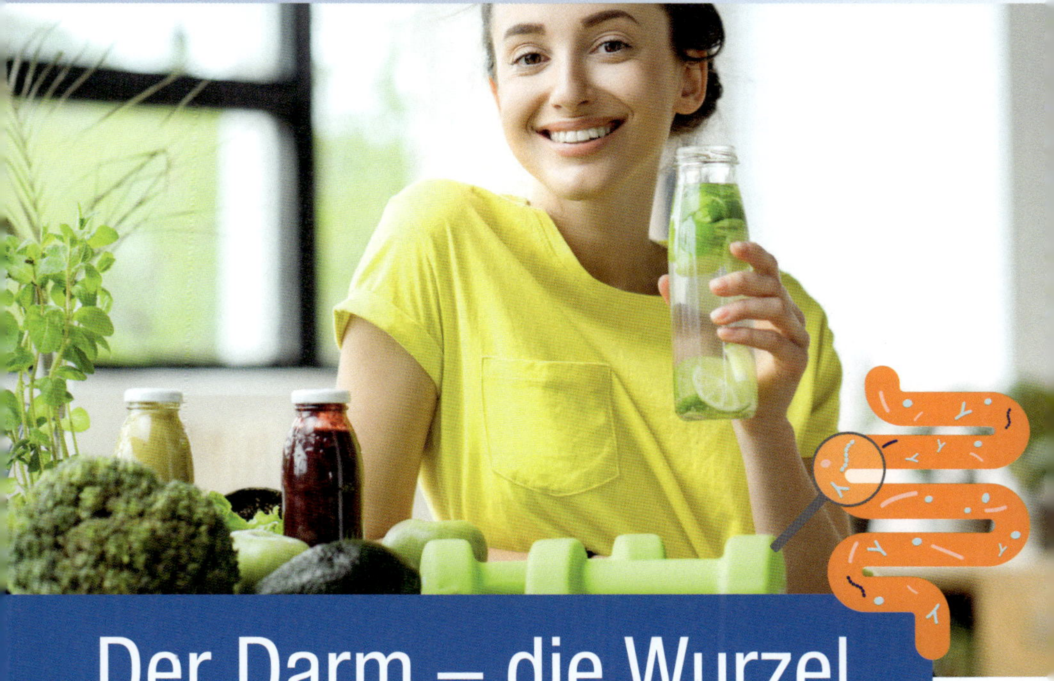

Der Darm – die Wurzel der Gesundheit

Alle Krankheiten und Störungen im Körper sollten in ihrer Ursache und Diagnose immer systemisch und ganzheitlich betrachtet werden, da sie gleichermaßen Körper, Seele und Geist betreffen. Symptome treten erst dann auf, wenn der Organismus nicht mehr in der Lage ist, körperliche und seelisch-geistige Entgleisungen zu kompensieren. Die ersten Störungen betreffen häufig eine Veränderung des Mikrobioms und Viroms, der Schnittstelle zwischen Innen- und Außenwelt. In meiner langjährigen naturheilkundlichen Praxistätigkeit habe ich gelernt, bei allen Erkrankungen stets den Darm in der Diagnostik mit zu berücksichtigen. Die Veränderung unserer »Mitbewohner« ist damit allerdings nicht die Ursache der

Erkrankung, sondern das erste Anzeichen einer inneren Dysbalance. Die Ursache ausschließlich den Bakterien und Viren zuzuordnen, wird einer ganzheitlichen Sichtweise nicht gerecht. Der Ausgangspunkt von Erkrankungen liegt immer auch in der geistigen Grundhaltung, den Einflüssen der Außenwelt und dem Lebensstil. Selbst wenn durch die Behandlung der Darmbakterien eine Verbesserung der Beschwerden erzielt wird, so ist das große Ganze damit nicht im Gleichgewicht, die Störung nur punktuell und vorübergehend bereinigt.

Gerade in der heutigen Zeit erleben wir die Kostbarkeit, aber auch Verletzbarkeit der Gesundheit. Möge Ihnen mein Buch mit viel Wissen und naturheilkundlichen Empfehlungen dabei behilflich sein, Ihre Wurzel der Gesundheit stets in Harmonie zu bringen.

Ihr

Lothar Ursinus

Literatur und Quellen

Bücher und Artikel

D'Adamo, Dr. Peter J.: 4 Blutgruppen – 4 Strategien für ein gesundes Leben. Piper 2001

Fintelmann, Dr. Volker: Autoimmunkrankheiten aus anthroposophischer Sicht. Aufruf zur Individuation von Leib und Seele. In: »raum&zeit Thema« Ausgabe 26 (»Autoimmun-Erkrankungen – Heilung ist möglich!«)

Hardtmuth, Thomas: Interview. In: »Gesundheit aktiv« Ausgabe Herbst/Winter 2020

Kalbermatten, Roger und Hildegard: Pflanzliche Urtinkturen – Wesen und Anwendung. AT 2005

Kauffmann, Kyra und Sascha: Der Histamin-Irrtum. Weg von Radikaldiäten und Verbotslisten – die Formel für ein gesundes Leben mit Histamin. VAK 2021

Klasen, Dr. Jörn, Fleck, Dr. Anne und Riedl, Dr. Matthias: Die Ernährungs-Docs – Gute Verdauung. Die besten Ernährungsstrategien bei Reizdarm, Zöliakie, Morbus Crohn & Co. ZS 2018

Köhler, Bodo: Das Lehrbuch für die vereinte lebenskonforme Medizin. Books on Demand 2019

Lutz, Wolfgang: Leben ohne Brot. Die wissenschaftlichen Grundlagen der kohlenhydratarmen Ernährung. Informed 2007

Nesterenko, Sigrid: Leaky Gut – der durchlässige Darm. Allergien, Nahrungsmittelintoleranzen und vieles mehr endlich erfolgreich behandeln. Rainer Bloch 2016

Probst, Dr. Karl J.: Der natürliche Weg zu Heilung und Gesundheit – ein Wegbegleiter. Schätze aus der Praxis eines jahrzehntelangen Naturheilarztes. Thearis 2017

Probst, Dr. Karl J.: Warum nur die Natur uns heilen kann. Wissenschaftliche Fakten zur Entstehung von Krankheit und Gesundheit. Thearis 2016

Schole, Jürgen und Lutz, Wolfgang: Regulationskrankheiten. Versuch einer fachübergreifenden Analyse. Videel 2001

Ursinus, Lothar: Der Weg zu einem gesunden Stoffwechsel – leicht erklärt. Unsere Zellaktivität verstehen und bewusst optimieren – für ein Leben in Gesundheit und Leichtigkeit. Schirner 2025

Ursinus, Lothar: Blutwerte ganzheitlich interpretieren. Das Standardwerk zur Blutdiagnostik für Therapeuten. Schirner 2024

Willand, Golf: Darm und Gehirn – ein tolles Team. In: »Natürlich gesund und munter« Ausgabe 4/2020

Websites

www.chakren.net/chakra/solarplexus-chakra

www.ernaehrungsmedizin.blog

www.ernaehrungsmedizin.blog/2018/03/20/hunderte-medikamente-schaedigen-darmbakterien

www.nature.com/articles/nature25979

www.naturheilbund.de/was-natuerlich-waechst-spendet-mehr-elektronen

www.ndr.de/ratgeber/gesundheit/MCAS-Mastzellaktivierungssyndrom-erkennen-und-behandeln,mastzellaktivierungssyndrom100.html

www.planet-wissen.de/natur/anatomie_des_menschen/verdauen/index.html

www.quellonline.de/elektronen-ernte

www.sattesache.de/kraeuter-gewuerze-verdauung

www.supznutrition.com/de/antinaehrstoffe

Adressen

Informationen und Therapeutenverzeichnis zum Stoffwechselprogramm von **»gesund + aktiv«:** www.gesund-aktiv.com

Informationen und Therapeutenverzeichnis zu **»Labor ganzheitlich«:** www.labor-ganzheitlich.de

Informationen zu **Nahrungsergänzungsmitteln:** www.newlife-nutrition.com

Über den Autor

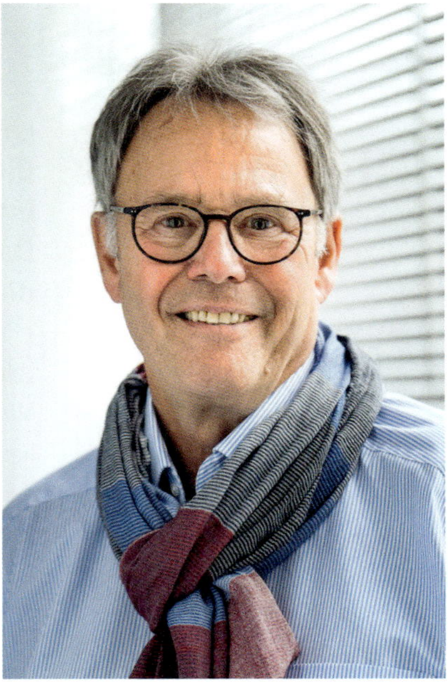

Lothar Ursinus, geboren 1950 in Emden, gehört zu den führenden Heilpraktiker-Experten in Deutschland. Seine langjährige Erfahrung mit Vital- und Stoffwechselanalysen über das Labor ist der Grundstein für das von ihm entwickelte Stoffwechselprogramm »gesund + aktiv« und die Methode der ganzheitlichen Laborinterpretation.
Er ist Geschäftsführer der »Laborgemeinschaft für ganzheitliche Medizin«, Mitinhaber eines Labors in Hamburg und Autor zahlreicher Ratgeber und Fachartikel.

In 40 Jahren eigener Praxis verhalf er vielen Patienten und Patientinnen zu einer besseren Gesundheit. Seine Sichtweise vom Krankheitsgeschehen und dessen Behandlung besteht darin, Körper, Seele und Geist als eine Einheit zu betrachten. Diagnostisch liegt sein Schwerpunkt in der Analyse der Zusammenhänge und Wechselwirkungen im Regulationssystem des Körpers, zu dem auch der Stoffwechsel und die Hormone zählen.

Heute gibt er seinen großen Wissensschatz in Form von Vorträgen, Seminaren, Büchern und Fachartikeln an Ärzte und Ärztinnen, Heilpraktiker und Heilpraktikerinnen sowie Gesundheitsinteressierte weiter.

www.ursinus.de

Ganzheitlich leben – gesund und vital bleiben!

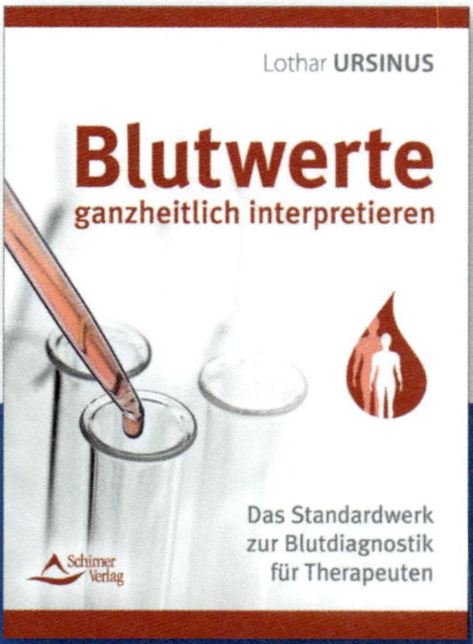

Lothar Ursinus
Blutwerte ganzheitlich interpretieren
Das Standardwerk zur Blutdiagnostik für Therapeuten

Laboranalysen von Blutproben sind ein gängiges Mittel, den Gesundheitszustand besser zu verstehen. Doch sie müssen im Gesamtzusammenhang der Befunde und des ganzen Menschen betrachtet werden. Dieses Buch unterstützt Sie dabei, die besten Maßnahmen für Ihre Patienten zu ergreifen.

440 Seiten
ISBN 978-3-8434-1555-2

Lothar Ursinus
Was dein Blut dir sagt
Laborwerte leicht verständlich

Was bedeuten erhöhte/erniedrigte Werte? Welche möglichen Ursachen stecken dahinter? Wie können Sie Ungleichgewichten entgegenwirken? In diesem Nachschlagewerk erhalten Sie die Antworten und können die wichtigsten Ergebnisse Ihrer Blutuntersuchung selbst interpretieren.

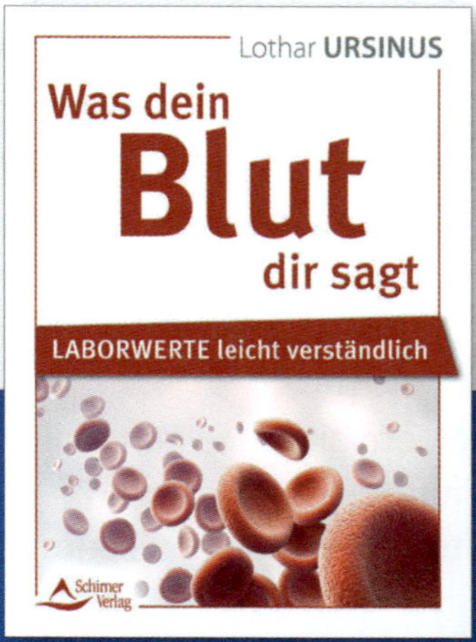

240 Seiten
ISBN 978-3-8434-1556-9

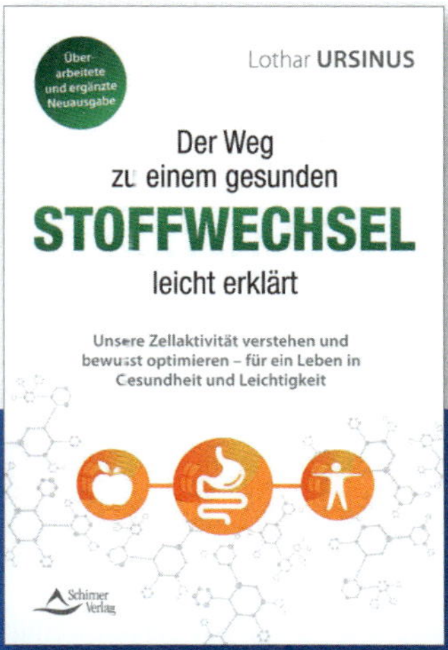

Lothar Ursinus

Der Weg zu einem gesunden Stoffwechsel – leicht erklärt

Unsere Zellaktivität verstehen und bewusst optimieren – für ein Leben in Gesundheit und Leichtigkeit

Das Standardwerk zum Zusammenspiel von Ernährung, Stoffwechsel und Gesundheit ist komplett überarbeitet und auf dem neuesten Wissensstand. Lernen Sie, Ihre individuellen Bedürfnisse zu erkennen, Unverträglichkeiten besser zu verstehen und Erkrankungen gezielt vorzubeugen.

232 Seiten
ISBN 978-3-8434-1585-9

Lothar Ursinus

Die Organuhr – leicht erklärt

Unseren Energiekreislauf verstehen und Erkrankungen erkennen

Jedes Organsystem hat feste Zeiten, zu denen es besonders aktiv bzw. in Ruhe ist. Wenn Sie die Wechselwirkungen der verschiedenen Systeme verstehen und wieder mehr auf Ihren Körper hören, fällt es Ihnen leicht, Ihren Organen etwas Gutes zu tun.

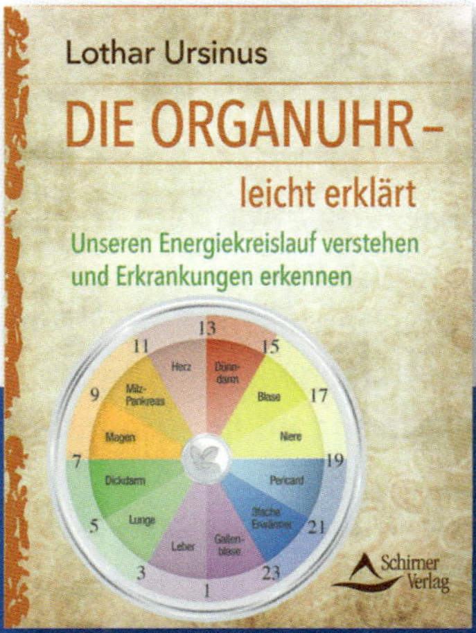

144 Seiten
ISBN 978-3-8434-1250-6

Schirner Verlag

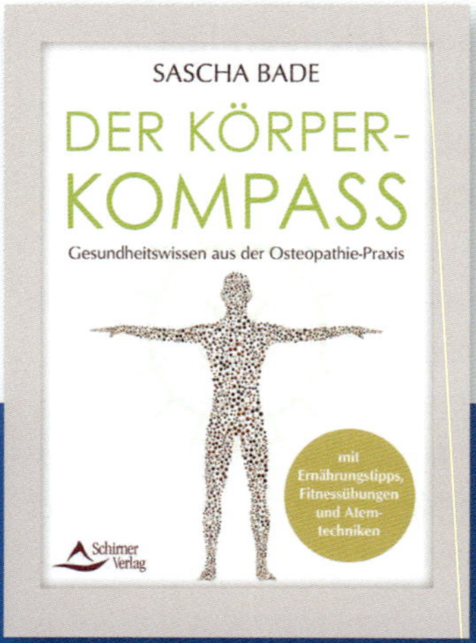

Sascha Bade

Der Körperkompass

Gesundheitswissen aus der Osteopathie-Praxis – mit Ernährungstipps, Fitnessübungen und Atemtechniken

Auf unterhaltsame und eingängige Weise führt Osteopath und Gesundheitsexperte Sascha Bade Sie durch den Körper und zeigt, wie Sie mit wenig Aufwand aktiv etwas für Ihr Wohlbefinden tun können. Schon kleine Veränderungen machen einen großen Unterschied!

248 Seiten
ISBN 978-3-8434-1582-8

Barbara Simonsohn

Säuren loswerden

Von Darmreinigung über Massage bis Basenwickel: Alles, was hilft, gesund und fit zu werden!

Durch unausgewogene Ernährung, Stress und Bewegungsmangel gerät der Säure-Basen-Haushalt leicht aus dem Gleichgewicht. In diesem Buch zeigt die renommierte Ernährungs- und Gesundheitsexpertin Barbara Simonsohn, wie Sie der Übersäuerung des Körpers entgegenwirken können.

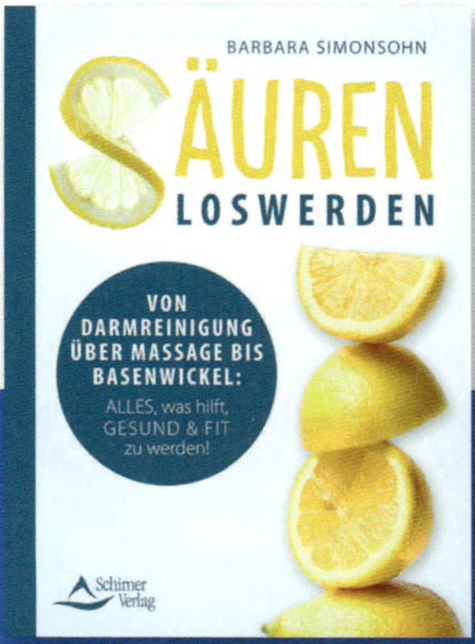

160 Seiten
ISBN 978-3-8434-1557-6

Danke
für deine REZENSION

– Gemeinsam sind wir mehr –

Liebe Leserin, lieber Leser,
von Herzen danken wir dir, dass du dieses Buch in den Händen hältst und es bis zum Ende gelesen hast. Das bedeutet uns, dem Schirner Verlag und seinen Autoren, sehr viel. Aus voller Überzeugung und mit Hingabe widmen wir uns seit vielen Jahren Themen, die unser aller Lebensqualität und Bewusstwerdung dienlich sind, und hoffen, einen Beitrag für eine lichtvollere Welt leisten zu können. Wenn dir unsere Arbeit gefällt, möchten wir dich bitten, dir einige Minuten Zeit zu nehmen, um dieses Buch zu rezensieren. Warum? Die meisten Menschen lesen Rezensionen, bevor sie ein Buch kaufen, da sie hierdurch einen Eindruck bekommen, ob und wie der Inhalt des Buches den Leser erreicht hat. Eine kurze Rezension ist dabei ebenso hilfreich wie eine lange, sehr ausführliche. Um es auf den Punkt zu bringen:

Eine Rezension ist heutzutage die beste Werbung für ein Autorenwerk!

Wenn du den Schirner Verlag und seine Autoren neben dem Buchkauf auch anderweitig unterstützen willst, dann bitten wir dich: Schreibe für jedes Werk eine Rezension – vielleicht als persönliche Leseempfehlung für die Buchhandlung in deiner Nähe oder online, z. B. beim Schirner Verlag. Das wäre nicht nur eine Wertschätzung für die Autoren, sondern kann dazu beitragen, dass die Verkaufszahlen steigen und der Schirner Verlag auch in herausfordernden Zeiten Bestand hat.

WIE SCHREIBT MAN EINE REZENSION?

Grundsätzlich sollte eine Rezension aus der eigenen, subjektiven Sicht geschrieben werden, da es sich um eine persönliche Meinung handelt. Du kannst in zwei Sätzen deine Gedanken zu dem Buch äußern oder eine längere Rezension verfassen. Falls du nicht weißt, wie du beginnen sollst, hier ein paar Anregungen:

- War das Buch leicht verständlich geschrieben? Wie hat dir die Sprache gefallen? Wie empfandest du die Aufteilung der verschiedenen Themen?
- War es unterhaltsam? War es deiner Meinung nach mit Herzblut und Liebe geschrieben? Wie hat es auf dich gewirkt?
- Hat es dein Herz berührt? Konntest du dich wiederfinden?
- War es tief greifend genug? Hast du viel Neues gelernt?
- Hat es gehalten, was der Titel und die Buchbeschreibung versprochen haben? Hat es deine Erwartungen erfüllt?
- Was macht das Buch besonders? Warum sticht es heraus im Vergleich zu anderen Büchern, die ein ähnliches Thema behandeln?
- Würdest du das Buch weiterempfehlen oder verschenken?

Dankeschön

lesen, fliegen, landen
Schirner Verlag

Bildnachweis

Grafiken auf den Seiten 28, 31, 41, 91, 134, 152, 153, 155, 156, 159 © **Lothar Ursinus,** erstellt von **Birte Homburg,** Ahrensburg

Bilder auf den Seiten 199, 200, 204–208 © **Lothar Ursinus,** erstellt mithilfe von KI

Alle Laborbeispiele wurden von der Laborgemeinschaft für ganzheitliche Medizin, Hamburg, erstellt.

Bilder von der Bilddatenbank **www.shutterstock.com:**

Lupe und Darm: # 1821632255 (© BRO.vector)
S. 8, 9 # 319208432 (© kesipun), S. 10 # 1951597762 (© Billion Photos), S. 11 # 1878940495 (© VectorMine), S. 13 # 1487047748 (© Monstar Studio), S. 15 # 153338039 (© La Gorda), S. 17 # 737517754 (© Josep Suria), S. 18 # 583780345 (© Jag_cz), S. 19 oben # 1621430488 (© kei907), unten # 1967206957 (© Antonov Maxim), S. 22 # 1663331569 (© rawf8), S. 23 # 1362256781 (© Zanna Art), S. 26 # 1655453605 (© Yasonya), S. 27 # 1515043325 (© SizeSquares), S. 29 # 1950191137 (© SewCream), S. 33 # 1071413384 (© POLIGOONE), S. 35 # 1902707062 (© VectorMine), S. 38 # 1096419800 (© Andrii Bezvershenko), S. 40 # 1254152002 (© Rimma Bondarenko), S. 42 # 1981982441 (© WAYHOME studio), S. 46 # 408139006 (© Romariolen), S. 49 # 2594784857 (© Photoongraphy), S. 50 # 1712107009 (© KHON SUPAN), S. 52 # 110332832 (© Mariusz Szczygiel), S. 52 # 426491317 (© kotikoti), S. 54 # 1464510200 (© VectorMine), S. 55 # 2099996296 (© Marian Weyo), S. 60 # 1906228420 (© Andrew Krasovitckii), S. 70 # 2013981971 (© PopTika), S. 71 # 1950465307 (© VectorMine), S. 74 # 299077880 (© Alexander Raths), S. 75 # 507063742 (© Volosina), S. 77 # 422532307 (© Evan Lorne), S. 78 # 743467003 (© Artem Kutsenko), S. 80 # 1542812876 (© New Africa), S. 82 # 110019959 (© CreativeAngela), S. 84 # 312139574 (© Kovaleva_Ka), S. 87 # 1923371732 (© GrAl), S. 88 # 1838819965 (© Natali _ Mis), S. 89 # 1381639256 (© mi_viri), S. 93 # 716875378 (© Albina Gavrilovic), S. 95 # 1787669102 (© Peter Milto), S. 96 # 2081283958 (© Cinemanikor), S. 97 # 1284590062 (© Zonda), S. 98 # 641590327 (© Manfred Ruckszio), S. 99 # 287793017 (© Obak), S. 101 # 1799696449 (© VectorMine), S. 102 # 1910322043 (© Vaclav Volrab), S. 104 # 2130491222 (© Kateryna Kon), S. 107 # 2084873353 (© VectorMine), S. 109 # 1724457550 (© AtlasStudio), S. 111 # 2126756081 (© ploypilin), S. 112 # 531766243 (© Valentyn Volkov), S. 113 # 1147812341 (© Rybalchenko Nadezhda), S. 114 # 2084873359 (© VectorMine), S. 117 # 1780572695 (© Kateryna Kon), S. 121 # 2136528429 (© gpointstudio), S. 123 # 1487381609 (© Ulia Solovieva), S. 125 # 1544264297 (© KucherAV), S. 127 # 1387835870 (© Photobank.kiev.ua), S. 128 # 1205985874 (© VectorMine), S. 129 # 2022195815 (© Nataly Studio), S. 130 # 1799621038 (© Kateryna Kon), S. 135 # 2069064518 (© RDV.vector), S. 136 # 1917659573 (© Diego Catto), S. 137 # 1368514142 (© Lightspring), S. 138 # 395019043 (© Romariolen), S. 139 # 88457419 (© Igor Klimov), S. 140 # 367400354 (© Oleksandra Naumenko), S. 143 # 1959746269 (© Marta Sher), S. 144 # 127396031 (© kazoka), S. 146 # 78970627 (© Vivite), S. 147 # 617618081 (© Tijana Moraca), S. 148 # 1536207083 (© nelea33), S. 151# 1323032909 (© Spalnic), S. 161 # 59248834 (© Yurchyks), S. 163 # 1963576060 (© Olga Miltsova), S. 165 # 1993510106 (© VectorMine), S. 166 # 1633813600 (© ARTFULLY PHOTOGRAPHER), S. 167 oben # 54529021 (© Only Fabrizio), unten # 1898189200 (© NIKCOA), S. 168 oben # 154608077 (© Valentina Proskurina), unten # 1656966118 (© Rihanna), S. 169 oben # 1134718622 (© D_M), unten # 1661185504 (© Valery121283), S. 170 # 1317929120 (© Swapan Photography), S. 171 # 571900783 (© Avdeyukphoto), S. 173 oben # 242285773 (© emberiza), unten # 670962457 (© Scisetti Alfio), S. 174 # 2038688432 (© Valentyn Volkov), S. 175 oben # 512220052 (© Ann Pics), unten # 205446352 (© unpict), S. 176 # 1922584361 (© Lokana), S. 177 oben # 159155177 (© Birgit Brandlhuber), unten # 144199450 (© Irina Fischer), S. 178 # 1720893607 (© Sofiia Popovych), S. 179 # 2115233321 (© Ermak Oksana), S. 180 # 1454750495 (© Natalia Klenova), S. 182 # 2026140089 (© Fascinadora), S. 184 # 1472159501 (© VectorMine), S. 185 # 228889627 (© Paulo Vilela), S. 188 # 105418679 (© kubais), S. 191 # 2637439391 (© FOTOGRIN), S. 194 # 1058057750 (© Eskymaks), S. 197 # 2614223939 (© Maria Markevich), S. 201 # 2579200477 (© Photoongraphy), S. 202 # 2682990427 (© Meilan Photography), S. 211 # 2658226591 (© DK Gestaltung), S. 213 # 622940981 (© RossHelen)